总主编　李成文

重编名医
类案丛书

主　编　杨洪涛　李成文

副主编　程小红　刘宝利
　　　　武士锋　徐向宇

编　委　杨　波　姜　晨
　　　　栗连杰　张毅仁
　　　　何雨欣　钟丽云

肾病医案

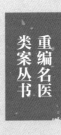

人民卫生出版社
·北　京·

图书在版编目（CIP）数据

肾病医案 / 杨洪涛，李成文主编. — 北京：人民
卫生出版社，2022.4
　（重编名医类案丛书）
　ISBN 978-7-117-32773-2

　Ⅰ.①肾…　Ⅱ.①杨…　②李…　Ⅲ.①肾病（中医）–
医案–汇编–中国　Ⅳ.①R256.5

中国版本图书馆 CIP 数据核字（2021）第 275706 号

人卫智网	www.ipmph.com	医学教育、学术、考试、健康， 购书智慧智能综合服务平台
人卫官网	www.pmph.com	人卫官方资讯发布平台

重编名医类案丛书

肾病医案

Chongbian Mingyi Lei'an Congshu

Shenbing Yi'an

主　　编：杨洪涛　李成文
出版发行：人民卫生出版社（中继线 010-59780011）
地　　址：北京市朝阳区潘家园南里 19 号
邮　　编：100021
E - mail：pmph @ pmph.com
购书热线：010-59787592　010-59787584　010-65264830
印　　刷：北京顶佳世纪印刷有限公司
经　　销：新华书店
开　　本：710×1000　1/16　　印张：16
字　　数：253 千字
版　　次：2022 年 4 月第 1 版
印　　次：2022 年 4 月第 1 次印刷
标准书号：ISBN 978-7-117-32773-2
定　　价：58.00 元

打击盗版举报电话：010-59787491　E-mail：WQ @ pmph.com
质量问题联系电话：010-59787234　E-mail：zhiliang @ pmph.com
数字融合服务电话：4001118166　E-mail：zengzhi @ pmph.com

医案是历代名医临证诊治疾病的辨病/辨证思路、经验体会、用药特色的总结，浓缩并涵盖了中医基础理论、本草、针灸推拿等多学科知识，理法方药俱备。临病措方，灵悟变通，既能与人规矩，更见巧出于中。医之有案，犹如弈者之谱；前人经验心得，尽含其中，因而备受历代医家青睐，对其赞誉有加。

医案始于晋代，奠基于两宋金元，兴盛于明清，至今达到新高。晋代王熙撰写《脉经》内附医案，唐代孙思邈《备急千金要方》方后附案，寇宗奭《本草衍义》药后附案。北宋钱乙首次在《小儿药证直诀》设置医案专篇，南宋许叔微首撰医案专著《伤寒九十论》，其《普济本事方》与王璆《是斋百一选方》方后附案，《儒门事亲》《脾胃论》《兰室秘藏》《东垣试效方》《阴证略例》《卫生宝鉴》《格致余论》等论后附案。张杲《医说》收集大量医案。自此学习医案、应用医案、撰写医案蔚然成风，医案专著纷纷涌现，如《内科摘要》《孙氏医案》《寓意草》《里中医案》《杏轩医案》《临证指南医案》《素圃医案》《洄溪医案》《吴鞠通医案》《经方实验录》等，还有更多的医案却散见于基础理论、临床各科、针灸推拿、正骨、本草、方剂、综合性医著等著作之中，数不胜数。

面对前贤留下的众多医案，如何进行系统整理，研究其辨病思路与用药规律，用于指导临床实践，成为历代名医的重要课题。南宋张杲首次搜集宋金时期著名医家临证医案类集汇纂于《医说》之中，为后世编纂中医类案奠定了基础，并成为明代江瓘编纂《名医类案》、清代魏之琇编纂《续名医类案》之嚆矢。江瓘受其影响精选明初以前名家及本人医案 2 400 余则，以病为纲，按类编排，纂成《名医类案》，其子江应元、江应宿补遗刊于 1591 年，对后世产生了重大影响；清代魏之琇对其进行重订点评后，流传更广。魏氏精选清初以前名家医案 5 600 余则，仿其体例，纂成《续名医类案》，但个别医案作者张冠李戴；后经王士雄评点更是好评如潮。民国时期何炳元（廉臣）于

1927年编纂《全国名医验案类编》，选取当世名医医案408则，以病为纲，每案按病者、病名、原因、证候、诊断、疗法、处方、效果编排，案后加上按语。秦伯未精选清代20位名家医案2 000余则，以医家为纲，以病为目，纂为《清代名医医案精华》，案前附有名医小传；所选医案切合临床，突出实用，反复再版；但部分医案未录复诊内容。徐衡之与姚若琴编纂《宋元明清名医类案》，精选宋、元、明、清46位名家医案3 381则，以医家为纲，以病为目，案前附有简要医家小传。清代俞震鉴于古代医案多乏讲评，不便于理解与学习，乃选取清代乾隆以前60位名医1 000余则，编纂为《古今医案按》；按证列目，辨其异同，别其真伪，评语每多点睛之笔；但并非每案皆有按语，所选医案也不是原文照录。张寿颐编纂《古今医案平议》收录历代名医医案近2 100则，以病为纲，各以类从，深入剖析，入木三分，作为浙江兰溪中医专门学校内科学教材使用，深受好评。以上诸书较为集中地收录历代名医医案近17 000则，充分反映了历代名医的临床辨病用药思路与特色，深受后学者的喜爱。然而这些经过整理的各种类案专著，也难以满足当今专科专病发展的需要，加之古代医案不够规范，病证分类标准不一，给学习与利用古代医案带来诸多不便。

为此，我们组织力量对《名医类案》《续名医类案》《古今医案按》《清代名医医案精华》《全国名医验案类编》《宋元明清名医类案》《古今医案平议》进行全面整理，根据医案的主症特征，结合临床实际，参考相关标准及教科书，规范病名，以科为纲，以病为目，按教材顺序排列，重新归纳构建，纂为《肺病医案》《心病医案》《脾胃病医案》《肝胆病医案》《肾病医案》《伤寒温病医案》《汗证血证医案》《痛证医案》《妇科医案》《儿科医案》10个专辑，以满足中医教学、科研及专科专病的临床实际需要。

《肾病医案》共收录古代名医所治肾病及相关病证医案700余则，涉及水肿、癃闭、遗尿/小便失禁、小便异常、淋证、白浊、阳痿、阳强、阳缩/阴茎缩小、阴茎挺长、阴茎肿、阴茎疼痛、阴茎内痒、阴囊肿痛、阴囊瘙痒、阴囊燥裂、囊痈、睾丸肿胀、睾丸疼痛、睾丸缩小、遗精、滑精、男性不育症等 23 种病证，可为中医治疗肾病、泌尿系统疾病、男性生殖系统疾病、皮肤病等提供有益的参考。

　　本书的编写工作得到了中国中医药研究促进会各家学说与临床研究分会、呼吸疾病中医药防治省部共建协同创新中心的支持，并得到了国家重点研发计划"中医药现代化研究"重点专项 2019 年度项目"膜性肾病中医药疗效评价及优化临床诊疗指南研究"（2019YFC1709400）的大力支持，在此表示感谢。

河南中医药大学中医各家学说教研室原主任、博士研究生导师
中国中医药研究促进会各家学说与临床研究分会会长
李成文
2021 年仲春

1. 规范病名，根据主症特征并参相关标准及教科书确定病证名称。

2. 医案以病为纲，以著作名为目；病证名参考教材结合临床实际排序。

3. 概述部分，精选基础理论、病因病机、诊断与鉴别、治则治法之论，均源自于病证医案及与之相关而未录的重要论述，如《临证指南医案》中对病证的阐发等，以便于深入学习和理解医案内涵。医案部分，按照《名医类案》《续名医类案》《古今医案按》《清代名医医案精华》《全国名医验案类编》《古今医案平议》《宋元明清名医类案》成书时间排序，每书所选医案按首字音序简要排列。同一医家治疗同一病证（考证后）有多个医案则集中于一处，置于首次出现医案之后。部分医案因其涉及多个病证，为方便读者阅读则分列各相关病证之下；文中还有从《临证指南医案》中选取的特殊医案，以供读者参考。

4. 同一医案被多书选录，则选内容完整者；若内容差别较大则两案并列。对《清代名医医案精华》部分医案略去复诊，今据该名医原著补入，加编者注说明。

5. 医案原文照录（对已经禁用药物，可选用替代品），不加妄评。案中评语、所用中药后面标注的炮制方法皆用楷体小字，以示区别。

6. 案后标明出处，便于查找原书参考。

7. 对于原文中必须要说明的问题，采用随文加编者注的形式用括号标注。如蓬术（即莪术。编者注）。一人得肿胀病，亦令戒前四事（即戒酒、色、盐、酱。编者注），用前法（以参术为君，加利水道、制肝木、清肺金等药。编者注），服药五十贴而愈。对于需要进一步说明一段原文及补入原医案的编者注，则在该段原文后另行加编者注和原案，并加括号表示。

8. 与传统阳痿、遗精、滑精相关的阴茎、阴囊睾丸病变和男性不育症医案，本次一并放在肾病专辑之中，便于检索应用。

第一章

水肿医案

概　述

《续名医类案》

❖ 水肿之症，至为繁杂，有风有水，风湿风痰，风热风毒，与夫水湿水气，湿热食积，诸虚夹杂等症，然总不越以水为害。大约阳脏多热，热则多实。阴脏多寒，寒则多虚。先滞于内而后及于外者多实。先肿于表而后及于里者多虚。小便红赤，大便闭结者多实。小便清利，大便稀溏者多虚。脉滑而不远者多实。脉浮而微细者多虚。形色红黄，声音如常者多实。形色憔悴，声音短促者多虚。少壮气道壅滞者多实。中衰劳倦气怯者多虚。若但肿而不胀，则病在水，而气不坚，凡一切枳实、槟榔、枳壳、丁香、白蔻、故纸、沉香下气迅利之药，切勿轻投，犹之臌胀在气，则一切升提呆补之药，亦勿轻用也。（卷十三·肿胀）

《临证指南医案》

❖ 肿胀证，大约肿本乎水，胀由乎气。肿分阳水阴水，其有因风因湿，因气因热，外来者为有余，即为阳水。因于大病后，因脾肺虚弱，不能通调水道，因心火克金，肺不能生肾水，以致小便不利，因肾经阴亏，虚火烁肺金而溺少，误用行气分利之剂，渐至喘急痰盛，小水短赤，酿成肿证，内发者为不足，即为阴水。若胀病之因更多，所胀之位各异。或因湿因郁，因寒因热，因气因血，因痰因积因虫，皆可为胀。或在脏在腑，在脉络在皮肤，在身之上下表里，皆能作胀。更或始因于寒，久郁为热，或始为热中，末传寒中。且也胀不必兼肿，而肿则必兼胀，亦有肿胀同时并至者。其病形变幻不一，其病机之参伍错综，更难叙述。故案中诸症，有湿在下者，用分利，有湿在上中下者，用分消。有湿而著里者，用五苓散通达膀胱，有湿郁热兼者，用半夏泻心法苦辛通降。有湿热气郁积者，用鸡金散加减，消利并行。

有气血郁积，夹湿热之邪久留而不散者，用小温中丸，清理相火，健运中州。有湿热与水寒之气交横，气喘溺少，通身肿胀者，用禹余粮丸，崇土制水，暖下泄浊。姚亦陶（卷三·肿胀）

《清代名医医案精华》

❖ 肾为水之下源，肺为水之上源，膀胱为水之导引，脾土为水之堤防。（编者注：王九峰还论述说：肾统诸经之水，肺司百脉之气，脾为中土之脏。脾虚不能制水，肾虚不能纳水，肺虚不能行水，泛滥皮肤则肿，流注脏腑则胀，脉来沉数无神，症势危如朝露。诸湿肿满，皆属于脾。脾土亏残，湿邪深入，肾气因伤，脾肾交亏，精华日败，湿势益彰。）

肿为水溢，胀属气凝，肾主藏水，肺行诸气，肝肾两亏，水不运行。溢于皮肤则肿，留于脏腑则胀。夫水非气不行，非土莫制。证本脾土先亏，不能制水，肺失所生，不能行水，气水相搏，不归正化。然脾虚必由肾火不足，是以古法补脾，先以补肾，以火能生土，补肾宜兼补脾，以脾为化生之源；治水必先行气，以气化水亦化；治气宜兼治水，以水行气亦行。此脾肾气水之不分，理当兼顾，必伏其所主，而先其所因，此肿胀之所以不易治。（王九峰医案精华·肿胀）

❖ 土贯五行，发育万物。东垣专主治脾，以培后天根本。诚以人之真气，出于中焦，若脾土馁弱，则食易滞，湿易聚，分利无权，而中州之关键，为之不利。故治之者首在运中升阳，以培根柢。（陈良夫医案精华·肿胀）

❖ 肿本乎水，胀本乎气，水溢皮肤，气郁脘腹，以致肿胀日增，小便不利。法当和膀胱之气，气化则水道通调，肿胀自可渐减也。（赵海仙医案精华·肿胀）

《宋元明清名医类案》

❖ 肾为水之本，膀胱为水之标，肺为水之上源。（王九峰医案·肿胀）

❖ 所以（水肿。编者注）辨虚胀实胀，大约在便溏便坚之间，亦可稍有把握，庶不致见胀即攻伐克消乱投也。（余听鸿医案·胀满）

医 案

《名医类案》

❖ 丹溪治一妇，足肿，用生地黄、黄柏、苍术二妙可法、南星、红花、牛膝、龙胆草、川芎治之清法。（卷六·脚气）

❖ 冬官朱省庵，停食感寒而患疟，自用清脾截疟二药，食后腹胀，时或作痛，服二陈、黄连、枳实之类，小腹重坠，腿足浮肿，加白术、山楂，吐食未化。薛曰：食后胀痛，乃脾虚不能克化也。小腹重坠，乃脾虚不能升举也。腿足浮肿，乃脾虚不能运行也，吐食不消，乃脾胃虚寒无火也。治以补中益气，加吴茱萸、炮姜、木香、肉桂一剂，诸症顿退，饮食顿加，不数剂而痊。（卷三·疟）

❖ 江应宿治许翰林颖阳公令叔，年六十三岁，患血痢，三越月，四肢面目浮肿，血水淡如苋菜汁，漏下不知，诸药不效，粒米不进者五日。诊其脉，沉细代绝沉细代绝，岂有不用温补之理。即告之曰：六脉代绝，而少阴脉久久如蛛丝至者，胃中有寒湿也，寒湿伤脾，脾虚则不能摄血归源而下行，胃寒则不能食也。投人参、白术各二钱为君，茯苓、泽泻、木瓜各八分为臣，以补脾渗湿，当归五分和血，炮姜、附子为佐，散寒湿，甘草、升麻，举下陷之元气。一匕而饮食进，再饮而血减，用樗根、白皮、人参，等分为丸，

每空心滚水送三五十丸，三服而愈。（卷四·痢）

❖ 少宗伯顾东江停食患痢，腹痛下坠，或用疏导之剂，两足肿胀，饮食少，体倦，烦热作渴，脉洪数，按之微细，以六君加姜、桂各二钱，吴萸（即吴茱萸。编著者）、五味各一钱，煎熟，冷服之，睡觉而诸症顿退，再剂全退。此假热而治之以假寒也。（卷四·痢）

❖ 象山县村民有患水肿者，咸以为祟。讯之卜者，卜者授以此方良效。用田螺、大蒜、车前草，和研为膏，作大饼覆于脐上，水从便旋而出，数日顿愈。魏玉璜按：此方又治大小便不通，见淋闭门。（卷四·肿胀）

❖ 薛己治儒者痢后两足浮肿，胸腹胀满，小便短少，用分利之剂，遍身肿，兼气喘非水肿而分利之，则气愈伤而喘作。薛曰：两足浮肿，脾气下陷也，胸腹胀满，脾虚作痞也，小便短少，肺不能生肾也，身肿气喘，脾不能生肺也。用补中益气汤加附子而愈。

半载后，因饮食劳倦，两目浮肿，小便短少，仍服前药（指补中益气汤加附子。编者注），顿愈。（卷四·肿胀）

❖ 薛己治一儒者善饮，便滑溺涩，食减胸满，腿足渐肿，证属脾肾虚寒。用加减金匮肾气丸，食进肿消，更用八味丸（即金匮肾气丸。编者注），胃强脾健而愈。（卷四·泻）

❖ 一妇，患痰热，治者多以寒凉，偶得小愈（指症状减轻。编者注）。三四年，屡进屡退，于是元气消烁。庚子夏，遍身浮肿，手足麻冷，日夜咳嗽，烦躁引饮，小水不利，大肉尽去，势将危殆。薛诊脉洪大无伦，按之如无，此虚热无火，法当壮火之源，以生脾土。与金匮肾气丸料，服之，顿觉小水溃决如泉，俾日服前丸，及大补汤愈。三四年间无恙。一日，因哀悲动中，前证复作，体如焚燎，口肉尽腐，胸腹胀满，食不下咽者四日，投以八味二服，神思清爽，服金匮肾气丸料，加参、芪、归、术，未竟而胸次渐舒，陡然思食，不三日而病去五六矣。嗣后，日用前二丸间服，逾月而起。至秋深，复患痢，又服金匮肾气丸，加参、芪、归、术、黄连、吴萸、木香。痢遂止，但觉后重，又用补中益气，加木香、黄连、吴萸、五味，数剂而全愈。（卷五·虚损）

❖ 一妇人年四十，素性急。先因饮食难化，月经不调，服理气化痰药，反肚腹膨胀，大便泄泻，又加乌药、蓬术（即莪术。编者注），肚腹肿胀，小便不利，加猪苓、泽泻，痰喘气急，手足厥冷，头面肢体肿胀，指按成窟此症今人指为不治。脉沉细，右寸为甚若脉洪大，又当作虚中有实治。薛曰：此脾肺之气虚寒，不能通调水道，下输膀胱，渗泄之令不行，生化之气不运，即东垣所云，水饮留积。若土之在雨中，则为泥矣。得和风暖日，水湿去而阳化，自然万物生长，喜其脉相应。遂以金匮加减肾气丸料服之，小便即退。数剂，肿胀消半，四肢渐温，自能转侧。又与六君（即六君子汤。编者注）加木香、肉桂、炮姜治之全愈。后不戒七情，饮食即为泄泻，仍用前药加附子五分而安。（卷十一·经水）

❀ 一妇人吞酸胸满，食少便泄，月经不调，服法制清气化痰丸，两膝渐肿，寒热往来，带下黄白，面黄体倦。此脾胃虚，湿热下注，用补中益气（即补中益气汤。编者注），倍用参、术，加茯苓、半夏、炮姜而愈。若因怒发热少食，或两腿赤肿，或指缝常湿，用六君加柴胡、升麻，及补中益气。（卷十一·带下）

❀ 一妇人饮食后，或腹胀，或吞酸，服枳术丸，吞酸益甚，饮食日少，胸膈痞满，腿内酸痛，畏见风寒。又服养胃汤一剂，腿内作痛，又二剂，腿浮肿，月经不行。此郁结所伤，脾虚湿热下注，侵晨用四君（即四君子汤。编者注）、芎、归、二陈（即二陈汤。编者注），午后以前汤送越鞠丸，饮食渐进，诸症渐愈。又用归脾（即归脾丸。编者注）、八珍（即八珍汤。编者注）二汤，兼服两月余而经行。（卷十一·经水）

❀ 一妇素多怒，因食烧肉，面肿不食，身倦，脉沉涩，左豁大。此体虚，有痰所隔，不得下降，当补虚利痰为主。每早以二陈加参（即人参。编者注）、术（即白术。编者注）大剂与之，探出药，魏玉璜按：亦用吐法。辰时后，用三和汤，三倍术，睡后，以神祐丸七丸挠其痰，一月而安。（卷四·肿胀）

❀ 一富商，饮食起居失宜，大便干结，常服润肠等丸，后胸腹不利，饮食不甘，口干体倦，发热吐痰。服二陈、黄连之类，前症益甚，小便滴沥，大便泄泻，腹胀少食。服五苓（即五苓散。编者注）、瞿麦之类，小便不通，体肿喘嗽。用金匮肾气丸，补中益气汤而愈。（卷五·虚损）

❀ 一女子，十余岁，因发热，咳嗽喘急，小便少，后来成肿疾，用利水药得愈。然虚羸之甚，遂用黄芪建中汤，日一服，一月余遂愈。盖人禀受不同，虚劳小便白浊，阴脏人，服橘皮煎，黄芪建中汤，获告愈者甚众。至于阳脏人，不可用暖药，虽建中汤不甚热，然有肉桂，服之稍多，亦反为害，要之用药，当量其所禀，审其冷热，而不可一概用也。《医余》

魏玉璜按：此金科玉律，凡治病皆当取法，不特虚劳一也。（卷五·劳瘵）

❀ 一人得肿胀病，亦令戒前四事（即戒酒、色、盐、酱。编者注），用前法（以参术为君，加利水道、制肝木、清肺金等药。编者注），服药五十贴而愈。颇安五年。一日叹曰：人生不食盐酱，与死等尔。遂开盐，十数日后，旧病大作，再求治，不许。又欲行倒仓法，虞（即虞抟，字恒德，明代著名医家，著有《医学正传》。编者注）曰：脾虚之甚，此法不可行于今日矣。逾月，膨胀而死。虞用丹溪之法，治肿胀愈者多矣，不能尽述，特书此一二人不守禁忌者，以为后人病此者之元龟。（卷四·肿胀）

❀ 一人客游维扬，患腹胀，百药无效，反加胃呕，食减尪羸。有一泽医，自谓能治此疾，躬煎药饵以进，服之便觉爽快，熟寐逾时，溲溺满器，肿胀渐消，食知其味矣。因访其方，曰：客，富商也，酒色过度，夏多食冰浸瓜果，取凉太过，脾气受寒，故有此证。医复用寒凉，重伤胃气，是失其本也，安能去病？吾以丁香、木香、官桂（即肉桂。编者注），健脾和胃，肺气下行，由是病除，无他术也。若泽医亦可谓有识鉴矣。（卷四·肿胀）

❀ 一儒者失于调养，饮食难化，胸膈不利，或用行气消导药，咳嗽喘促，服行气化痰药，肚腹渐胀，服行气分利药，睡卧不能，两足浮肿，小便不利，大便不实，脉浮大，按之微细，两寸皆短。此脾肾亏损，朝用补中益气加姜、附，夕用金匮肾气丸加骨脂、肉果（即肉豆蔻。编者注），各数剂，诸症渐愈。再佐以八味丸（即金匮肾气丸。编者注），两月乃能步履，却服补中（即补中益气汤。编者注）、八味（即八味丸。编者注），半载而康。（卷九·淋闭）

❀ 乙巳初夏，家君（即江瓘。编者注）因久喘嗽，痰中见血，忽小溲短少，小腹作胀，皮肤浮肿。思《经》云：肺朝百脉，通调水道，下输膀胱。又云：膀胱者，州都之宫，津液藏焉，气化则能出矣。是小溲之行，由于肺气之降下而输化也。今肺受邪而上喘，则失降下之令，故小溲渐短，以致水溢皮肤而生肿满，此则喘为本而肿为标，治当清金降气为主，而行水次之。

以白术、麦冬、陈皮、枳壳、苏子、茯苓、黄芩、桔梗、猪苓、泽泻、桑皮、苏梗，出入数服而安。（卷四·肿胀）

❖ 虞恒德治一族兄，素能饮酒，年五十，得肿胀病，通身水肿，腹胀尤甚，小便涩而不利，大便滑泄。召虞治，虞曰：若戒酒色盐酱，此病可保无危，不然，去生渐远。兄曰：自今戒起。予以丹溪之法，而以参、术为君，加利水道，制肝木，清肺金等药十贴，而小水长，大便实，肿退而安。又半月，有二从弟平日同饮酒者曰：不饮酒者，山中之鹿耳，我与兄水中之鱼也，鹿可无水，鱼亦可以无水乎。三人遂痛饮沉醉而止。次日，病复作如前，复求治，虞曰：不可为矣。挨过一月而逝。（卷四·肿胀）

❖ 予（即江瓘。编者注）次儿素食少，五月间因多食杨梅，至六月，遍身面目浮肿，腹亦膨胀。用苍、白二术土炒为君，木通、赤茯苓、泽泻为臣，半夏、陈皮、大腹皮、桑白皮、白芍、桔梗为佐，苏梗、厚朴、草果为使，加姜水煎，一日二服，其渣汁加水煎第二服。每日用紫苏、忍冬藤、萝卜种，煎水浴一次，服四日，肿胀消十之八。乃用参苓白术散，以生紫苏煎汤调，日服二次。小水黄，加木通煎汤煎药六贴，去紫苏加木瓜、滑石。最后加连翘、栀子，八贴全愈。（卷四·肿胀）

《续名医类案》

❖ 陈三农治一人年甫三旬，怒后发肿，饮水过多，旦日肢体俱肿，腹胀异常，年方壮而病发于骤，脉方实而药不厌攻，若不急于疏通，久必成大患。以胃苓散加牛膝、车前，三进而不为少动，是病深药浅也。更以舟车（即舟车丸。编者注）、神祐丹进，而小便泉涌，肢体渐收。仍与胃苓汤加白术、椒仁（即椒目。编者注），十五日而愈。（卷十三·肿胀）

❖ 丹溪治一妇人夜间发热，面先肿，次及肚足，渴思冷水，用麻黄、葛根、川芎、苍白术、木通、腹皮、栀子、甘草愈此开鬼门法。（卷十三·肿胀）

❖ 丹溪治一妇血气俱虚，患单腹胀（即臌胀。编者注），因气馁不能运化，濒死，但手足面目俱肿，气尚行，阳分犹可治。遂以参、术、芎、归、白芍以敛胀，滑石、腹皮以敛气，苏（即紫苏。编者注）、桔（即桔梗。编者

注）、卜子（即莱菔子。编者注）、陈皮以泄满，海金沙、木通利水，木香运气而愈补泻兼行法。（卷十三·肿胀）

❖ 窦材尝因路过衢州野店，见一妇人遍身浮肿，露地而坐。窦曰：何不在门内坐。妇曰：昨日蒙土地告我，明日有扁鹊过此，可求治病，我故于此候之。窦曰：汝若能听我，我当救汝。妇曰：汝非医人，安能治病。窦曰：我虽非医，然得扁鹊真传，有奇方，故神预告汝。遂与保命延寿丹十粒服之，夜间小便约去二升，五更觉饥，二次，又服十五粒，点左右命关穴灸二百壮，大便下白脓五七块，半月全安。妇人曰：真扁鹊再生也。

魏之琇按：材为绍兴间人，著有《扁鹊心书》，曾进呈，且有达天青词，谓其书得传，可以济人而非妄也。此案在书中为首则，故表其为扁鹊之名如此。材曾为巡检官。（卷十三·肿胀）

❖ 峨眉僧治一人肚腹四肢肿胀，用干鸡矢一升炒黄，以酒醋三碗煮一碗，滤汁饮之名牵牛酒。少顷腹中气大转动利下，即脚下皮皱，消也未尽，隔日再作，仍以田赢二枚，滚酒瀹食白粥，调理而愈。其人牵牛来谢，故以名方。《本草纲目》（卷十三·肿胀）

❖ 方太和大怒后，复大醉，至明日目下如卧蚕脾受水湿，居七日肢体皆肿，不能转侧，二便不通，烦闷欲绝。（明代著名医家李中梓。编者注）诊之，脉沉且坚，当逐其水，用疏凿饮子，一服二便快，再服四肢宽，更以五皮饮，三日随愈。（卷十三·肿胀）

❖ 李都宪积劳多郁，肢体胀满，以自知医，辄用胃苓汤加枳壳，三月以来，转加痞闷。脉之沉涩而软，视其色黄白而枯，此虚症也，宜大温大补。始犹不信，争之甚力，仅用参二钱，稍觉宽舒，欲加桂、附，执不肯从。李（即明代著名医家李中梓。编者注）曰：症坐虚寒，喜行攻伐，已见既执，良言不纳，虽有扁仓，岂能救耶，两月果殁。（卷十三·肿胀）

❖ 壬子秋，余（即明代著名医家李中梓。编者注）应试北雍（即明代设在北京的国子监。编者注），有孝廉张抱赤，久荒于色，腹满如斗，以参汤吞金匮丸（即金匮肾气丸。编者注），小便差利，满亦差减，阅旬日而满复如故，肢体厥逆，仍投前药，竟无神也。举家哀乱，惟治终事，抱赤泣告曰：若可救我，当终身父事之。余曰：能饵金液丹数十粒，虽不敢谓万全，或有生理。乃连服百粒，小便遄行，满消食进，更以补中、八味并用，遂获全

安。《本草通元》，一见《扁鹊心书》（卷十三·肿胀）

❖ 胡念庵治俞翰林母，七旬余，平日患嗽喘痰红，常服滋阴凉润之剂。秋月忽患水肿，喘急难卧，日渐肿胀，饮食少进，进则喘急欲死，诸治无效。诊之六脉弦大而急，按之益劲而空。曰：此三焦火气虚惫，不能归根而浮于外，水随气奔，致充郭郭而溢皮膜，必须重温以化，否则不救。彼云：吾素内热，不服温补，片姜到口，痰即带红，今所论固是，第恐热药不相宜也。曰：有是病，服是药，成见难执，且六脉紧大，阳已无根，即脱矣。此皆平日久服寒凉所致，若再舍温补不用，恐无生理。乃以桂、附、姜、萸、五味，人参三钱，不三剂，腹有皱纹，八剂全消，饮食如故，又二剂全愈，痰喘吐红竟不发矣。（卷十三·肿胀）

❖ 江氏姊年五十余，因子病伤寒，二十余日，焦劳过甚，及子愈而己病作，寒热头疼，面赤，满口舌发疱，目不交睫者数夜。一老医谓少阳阳明热症，与小柴胡合竹叶石膏汤。脉之豁大无伦，乃力断为劳伤，虚火上浮，戴阳假热之症。若误药立见危殆。乃与熟地一两，肉桂一钱，炙甘草一钱，麦冬二钱，归身三钱，一剂即熟睡，比觉口舌之疱尽消，遂霍然矣。当是时余初临症，由今思之，则但与养清汤为至当也。

后六旬外，复患虚症，误服黄芪煮枣单方，月余忽遍身浮肿，动即气急，服熟地数斤乃愈。（卷十·内伤）

❖ 李时珍治一人妻，自腰以下胕肿，喘急欲死，不能伏枕，大便溏滞，小便短少，服药罔效。其脉沉而大，沉主水，大主虚，乃病后冒风所致，是名风水也。用《千金》神秘汤加麻黄，一服喘定十之五。再以胃苓汤，吞深师葶术丸，二日小便长，肿消十之七，调理数日全安。《本草纲目》

俞东扶曰：金液丹、神秘汤人所罕用，而善用之，则各奏奇功。因思古方具在简册，特患寻不著对头帽子耳。神秘汤，乃生脉散合二陈汤，去麦冬、茯苓加紫苏、桑皮、桔梗、槟榔，生姜三片为引，施于此症恰好，加麻黄更好。并非八寸三分通行之帽也。（卷十三·肿胀）

❖ 卢不远治瞿娄、周马，皆少年水肿，肢体洪盛，胪腹膨胀水道不通，饮食绝口，有以为疽者，为鼓者，为气者。诊之，以药克济，乃针足上出水，皆石余。次日胀小减，三日大减，足尚肿。又针之，服以八味丸以温其肾，斯年皆孕。娄调护善子母两全，马失调护子母俱毙，此盖肾中阳气不足，阴气有余，遂聚水而病作。饮食汤药用水，而不能导之转助长，乃致于此，非针去水则菀陈之瘀，何从而泄。水去肾衰，非温补之，则浊凝之阴，必致复聚。肾中之火气复然，周身之阳气有蒂，天癸自行，生育可必，如流离之后，所宜爱养，得之则生聚，否则待毙耳。（卷十三·肿胀）

❖ 陆养愚治许默庵，素有肠风证，常服寒凉之药。中年后肠风幸愈，致伤脾胃，因成泄泻之证。初时服胃苓汤一帖便愈，久之不效。近来四肢浮肿而厥，肚腹膨胀而鸣，面色萎黄而带青，身体苦冷而带热。诊之，左脉沉缓而迟，右脉沉弱而弦，曰：诸缓为湿，应泻而浮肿。诸迟为寒，应厥而苦冷。右弦为木乘土位，应腹胀而面青。沉者阳气不升也，弱者阴精不实也。脉色与证患相应，用人参、白术、黄芪、炙甘草为君，以补其虚。炮姜、附子为臣，以温其寒。升麻、防风为佐，以升其阳。茯苓、泽泻为使，以胜其湿。十剂而诸证减，又合八味丸间服而愈疑从薛案化出。（卷七·泄泻）

❖ 罗谦甫治许鲁斋仲平，年五十有八，于至元戊寅五月间，积雨霖淫，面目肢体浮肿，大便溏多，腹胀肠鸣，时痛，饮食减少，脉得弦细而缓。自云年壮时，多服牵牛、大黄药，面目四肢时有浮肿，今因阴雨故大发。曰：营运之气，出自中焦者胃也。胃气弱不能布散水谷之气，荣养脏腑经络皮毛，故气行而涩。为浮肿，大便溏多，而腹胀肠鸣，皆湿气胜也。四时五脏，皆以胃气为本，有胃气则和平而身安。若胃气虚弱，不能运动滋养，则五脏脉不和平，本脏之气盛者，其脉独见此盛字当活看。轻则病过，甚则必死，故经曰：真脏之脉弦，无胃气则死此亦木乘土也，故虚损病宜著意滋养肝木。今疾幸而未至于甚，尚可调补。人知服牵牛、大黄为一时之快，不知其为终身之害也。遂以平胃散加白术、茯苓、草豆蔻仁，数服诸症皆愈，饮食进。惟四肢犹肿，以导滞通经汤主之，良愈。

王士雄按：今秋治一山居黄姬，患症同此，医者进理中、肾气多剂，其病日甚，束手矣。余诊之脉果弦细沉兼数，舌绛口干，肿处赤痛，溲少而热，乃阴虚肝热也，清润不遑，未可因其起于霉雨之时，而辄用温燥也。与白头翁汤加金铃、银花、栀子、元参、丹皮、绿豆数服，而症减知饥，渐佐养血充津而愈矣。（卷十三·肿胀）

❖ 绍兴术士（指古代从事占卜、修仙等活动的人。编者注）朱襄衣名甫，苦水蛊腹胀，医者只令服嘉禾散，久之不效，葛丞相授以此法即安。右

取嘉禾散、四柱散细末各等分，合和令匀，依法煎服。《百乙方》

王尚之提刑传云：武义县方，治数人甚妙。用黄颡鱼一个，绿豆一合许。右煮淡羹顿食。绍兴张医升之云：以商陆根煮绿豆令热，去商陆，取绿豆任意食之，亦妙。王氏《博济方》第二卷逐气散，与此药大同小异。《百乙方》（卷十三·肿胀）

❀ 沈涛祖母，年七十余，自上年患腹胀满，医以鼓胀治之，服沉香、郁金、香附等药数十剂，病转剧，脾滞腿肿食减。诊之，左关弦洪，右关弦软，此肝木乘脾之象也。先用逍遥散加川连、吴茱萸，连进三剂，胀减泻止，饭食顿加，复用归芍六味（即六味地黄丸。编者注），调理而痊 肝肾调治法。（卷十三·肿胀）

❀ 魏秀才妻，病腹大而鼓，四肢骨立，不能贴席，惟衣被悬卧，谷食不下者数日矣。忽思鹑食，如法进之，遂晕剧。少顷，雨汗莫能言，但有更衣状，扶而圊，小便突出白液，凝如鹅脂，如此数次，下尽遂起，盖中焦湿热积久所致也。董炳《集验方》（卷十三·肿胀）

❀ 吴孚先治褚仁甫病足肿，虚弱无力，颇能食。医与二妙散加米仁、木瓜、牛膝、防风之类，愈服愈惫。此脾虚湿热下陷，法当补脾升举，误用下行之剂，故愈下陷也。凡诊是症，须审右寸不数，并能食否，如数又不能食，则是痿证，宜清肺热，不可不知 即痿不可作痹治是也。（卷十九·脚气）

❀ 吴孚先治一人患肿胀，皮绷急。脉之系脾肾虚，用二陈去甘草，加人参、干姜、肉桂、木香、茯苓、大腹皮、姜皮、车前，十帖腹有皱纹。复与金匮肾气丸，一料全愈 先理脾后补肾法。（卷十三·肿胀）

❀ 吴实子，年十六，患吐血，面色萎黄，形容憔悴，泄泻肢肿，向有遗精，近来更甚。六脉虚数，或服清凉之剂，红减而发热作呕，肿泻更甚，诚所谓以寒凉治，百无一生也。（清代医家陆祖愚，著有《陆氏三世医验》。编者注）乃与开胃温中健脾养血之剂，月余便实肿消，热退食进。后用六味丸（即六味地黄丸。编者注）加知、柏、杜仲、枸杞、牡蛎、麦冬，五更吞服，又与煎药五十余剂，诸症脱然。（卷十二·吐血）

❀ 熊成八官，江右（即江西。编者注）南昌人，早起行路，忽见邪火两团，滚滚而来，大惊骇。次日腹中膨瀳，渐成胀满。面白皮薄，两手瘦削，两足皆有浮气，按之窅然不起 湿也。行动气促，形神俱弱。医谓神弱气促，胸腹青筋缕缕如贯索，小水清长，形症如此，脾虚所致，以参苓白术投之，十日堵然如鼓，中有一块，累然突出，坚若铁石，脐已平满，勺粒不入。医与决曰：若疾法在不治，盍早归，毋作异乡鬼也。孙（即明代著名医家孙一奎，著有《赤水玄珠》《孙氏医案》等。编者注）脉之，沉弦有力，曰：非气虚中满之候，前补大骤，适助长耳。顾今霉雨途遥湿热病值湿热时。即归，未能时刻可到，且治非良手，则大事去矣。予有一药，尚可冀生也。以琥珀调中丸，日二进之，一进甚甘，再进称快，十日腹渐宽，块渐溶，半月尽消去，青筋俱敛，秋以平胃散加萝卜子、姜黄、薏仁、砂仁、木香，调养一月，饮食大加，两足之浮亦愈利水消积法。（卷十三·肿胀）

❀ 徐仲光曰：一痘后遍身发肿，余毒攻冲也，以满天星草，同水杨根、银花、马蔺头，各捣汁和匀服。满天星，叶如芫荽，多生墙下阴湿之处。（卷二十七·痘毒）

❀ 一痘后浮肿，皮满薄而光，手按成窟，咳渴便涩。乃痘后饮食伤脾，脾虚不能制水，水渍妄行，浸渍脾土，渗透皮肤，故肿耳。其喘咳者，水妄行不能制火，火盛刑金也。又曰：水气上行侵肺最为难治。其小便涩者，由金为火克，失其降下之令，不能输化也。治宜补中行湿，清热利便之药，以实脾饮、五脾散、石千散治之。（卷二十七·痘毒）

❀ 一痘后小便不利，腰已下肿，乃脾胃气虚，不能制肾水，水溢下焦故也。当利小便，以五苓散，间服牡蛎散，又六君加泽泻。（卷二十七·痘毒）

❀ 薛立斋治一产妇，饮食少思，服消导之剂，四肢浮肿。薛谓中气不足，朝用补中益气汤，夕用六君子汤而愈。后因怒腹胀，误服沉香化气丸，吐泻不止，饮食不进，小便不利，肚腹四肢浮肿，用金匮加减肾气丸而愈。（卷二十五·浮肿）

❀ 薛立斋治一妇人，面目浮肿，月经不通，此水分也。朝用葶苈丸，夕用归脾汤渐愈。更用人参丸兼服而全愈泻补兼行法。（卷十三·肿胀）

❀ 薛立斋治张县丞，年愈五十，两腿肿胀，或生痞瘤，小便频而少，声如瓮出，服五皮等散不应。掌医院银台（古代官职名。编者注）李先生疑为疮毒，令请薛治。诊其脉右关沉缓，此脾气虚，湿气流注而然，非疮毒也。河间云：诸湿肿满，皆属于土。按之不起，皆属于湿。遂投以五苓散加木香、苍术亦不应。意至阴之地，关节之间，湿气凝滞，且水性下流，脾气既虚，安能运散。若非辛温之药，开通腠理，使行经活血，则邪气不能发散。遂以五积散二剂，热退大半。遂以六君子汤加木香、升麻、柴胡、苡仁，两月余而愈。设使前药不应，更投峻剂，虚虚之祸不免矣。（卷四·湿）

❈ 杨乘六治孙氏女，年十九，病鼓症（即臌胀。编者注），先自头面肿起，渐次手足浮肿，又次肚腹肿胀，小水不利，医杂用枳壳、厚朴、苍术、陈皮、三棱、莪术、半夏、黄芩等，并利水药肿胀益甚，更加痰喘，询其起病之由，知为寒水侮土，因治不如法致水势冲激，而土崩防溃也。以大剂补中益气，加木瓜、干姜送金匮肾气丸，月余而愈与立斋治素性急妇人同法。（卷十三·肿胀）

❈ 姚僧垣治大将军襄乐公贺兰隆，先有气疾，加水肿，喘息奔急，坐卧不安，或有劝其服决命大散者，其家疑未能决，乃问僧垣。僧垣曰：意谓此患不与大散相当，若欲自服，不烦赐问。因而委去。其子殷勤拜请曰：多时抑屈，今日始来，竟不可治，意实未尽。僧垣知其可差，即为处方，劝使急服，便即气通，更服一剂，诸患悉愈。《周书》（卷十三·肿胀）

❈ 叶天士治陈某肿胀，进神芎导水丸，二日所下，皆粘腻黄浊形色，前议腑气窒塞，水湿粘滞，浊攻犯肺为痰嗽，水渍脉隧为浮肿。大凡经脉六腑之病，总以宣通为是。《内经》云：六腑以通为补。今医不分脏腑经络，必曰参、术是补，岂为明理。然肢节足跗之湿，出路无由，必针刺以决其流，内外冀可皆安。戊己丸三钱，用二日后，再进前药一服。

徐灵胎曰：句句名言，腹满等症，必须有出路，故人兼以针刺为治，且其道甚微，不知其理而蛮针之，反有大害。又曰：胀满之为病，即合正虚，终属邪实，故古人慎用补法。又胀必有湿，有湿则有热，《内经》所以指为热症。若用温补之药，即兼通利之品，而臣不胜主，贻误必多。又曰：胀满必有有形之物，宜缓缓下之。（卷十三·肿胀）

❈ 叶天士治一女子，年二十七岁，病肿甚异，寅后午前上半身肿，午后丑前下半身肿，上下尽消，惟牝户肿，小便难，诸医不能治。经云：半身以上，天之阳也，宜发其汗，使清气出上窍也。身半以下，地之阴，宜利小便，使浊阴出下窍也。正上下分消，以去湿之法。惟半夜阴肿，不得小便，此又当从肝经求之。盖厥阴肝经之脉，丑时起于足上，环阴器。又肝病者，则大小便难，用胃苓五皮汤，发汗利小便也。内有茯苓，所以伐肾肝之邪、

木得桂而枯，又以辛散肝经之水，以温肾之真寒湿也。连服十余服而肿尽消。（卷十三·肿胀）

❀ 叶天士治朱某，初因面肿，邪干阳位，气壅不通，二便皆少，桂附不应，即与导滞，滞属有质，湿热无形，入肺为喘，乘脾为胀，六腑开合皆废，便不通爽。尿短浑浊，时或点滴，舌绛口渴，腑病背胀，脏病腹满，更兼倚倒，左右肿胀，随著处为甚，其湿热布散三焦，明眼难以决胜矣。经云：从上之下者治其上。又云：从上之下而甚于下者，必先治其上，而后治其下。此症逆乱纷更，全无头绪，皆不辨有形无形之误，姑以清肃上焦为先。

飞滑石钱半、大杏仁去皮尖十粒、生薏仁三钱、白通草一钱、鲜枇杷叶去毛三钱、茯苓皮三钱、淡豆豉钱半、黑山栀壳一钱，急火煎五分服。

此手太阴肺经药也，肺气窒塞，当降不降，杏仁微苦则能降，滑石甘凉渗湿解热，薏仁、通草，淡而渗气分，枇杷叶辛凉能开肺气，茯苓用皮谓诸皮皆凉，栀豉宣其陈腐郁结。凡此气味俱薄为上焦药，仿齐之才轻可去实之义。

徐灵胎曰：喘胀用此方甚合，足见心思灵巧，如此等治法，真堪汇入医案。（卷十三·肿胀）

❀ 一痘后小便不利，用五苓而愈甚，阴囊渐肿。此阴虚而渗利之，复损其阴也。六味地黄丸加肉桂、车前，又补中益气调理愈六味丸最为此症的对之药，既系阴虚，何取乎补中益气。（卷二十七·便秘）

❀ 一妇人病面脚皆肿，饮食减少，世医皆作血虚，治之不效。窦（即窦材。编者注）曰：非血病，乃脾胃虚也。令日服延寿丹十粒，全真丹五十粒，至十日，觉大便滑，病愈。（卷十三·肿胀）

❀ 一妇因子远出，饔飧不给，忧愁成病，变为水肿喘急，粥饮不入者月余矣。（胡念庵。编者注）诊之六脉欲绝，脐突腰圆，喘难著席，脾肾之败，不可为矣。因处十味方，令服四剂，喘微定，而肿渐消，觉思饮食，复诊其脉略有起色，又四剂肿消食进。（卷十三·肿胀）

❀ 一贵妇患溢饮，遍身虚肿，（陈三农。编者注）用金沸草散，一剂汗出肿减。继以泽泻汤加枳实、旋覆花、前胡，四剂而安。（卷十六·饮）

❀ 一宦者年已近耄，因劳倦伤脾，脾虚病疟，疟愈而脾胃之虚日益，旋病肿。此时饮食尚进，起居亦不甚衰，正宜补中益气汤随症加减，以调脾胃元气，后用金匮肾气丸补肾行水，使肿自消，始为至治。乃日以泽泻、猪苓、柴胡、葛根、厚朴、陈皮等药，朝饵暮餐，咸不知返。两月后真气克削无余，肿胀弥剧，喘息不得眠者六昼夜。更一医，犹以为肺病，而用苏子、芥子、二母、二冬之类，卒至汤饮俱废而死。王宇泰曰：手足浮肿，未必成水也。服耗气利水之药而不已，则水病成矣。赵养葵曰：肾虚不能纳气归元而作喘，徒从事于肺者，执流而忘源也。惜哉！

扁鹊玉壶丸：治命门火衰，阳气暴绝，寒水臌胀，殊有神功。凡硫黄八两，配真麻油八两，以硫打碎入冷油内炖炉上，炭宜微勿烈，以桑条徐调，候硫溶尽，即倾入大水内，急捞去上面油水，其色如金，取缸底净硫见若干两，仍配麻油若干两，照前溶倾，其色如绛。第五转用肥皂四两，水中同煮六时。第六转，用牙皂四两，水中同煮六时，投净制硫之油，捞去其水，其色如硫火之紫。第七转，用炉中炭灰淋碱水制六时。第八转，用水豆腐制六时，拔净皂碱之性。第九转，用田字草 出水荒稻田中，叶如田字，八月九月采，捣汁和水煮六时，临用研如飞面，凡净硫一两配炒糯米粉二两，或水法或湿捣为丸，每服以三分为准，渐加至一钱，开水送下。（卷十三·肿胀）

❀ 一人病四肢皆肿气促，食则胀闷，止吃稀粥，令日服金液丹百粒，至四日觉大便滑，再二日乃令吃面食亦不妨。盖治之早也。窦（即窦材。编者注）氏治疾，纯用大热之剂，肿胀之真阳衰绝者，用之能收捷效。若误用于湿热之症，亦立致奇祸，用者审之。（卷十三·肿胀）

❀ 一人秋冬患肿，午前上甚，午后下甚，口渴乏力，脉涩弱，食减。此气怯汗不能自出，郁而为痿。遂灸肺俞、大椎、合谷、分水。用葛根、苏叶、白术、木通、海金沙、大腹皮、茯苓皮、厚朴、陈皮、黄芩、甘草渐愈。此开鬼门法，散利兼行法。（卷十三·肿胀）

❀ 一人头面四肢浮肿，带黄色，行动脚软。此脾胃虚弱，只宜健脾固中气为主。用人参、白术、茯苓、陈皮、甘草渐愈。（卷十三·肿胀）

❀ 一人小便不通，已经七八日，遍身手足肿满，诸药罔效。以紫苏煎汤入大盆内，令病患坐上熏蒸，冷则添滚汤，外用盐炒热熨脐上及遍身肿处，良久便通肿消而愈。（卷二十·小便秘）

❀ 一小儿痘后洗浴，面目一身俱肿，此水气也。用四君子汤，以补脾去湿，加黄芪以实表，防风以胜肌表之湿，麻黄以逐脾间之水，一服肿减半。

再以钱氏异功散加猪苓、泽泻而安。（卷十三·肿胀）

❀ 易思兰治吴大司马，甲戌季春卧病两月，发热咳嗽，痰喘气急，胸膈痞满，手足面目俱浮肿。众惟清金宁咳，又以胃脾久虚发肿。用利水兼补剂，病益甚。诊其脉，左寸浮而无力，右关弦张，推之于外，内见洪大而芤，侵过寸步一分，左尺沉弱无力，右寸沉而带芤，气口脉按之紧而且牢，时或一驶，右关中和无力，右尺稳稳不动。夫心乃一身之主，肾为性命之原，二脉不动，虽危不妨，惟以右寸并气口断之，寸口沉而芤，非痰乃血也。书云：弦驶而紧，沉细而牢，六部见之，皆为积聚。今气口弦而驶，此积血在肺胃间，壅滞其气，气滞则血凝，乃积血症也。时值季春，地气上升，因用越法治之，进以畅胃豁痰汤，苏梗、桔梗、苍术各四分，香附、贝母各五分，连翘三分，前胡、抚芎、赤芍各六分。辰时服药至午未时，气急小便全无。将暮吐紫黑血二三升，臭不可闻，症顿减八九，六脉豁然。曰：半夜时当有汗，可预防之，无令太过。至期果然，脉气和平。惟咳嗽常有二三声，以桔枳二陈汤，加香附、归尾、茜根、茅根、童便，调治三日，上部之疾全愈。但脾肾之脉无力，饮食少味，四肢倦怠，再用六味丸，早晚百丸，午以补中益气汤。加麦冬、酒连调其中，半月后气体充实而痊。凡血在肝脾当用血药，血在肺胃宜用气药，开提其气，解散其郁，以引经药导之，血随气升，自然越出而安矣。至于辰时服药，而午时小便全无者，随药气上升而不降，非津液竭也。又至半夜而汗出，盖汗为心液，心属为阳，阳气至子时发动，阳动则汗出，所谓一通则百通也。（卷十二·吐血）

❀ 又一妇，下体肿痛，亦与人参败毒散，加威灵仙、黄柏、苍术，数服痛减。更以四物汤加黄柏、红花、防己、苍术、泽泻，三十余剂亦消。（卷四·湿）

❀ 余族一人病水肿，六脉浮濡满指，而右寸尤甚。按其肿处，浮而不起，知其水溢于肺，所服之药，皆破气破血之品，病安得愈。以连翘、栀子、茯苓、泽泻、牛膝、滑石、葶苈、木通、防风、苍术轻平之药，投以数服而愈。（卷十三·肿胀）

❀ 喻嘉言治郭台尹，年来似有痨怯意，胸腹不舒，治之罔效，茫不识病之所存也。闻喻治病，先议后药，姑请治焉。见其精神言动，俱如平人，但面色萎黄，有蟹爪纹似伤食矣，而得五虚脉应之。因告之曰：多怒乎，善忘乎，口燥乎，便秘乎，胸紧乎，胁胀乎，腹疼乎。答曰：种种皆然，此何症也？曰：外症未显，内形已具，将来血蛊之候也。曰：何以知之？曰：合色与脉而知之也。夫血之充周于身也，荣华先见于面，今色黯不华，既无旧恙，又匪新疴，其所以憔悴不荣者何在？且壮盛之年，而见脉细，损宜一损皮毛，二损肌肉，三损筋骨，不起于床矣，乃皮毛肌肉步履如故。其所以微弱不健者又何居？用是断为血蛊，腹虽未大，而如瓜瓠然，其趋于长也易耳。曰：血蛊乃妇人之疾，男子亦有之乎？曰：男子病此者甚多，而东方沿海一带，比他处尤多。医者漫用治水治气之法尝试，夭枉无算，总缘不究病情耳。所以然者，东海擅鱼盐之饶，鱼者甘美之味，多食使人热中，盐者咸苦之味，其性偏于走血，血为阴象象字不妥，初与热合，不觉其病，日久月增，中焦冲和之气，亦积渐而化为热矣。气热则结，而血始不流矣，于是气居血中，血里气外。一似妇人受孕者，然至弥月时，腹如抱瓮矣。陈修园于此症，拟用六君子加川芎、干姜、防己，共研末，陈米汤糊丸，每服三钱，日三服，以为执中央从运四旁之法。用意虽精，然以热益热，亦未见其有当也。但孕系胞中，如果熟自落，蛊蟠腹内，如附赘难疗，又不可同语也。究而论之，岂但东方之水土致然，凡五方之因膏粱厚味，椒姜桂醋成热中者，除痈疽、消渴等症不常见外，至腹满一症，人人无不有之，但微则旋胀旋消，甚则胀不大消而成蛊耳。要知人之有身，执中央以运四旁者也。今反竭四旁，以奉其锢，尚有精华发现于色脉间乎，此所以脉细皮寒，少食多汗，危羸之状，不一而足也。言当不谬，请自揆之，竟不能用，半载而逝。

魏之琇按：是症，多由醉饱入房，大伤真阴，绝其带脉，水亏木燥，乘其所不胜之脾，致成胀耳。鱼盐之论，恐未必然。（卷十三·肿胀）

❂ 张承应年几五十，腹如孕妇，面黄食减，欲作水气。或令服黄芪建中汤及温补之剂，小溲涸闭。张（指张从正，字子和。编者注）曰：建中汤攻表之药也，古方用之攻里，已误矣，今更以此取积，两重误也。先以涌剂吐之，置火于其旁大汗之，次与猪肾散四钱，以舟车丸引之，下六缶（音 fǒu，古代一种大肚子小口儿的盛酒瓦器。编者注），殊不困，续下两次，约三十余行，腹中软，健啖如昔。常仲明曰：向闻人言泻五六缶人岂能任，及问张承应，渠云诚然，乃知养生与攻疴，本自不同，今人以补剂疗病，宜乎不效此与葛某之论同。常说丹溪大不然之因，谓子和书非手撰，乃出自麻知几等。

元时名医宋会之，治水蛊法，用老丝瓜一枚去皮及子剪碎与巴豆二七粒同炒，视巴豆褐色为度，去巴豆存丝瓜，又用黄米如丝瓜之数，同炒，视米褐色，去丝瓜存米研末，清水和为丸，梧桐子大。每服百丸，白汤下，虫水尽从大便中出，而疾除矣。其言曰：巴豆逐出水者也，而患其迅，藉丝瓜取其气。丝瓜有筋，象人身脉络，得引巴豆之气，达诸脉络。而仍用米者，投其胃气也。仍去丝瓜者，畏其受巴豆之气太甚也。鲜于枢为之记如此。（卷十三·肿胀）

❖ 张路玉（即清代名医张璐。编者注）治王庸若，水肿呕逆，溲便点滴不通，或用五苓、八正不应，六脉沉细如丝。因与金液丹十五丸，尿如泉涌，热顿平，后以济生肾气，培养而安。（卷十三·肿胀）

❖ 张氏子疟后病肿求治，曰：此脾虚肿也。与胃苓丸，用长流水煎灯心汤送下，教以每日午时前后，天气和暖，于避风处汤洗之，洗毕覆被睡一时，令有微汗为度。此水渍法也，经曰：渍形以为汗。调理半月平复如常。（卷三十·肿胀）

❖ 张隐庵（即清代名医张志聪。编者注）在苕溪治一水肿者，腹大肤肿，久服八正散、五子、五皮之类，小便仍淋漓痛苦。曰：此虽虚症，然水不行，则肿不消，正气焉能平复。时夏月，欲用麻黄，恐阳脱而汗漏，止以苏叶、防风、杏仁三味各等分，令煎汤温服，覆取微汗，而水即利矣。次日至病者之室，若翻水数盘，床帏被褥无不湿透，告以服药后，不待取汗，小水如注，不及至圊，就床上坐尿，天明不意小水复来，不及下床，是以沾濡若此，今腹胀痛楚悉除矣。曰：未也，此急则治其标耳，病由火土伤败，以致水泛，乃久虚之症，必待脾元复故，乃保万全。与六君子去甘草，加苍、朴、姜、附，令每日温服，后即以此方为丸。半载后来谢，已全愈矣。张曰：如此症，水虽行，而正气不复，后仍肿胀而死者多矣。至不知发汗行水之法，徒事渗利，久之正气日消，邪气日甚，而死者亦多矣，可不慎哉。（卷十三·肿胀）

❖ 张子和曰：一男子目下肿如卧蚕状，曰：目之下阴也，水亦阴也，肾为水之主，故其肿至于目下也。此由房室交接之时，劳汗遇风，风入皮腠，得寒则闭，风不能出，与水俱行，故病如是，不禁房室则死。

凡腹胀经久，忽泻数升，昼夜不止，服药不验，乃为气脱，用益智子煎

浓汤服立愈。《危氏方》（卷十三·肿胀）

❀ 张子和曰：涿郡周敬之，自京师归，鹿邑（今河南省鹿邑县。编者注）道中，渴饮水过多，渐成肿满。或用三花神祐丸，惮其太峻，或用五苓散，分利水道，又太缓，淹延数月，终无一效。盖粗工之技，止于此耳，后手足与肾（指外肾阴囊。编者注）皆肿，大小便皆秘，托常仲明求治于张。张令仲明（即常仲明。编者注）付药，比至已殁矣。张曰：病水之人，其势如长川泛溢，欲以杯杓取之难矣，必以神禹决水之法，斯愈矣合陈三农案以观之，则洁净府一法，当用宜速用也。（卷十三·肿胀）

❀ 张子和治张小一，初病疥爬搔变而成肿喘，不能食，张断为风水，水得风而暴肿，故遍身皆肿。先令浴之，乘腠理开豁，就燠室中，用酸苦之剂，加全蝎一枚吐之，节次用药末至三钱许，出痰约数升，汗随涌出，肿去八九分。隔一日，临卧向一更来，又下神祐丸七十余粒，三次咽之，至夜半动一行，又续下水煮桃仁丸六十丸，以麝香汤下，又利三四行，后二三日，再以舟车丸、通经散及白术散调之愈。（卷十三·肿胀）

❀ 张子明之母极肥，偶得水肿四肢不举，张（指张从正。编者注）令上涌汗而下泄之，去水三四斗，初下药时，以草储布囊，高支两足而卧，其药之行自腰以上水觉下行，自足以上水觉上行。水行之状，行如蛇走，坠如线牵，四肢森然凉寒，会于脐下而出。不旬日间病大减，余邪未尽。张更欲用药，竟不能从其言。（卷十三·肿胀）

❀ 朱丹溪治赤岸冯令八官，素饮食不知饱，但食肉必泄，忽遍身发肿，头面加多，致目亦不可开，膈满如筑，两足麻至膝而止，浑身不可见风，阴器挺长。其脉左沉而重取不应，右三部虽短小却有和滑气象。遂令单煮白术汤饮，早晨空心探而去之，食后白术二钱、麻黄五分、川芎半钱，防风三分作汤，下保和丸五十丸，如此者二日，因吐中得汗，通体上截为多，遂得肿宽而眼开，气顺而食进，却于前方中减麻黄、防风，加白术一钱，木通、通草各半钱，下保和丸五十丸，如此者五日而安此即开鬼门之法也。（卷十三·肿胀）

❀ 朱丹溪治一人患跗肿，渐上膝足，不可践地，头面遍身肿胀，用苦瓠瓤实捻如豆大，以面裹煮一沸，空心服七枚，至午当出水一斗，三日水自出不止，大瘦乃瘥。须慎口味苦瓠须择无腐毈细理紧净者，不尔有毒。与徐文江妻用葫

芦治法略同。（卷十三·肿胀）

❖ 朱丹溪治朱秀衣，久坐受湿，能饮酒，下血以苦涩药兜之，遂成肿疾，而肚足皆肿，口渴，中满无力，脉涩而短，乃为湿气所伤。法当行湿顺气，清热化积。用滑石一钱五分、白术五分、木通七分、厚朴五分、干葛五分、苍术三分、苏叶七片。水煎，次第下保和丸与温中丸各五十丸。（卷四·湿）

❖ 朱恕八哥肚肿，因湿气起，能饮酒，自五月左胁有块，两足时肿。白术、三棱醋炒，木通、陈皮、赤茯苓、海金沙、厚朴各五分，甘草二分，肉桂三分。煎汤下保和丸三十，温中丸三十，抑青丸十丸。（卷四·湿）

《古今医案按》

❖ 查少川向有哮喘，每发时，以麻黄、石膏、杏仁、枳壳、细茶大剂煎服，立刻见效。屡发屡服，而嗜酒纵欲，不避风寒，渐至腹大如覆箕，两腿光肿如柱，内外廉疥疮中清水涓涓不绝，腥气逼人，不能伏枕而卧者五月。医者骇辞不治。孙东宿至，见其坐高椅之上，气喘身热，又畏寒甚，周围环火五盆，首戴绒帽，笼以貂套，套外复束一帕，鼻用绒套笼之。诊其脉浮大无力，睇其色白中隐青。因问恶寒身热从何时起，答以十日，孙曰：予得之矣。此病是气虚中满，法当温补下元。人徒知利小水，不知小水不利者，由下焦之气不充，不能渗从膀胱故道而行。若利之急，则泛滥而横流肌肤，下于阴囊，甚则胀裂崩塌而出矣。必待下焦元气壮盛，斯能升降变化，水自行而胀自消耳。至如近来之恶寒身热，由寒邪在表而然，合先散之。胸膈焦辣者，乃阴盛格阳。虚阳之火，被寒气驱逼上行，非真热也。亦待下元一温，热自下行。用苏叶、细辛、羌活、防风、苍术、陈皮、白豆蔻、人参、炙草、生姜，一帖而得微汗。遂撤火盆，去首帕，独鼻寒如初。乃用防风、黄芪二两，煎汤熏之，一日三熏，鼻套亦除。但呕恶不止，用人参温胆汤，加丁香，一帖而止。又谓鲤鱼能利水，一日尽二斤，半夜胀极，复告急于孙。孙曰：病势如是，敢纵恣若此乎？等闲之剂，曷能消释？沉思久之，以平胃散一两，入橄榄肉一两煎服。两剂而定，独腹胀小水不利，不能伏枕为苦。

乃以附子理中汤加砂仁、补骨脂、赤豆、桂心，连进四帖，小水略长。继以尊重丸，每服五丸，日三服。五日后，小水通利，可贴席而睡矣。

俞震按：此证甚险恶，用药亦平庸，而投剂辄效，恐未必然。惟防芪薰法及平胃散加橄榄二法，颇巧。理中、尊重二方补泻互用，亦巧。（卷第五·肿胀）

[编者注：本案出自明代著名医家孙一奎《孙氏医案·四卷》，俞震选录时未将导致水肿原因讲明，因而影响对医案的理解，难窥其豹，现将原案录之于后，以供参考。

查少川公，年四十三，夙有哮喘疾，每发则遍身如燎，气贲贲上腾，息息短促，候中痰声响若汤沸，经七昼夜，汗而渐平。居常嗜饮，通宵不辍，醉后纵欲，不避风寒。族中有教以石膏、麻黄、杏仁、枳壳、细茶各一两，作大剂饮之，名曰五虎汤。喘至即以此御之，随饮而止，屡发屡进，应若桴鼓。公喜甚，恃为保命丹。寓大通一月，邑中麻黄、石膏为之缺市。讵知情欲无穷，胃中冲和有限，三年之间，饮五虎者，殆不可以数计，而胃中之冲和者，亦不知损之何若也。因而腹大若覆箕，两腿光肿如柱，内外臁胾疮中清水涓涓流之不竭，昼夜腥气逼人，不能伏枕而卧者五越月。自仪杨医起，闻京口之医，如何、张者最良，遍延治之弥月，卒无一验。又舍京口抵姑苏，历嘉杭，凡有名者，悉迎疗之，而势益剧。舁回至岩镇，镇医擅名者，吴与方也。先诣吴，吴骇辞不治。就方，方诊视久之曰：公疾非常，必得非常人乃可已。公曰：先生世家大方，昔在两淮，且人人引领，愿得先生一诊为快。何我弃而使需非常人，舍先生其谁。方曰：嘻，公贵邑孙生生者，名动三吴，今归不出，亟迎治之，或可无恙。公叩孙生生居何里，状何若。方书予姓氏里居与之，归即恳程公山氏绍介迂予。时长至后一日也。至则见公坐高椅之上，气高而喘，身热而烦，覆以绵被，足纳火箱，前后左右环火五盆，首戴绒帽，帽外笼以貂套，套外仍束一帕，鼻用绒套笼之，门设重幔，犹凛凛怯寒。诊其脉，浮大无力。睇其色，白中隐青。徐问公曰：恶寒身热从何时起？公曰：十日。予曰：据色据脉，予已得其概矣。公历数府名家，认为何症，拟何汤剂，请详述之。公曰：众论落落不一，先生学博见真，愿惟命。予曰：公疾乃气虚中满，法当温补下元。人徒知利小水，不知小水不利者，由下焦之气不充，不能渗从膀胱故道而行。若利之急，则汛滥而横流肌肤，下于阴囊，甚则胀裂崩塌而出。若使下焦壮盛，则小水自通。譬之甑炊，釜底水火交旺，甑中之气，自然蒸腾，若雾若露。《内经》曰：上焦开发，宣五谷味，熏身充肤泽毛，若雾露之灌溉，是谓气。故曰：上焦如雾也。清阳升则浊阴降，降下则为小水，故曰：下焦如渎也。渎者水也。言下焦为决水之官，水道出焉者是也。人之汗，即此雾露之气，水小即降下之气。盖气者水之母，由气化而为水。故又曰：气化则能出矣。融众理而观之，总由下焦元气壮盛，斯能升降变化。清阳升，浊阴降，即地天交之泰。阳不升，阴不降，即天地不交之否，否者塞也。此胀满之所由生也。公之疾，起于五虎汤，致脏寒生满病也。公曰：善。吾乃今始知致病之源，第近来身热手热，膈内焦辣而外恶寒，竟不解孰为热，孰为寒也？予曰：仲景云：伤寒必恶寒。由寒邪在表而然，合先散之。胸膈焦辣者，乃阴盛格阳，虚阳之火，被寒气驱逼上行，非真热也。经云：水流湿，火就燥，但得下元一温，热自下行。公曰：然，惟先生命剂。予以紫苏、马蹄辛、炙甘草、防风、白豆仁、苍术、陈皮、人参、羌活、生姜。一帖而得微汗，悉彻去环列之火，仅存足底一盆。首上所覆之帕亦去。独鼻寒如初。乃用防风、黄芪二两，煎汤置器中，令熏其鼻，饭顷而止。一日凡三熏。次日鼻套亦除，呕恶不止，用人参温胆汤加丁香进之，一帖而止。又谓鲤鱼能利水，一日尽二斤半，夜胀极，乃告急于予。予曰：病势如是，固乃纵恣若此，等闲之剂，曷能消释。沉思久之，以平胃散一两，入橄榄肉一两，水煎饮之，两剂而定。独腹胀小水不利，不能伏枕为苦。乃以附子理中汤，加砂仁、补骨脂、赤小豆、桂心，连进四帖，小水略长。继以尊重丸，日三服之，每服五九。五日后，小水通利，可贴席而睡。守此调理，腹胀渐消，两月大平，三月而公出市，市中人信予，实从公始。（《孙氏医案·四卷》）]

❖ 李东垣治长安王善夫，病小便不通，渐成中满，腹大，坚硬如石，腿脚亦胀裂出水，双睛凸出，昼夜不得眠，饮食不下，痛苦不可名状。服甘淡渗泄之药，皆不效。李曰：病深矣，非精思不能处。因记《素问》有云：无阳则阴无以生，无阴则阳无以化。又云：膀胱者，州都之官，津液藏焉，气化则能出矣。此病小便癃闭，是无阴而阳气不化也。凡利小便之药，皆淡味渗泄为阳，止是气药，阳中之阴，非北方寒水阴中之阴所化者也。此乃奉养太过，膏粱积热，损北方之阴，肾水不足。膀胱，肾之宝，久而干涸，小便不化，火又逆上而为呕哕，非膈上所生也。独为关，非格病也。洁古云：热在下焦，填塞不便，是关格之法。今病者，内关外格之病悉具，死在旦夕，但治下焦可愈。随处以禀北方寒水所化大苦寒之味者，黄柏、知母，桂为引用，丸如桐子大，沸汤下二百丸。少时来报，服药须臾，前阴如刀刺火烧之痛，溺如瀑泉涌出，卧具皆湿，床下成流，顾盼之间，肿胀消散。李惊喜曰：大哉！圣人之言。岂可不遍览而执一者乎？其证小便闭塞而不渴，时见躁者是也。凡诸病居下焦，皆不渴也。二者之病，一居上焦，在气分而必渴；一居下焦，在血分而不渴。血中有湿，故不渴也。二者之殊，至易别耳。

俞震按：前贤之不可及者，以其善悟经旨而创立治法耳。若今人不过寻章摘句，即旧时成法，尚未通晓，岂能另标新义，恰合病情乎？（卷第六·小便不通）

❖ 汪石山……又治一人，年三十余，病水肿，面光如胞，腹大如箕，脚肿如槌，饮食减少。汪诊之，脉浮缓而濡，两尺尤弱，曰：此得之酒色，宜补肾水。家人骇曰：水势如此，视者不曰通利，则曰渗泄，先生乃欲补之，水不益深耶？汪曰：《经》云：水极似土，正此病也。水极者，本病也。似土者，虚象也。今用通利渗泄，则下多亡阴，肾水益耗，是愈伤其本病，而增湿土之势矣。岂知亢则害，承乃制之旨乎？遂令空腹服地黄丸；再以四物汤加黄柏、木通、厚朴、陈皮、参、术，煎服十余帖，肿遂减半，三十帖而愈。

俞震按：汪公论病甚佳，用药非是。就此脉证，宜六君子汤送济生肾气丸，何反用地黄丸、四物汤阴湿柔粘之药？岂以脉之缓濡为湿热，故更佐以黄柏耶？三十帖愈，未敢深信。（卷第五·肿胀）

❖ 一妇人月经不调，晡热内热，饮食少思，肌体消瘦，小便频数。服济阴丸，月经不行，四肢浮肿，小便不通。曰：此血分也，朝用椒仁丸，夕用归脾汤，渐愈。乃以人参丸代椒仁丸，两月余将愈，专用归脾汤，五十余剂而痊。（卷第九·女科）

❖ 庄季裕云：予自许昌遭金兵之难，忧劳艰危，冲冒寒暑，遂感痎疟。八月起病，至次年春末，尚苦跗肿腹胀，气促不能食，而大便利，身重足痿，杖而后起。得陈子翁专为灸膏肓俞，七日内灸三百壮，即胸中气平，肿胀俱损，利止而食进。后又加百壮，诸证尽痊，以至康宁。时亲旧见此殊功，灸者数人，宿疴皆除。孙真人谓若能用心方便，求得其穴而灸之，无疾不愈，信不虚也。

俞震按：古人治病多用针灸，今则针灸有专家。凡诊脉处方者，反以卑术视之，不知处方易而针灸难。盖切脉与取穴同一难，而取穴之难，尤难于切脉也。孙真人之言，诚为格言。（卷第五·肿胀）

《清代名医医案精华》

❤ 春夏间乘舟由南而北，途间温毒愈后，感受风湿，内胀外肿。又因寡居肝郁之故，时当季夏，左手心劳宫穴，忽起劳宫毒如桃大。此症有治热碍湿，治湿碍热之弊，选用幼科痘后余毒归肺，喘促咳逆之实脾利水法，加极苦，合为苦淡法。脾热毒由小肠下入膀胱，随湿气火齐泄出也。盖劳宫毒属心火，泻心者必泻小肠，小肠火腑，非苦不通。腰以下肿当利小便，利小便者亦用苦淡也。

飞滑石、茯苓皮、黄柏、猪苓、晚蚕沙、黄芩、泽泻、白通草、雅连。（吴鞠通医案精华·肿胀）

❤ 《经》谓"病始于下而盛于上者，先治其下，后治其上；病始于上而盛于下者，先治其上，后治其下"。此症始于上肿，当发其汗，与《金匮》麻黄附子甘草汤。

麻黄、熟附子、炙甘草。（吴鞠通医案精华·肿胀）

❤ 孀居三十余年，体厚，忧郁太多，肝经郁勃久矣。又因暴怒重忧，致成厥阴太阴两脉膜胀并发，水不得行，肿从跗起。先与腰以下肿当利小便例之五苓散法，但阴气太重，六脉沉细如丝，断非轻剂所能了。

桂枝、茯苓皮、肉桂、猪苓、生苍术、广皮、泽泻、老厚朴。（吴鞠通医案精华·肿胀）

[编者注：秦氏选录吴鞠通医案时，略去姓氏年龄，及服用方法与加减变化。原案如下：

洪氏，六十八岁。孀居三十余年，体厚，忧郁太多，肝经郁勃久矣。又因暴怒重忧，致成厥阴太阴两经膜胀并发，水不得行，肿从跗起。先与腰以下肿当利小便例之五苓散法。但阴气太重，六脉沉细如丝，断非轻剂所能了。

桂枝五钱、茯苓皮六钱、肉桂四钱、猪苓五钱、生苍术五钱、广皮五钱、泽泻五钱、老厚朴四钱。

煮三杯，分三次服。前方服三、五帖不效，亦无坏处。小便总不见长，肉桂加至二、三两，桂枝加至四、五两，他药称是，每剂近一斤之多，作五、六碗，服五、七帖后，六脉丝毫不起，肿不消，便亦不长。所以然之故，肉桂不佳，阴气太重，忧郁多年。暴怒伤肝，必有陈菀，仍用原方加鸡矢醴熬净烟六钱，又加附子八钱，服之小便稍通。一连七帖，肿渐消，饮食渐进，形色渐喜。于是渐减前方分量，服至十四帖，肿胀全消，后以补脾阳，疏肝郁收功。(《吴鞠通医案·卷二》)]

❖ 病由暑湿伏邪，发现白㾦而起，绵延辗转，已有二月。未㾦之前，先有脘痛，已㾦之后，亦有脘痛。呕恶痰涎，腹鸣嘈杂，纳食仅进数匙，二便一日一行。上脘窒塞，则雨露不降；下脘壅阻，则浊阴多升。肺气阻则气化皆阻，故腹满时胀时消；脾气升则口窍被蒙，故口舌或糜或甜。脉象轻抚柔软，重按又若弦滑。弦主乎肝，滑主乎痰。似此参论，总不越乎肝乘于胃，痰阻于络。调治之法，故不外乎平肝之气，通胃之腑。要之清浊升降，全赖中脘运用，中脘通则清浊升降不为混淆。人身九窍不和，必是中脘闭塞，中脘通则六腑九窍自为流利。

薤白、扁斛（即石斛。编者注）、左金、苓神（即茯苓、茯神。编者注）、橘络、糯稻头、萎皮、佩兰、通天、仙夏、丝瓜络、姜竹茹。（金子久医案精华·肿胀）

❖ 初肿必属风水相搏，久肿必属脾肾两亏。晨起上焦为肿，午后下焦为肿，腹笥䐜胀，得谷更甚，心肾素亏，梦遗频来。脉沉弦，舌红绛。两补脾肾，兼搜风水。

知母、川柏、熟地、萸肉、牛膝、茯苓、泽泻、车前、姜夏、薏苡、徭桂、芽谷。（金子久医案精华·肿胀）

❖ 腹满按之鼕鼕（音 tāng，鼓声。编者注），而不坚，肠间闻之鸣鸣而有声，大便溏而不畅，泄而不多；小溲黄而不赤，短而不长。有时清水泛溢则口润，有时水清凝滞则口干。虚由脾及肾，胀由腑及脏。脾与胃为表里，肾与胃为相关。脏者藏而不泻，腑者泻而不藏。脾不为胃行其津液，肾不为胃司其关门，关门不利，故聚水而作胀，津液不升，则舌燥而无苔。胃纳日少一日，精神日疲一日，生机日乏，元气日虚。左手脉弦细带滑，右手脉细弦而紧。脾藏升降窒郁，胃府清浊交混。夫治胃与治脾有别，治脏与治腑不同。脾为湿土，宜温则健；胃为阳土，宜润则和。凡病皆以胃气为本，治法专用柔润为主。参用滋少阴之化源以利关，复入通太阳之气化以治胀。

吉林人参、麦冬、白芍、鲜斛、杞子、苁蓉、茯苓、泽泻、橘白、半夏、冬瓜皮、扁豆衣。

又脾宜升则健，胃宜降则和。东垣大升阳气，其治在脾，仲景急下存津，其治在胃。久胀而泄，脾伤及肾，新泻纳减，肾伤及胃。中焦无砥柱之权，气失和降；下焦失藏聚之机，气欠摄纳。饮邪停于膈，脘宇自觉懊憹；水邪蓄于肠，腹笥时或鸣响。升降之气失度，清浊之邪不分，小溲愈多，腹笥为之乍大乍小；大便为多，肠胃为之乍通乍窒。左手寸关弦细，尺部独弱；右手寸关柔细，尺部更软。舌中鬆白，舌边淡绛。正气久虚不复，精神殊为狼狈。欲求胃醒，务在生津养液；欲求脾健，端在升清降浊。

饭於术（於术即白术。编者注）、米炒麦冬、茯苓、广皮、吉林人参、姜夏、芽谷、白莲子、益智仁、升麻、葛根、川萆薢、荷梗。（金子久医案精华·肿胀）

❖ 肝气凝聚成瘕，已有七载；脾湿蒸腾成疸，亦有五年。瘕气流散无穷，满腹为胀；黄疸滋蔓不已，遍体为肿。夏令阳气升泄，地中湿浊蒸腾，人在气交之中，不免感受斯邪，腹满日益其增，黄疸日益其盛，肝益病益强，脾益病益弱，条达失司，健运失职。清气因之不升，浊气因之不降，上有脘泛，下为便溏。久病阴虚及阳，久泻气虚及血，营卫疏豁，腠理空虚，忽有形寒，忽有形热。颈次微瘰，胸膺稀瘰，清阳蒙蔽，目窍昏花，耳窍鸣响，浊气凝结，沉沉欲寐，默默懒语。左脉弦细，重取带数；右脉濡滑，重取涣散。大凡四时百病，皆以胃气为本，饮食仅进数调羹，生机从何而支持？久病之虚是真虚，新病之实为假实。升脾阳，益胃气，恐助其假实；通腑道，疏肝木，恐害其真虚。仿东垣升降中求之，参《内经》"塞因塞用"例，俾得扣枠应鼓，或可再商他策。

茯苓、橘红络、仙夏、竹茹、川贝、瓜子、荷梗、通天、苗叶、玉蝶、忍冬、人参葓子同服。（金子久医案精华·肿胀）

❖ 产后二月余，遍体浮肿，颈脉动时咳，难于平卧。口干欲饮，大腹胀满，小溲短赤。舌光红无苔，脉虚弦而数。良由荣阴大亏，肝失涵养，木克中土，脾不健运，阳水湿热，日积月聚，上射于肺。肺不能通调水道，下输膀胱，水湿无路可出，泛滥横溢，无所不到也。脉症参合，刚剂尤忌。急拟养肺阴以柔肝木，运中土而利水湿。冀望应手，庶免凶危。

南北沙参、连皮苓、生白术、清炙草、淮山药（即怀山药。编者注）、川石斛、陈广皮、桑白皮、川贝母、甜光杏、大腹皮、汉防己、冬瓜子皮、生薏仁。另用冬瓜汁温饮代茶。

又服药三剂，小溲渐多，水湿有下行之势，遍体浮肿，稍见轻减。而咳嗽气逆，不能平卧。内热口干，食入之后，脘腹饱胀益甚。舌光红，脉虚弦带数。皆由血虚阴亏，木火上升，水气随之逆肺，肺失肃降之令，中土受木所侮，脾失健运之常也。仍宜养金制木，崇土利水，使肺金有治节之权，脾土得砥柱之力，自能通调水道，下输膀胱，而水气不致上逆矣。

南北沙参、连皮苓、生白术、清炙草、川石斛、肥知母、川贝母、桑白皮、大腹皮、汉防己、炙白苏子、甜光杏、冬瓜子皮、鸡金炭。（丁甘仁医案精华·肿胀）

（编者注：秦氏辑录本案时，略去案首："徐，右。"）

❖ 初病喉痧，治愈之后，因复感停滞，酿成湿温，身热有汗不解，临晚畏寒，入夜热势较盛，天明即觉轻减，已有三候，口干不多饮，小溲短赤，时有粉汁之形。苔薄黄，脉濡数。素有失红。阴虚体质，叠进清温化湿之剂，其热非特不减，反加肤肿足肿，脐腹饱满，面浮咳嗽。细推病情，太阳经邪未解，膀胱腑湿不化，久则湿困太阴，健运无权。湿为阴邪，易于化水，水湿泛滥，则为肤肿足肿，中阳不行，浊阴凝聚，则为脐腹饱满，水湿逆肺，则为咳嗽面浮；格阳于外，则身热不退也。恙势已入险境，岂可泛视！今拟五苓加味，温开太阳而化水湿，勿可拘执阴虚体质，而畏投温剂，致一误而再误也。然乎否乎？质之高明。

川桂枝、连皮苓、炒白术、猪苓、仙半夏、大腹皮、砂仁、光杏仁、泽泻、姜皮、陈皮、冬瓜子皮。

又两进五苓（即五苓散。编者注），症势未见动静。夫太阳为寒水之经，本阴标阳。太阳与少阴为表里，少阴为水火之脏，本热标寒，太阳之阳不行，少阴之阳亦伤，少火不能生土，中央乾健无权。水湿日积，泛滥横溢，浊阴凝聚，阴盛格阳，肺失治节，水道不行，险象环生，殊可虑也。脉象寸部濡数，关尺迟弱。真阳埋没，阴霾满布。若加气喘，则难为力矣。再拟五苓合真武汤，震动肾阳，温化水湿，千钧一发，惟此一举。狂见如斯，明者何如？

熟附块、川桂枝、陈皮、大砂仁、连皮苓、猪苓、大腹皮、炒椒目、炒白术、泽泻、水炙桑皮、淡姜皮。

又连服五苓真武以来，肤肿跗肿腹满，已见轻减。小溲稍多，真阳有震动之渐，水湿有下行之势。临晚形寒身热，至天明得汗而退，枢机有斡旋之意。均属佳象。口干渴喜热饮，痰多咳嗽，谷食衰微，白苔化而转淡。夫太阴为湿久困，乾健无权，肺失肃化，脉象关尺迟弱略起。虽逾险岭，未涉坦途。仍守前法，努力前进。

桂枝、白术、熟附块、软柴胡、大腹皮、茯苓、泽泻、大砂仁、仙半夏、水炙桑皮、清炙草、生姜、红枣、炒谷芽、苡仁。（丁甘仁医案精华·温病）

❀ 曝于烈日，暑气内逼，居处潮湿，湿郁滞阻，三焦决渎无权，遂致脘腹胀满，泛泛呕恶，面浮肢肿，里热口干，二便不通，皮色晦黄，苔灰腻，脉弦滑而数，此属热胀。先拟苦辛通降，泄上中之痞满。

川雅连（即黄连。编者注）、仙半夏、淡黄芩、枳实炭、制小朴（即厚朴。编者注）、大腹皮、连皮苓、福泽泻、莱菔子、鲜藿香、西茵陈、六神曲。（丁甘仁医案精华·肿胀）

❀ 三焦胀者，气满于皮肤中，轻轻然而不坚。三焦即募原，为决渎之官，水道出焉。寒气逆于三焦，决渎失职，气与水逆走腠理，其水不得从膀胱而泄。气本无形，水质不坚，故气满于皮肤中，轻轻然而不坚，与肤胀等耳。当行气利水，五苓五皮加减。

川桂枝、生白术、桑白皮、鲜姜皮、陈广皮、赤猪苓、江枳壳、福泽泻、大腹皮、广木香、冬瓜皮。（丁甘仁医案精华·肿胀）

❀ 伏饮阴浊上干，因春地气主升而发，呕吐不饥，自然脾胃受伤。六君子宣补，方法未尝不妙。今诊得吸气甚微，小溲晨通暮癃，足跗浮肿，其脐中之气开阖失司，最虑中满。夫太阳司开，阳明司阖，浊阴弥漫，通腑即是通阳。仿仲景开太阳一法。

牡蛎、泽泻、防己、茯苓、五味、干姜（秦氏辑录本案时，略去案首

"章。"编者注）。（叶天士医案精华·痰饮）

❖ 患风三月，周身流走作肿，手不能握，足不能履。诊其脉，浮大而数。发热口干，此阴虚生内热，热胜则风生。况风性善行，火热得之，愈增其势。伤于筋脉，则纵缓不收；逆于肉理，则攻肿为楚也。

生地、黄芩、黄连、红花、羌活。（叶天士医案精华·肿胀）

❖ 今年长夏久热，热胜阳气外泄，水谷运迟，湿自内起，渐渐浮肿，自下及上至于喘咳，不能卧息。都是浊水凝痰，阻遏肺气下降之司。但小溲不利，太阳亦不通调。此虽阳虚症，若肾气汤中萸地之酸腻，力难下行矣。

茯苓、桂枝木、杏仁、生白芍、干姜、五味、生牡蛎、泽泻。（叶天士医案精华·肿胀）

❖ 平昔湿痰阻气为喘。兹因过食停滞，阴脏之阳不运，阳腑之气不通，二便不爽，跗肿腹满。诊脉沉弦，是由水寒痰滞，阻遏气分，上下皆不通调。当从三焦分治。顷见案头一方，用菟丝子升少阴，吴茱萸泄厥阴，不知作何解释？不敢附和。仍用河间分消定议。

大杏仁、莱菔子、猪苓、泽泻、葶苈子、厚朴、桑白皮、广皮、细木通。（叶天士医案精华·肿胀）

❖ 脉微而迟，色衰萎黄。蟹为介属，咸寒沉降，凡阳气不足者，食之损阳。其致病之由，自试二次矣。久利久泄，古云无不伤肾。今浮肿渐起自下，是水失火而败，若非暖下，徒见泻泄有红，为脾胃湿热，必致中满败坏。

生茅术、熟地炭、熟附子、淡干姜、茯苓、车前子。（叶天士医案精华·肿胀）

❖ 六月初，肿自面起，渐及腹肢茎囊，渐至食减便泄，迄今两月，舌黄有刺，脉浮而濡。经谓"肿自上起者当开鬼门，肿盛于下者当先治其上"。盖言水肿之挟风者，必先发汗也。今面肿于身，是病之主症未退，而食减便泄，则脾胃之土德已薄，何以防堤泛滥？时已秋矣，肿盛必喘若咳逆，喉作水鸡声，倚息不能卧，则肺之通调水道，下输膀胱之权益弛。窃恐忧占灭顶，既形之肿固难退，退亦易复；而未形之喘必将至，至更难御。急须消患于未萌，后图崇土御水之计。

蜜炙麻黄、五味子、广皮（即陈皮，因产自广东新会，故名。编者注）、猪苓、生姜皮、杏仁、米仁、党参、泽泻、炙草、茯苓皮、苏叶、芦根。（张

千里医案精华·肿胀）

❖ 去年痎疟，原属暑湿郁于气分，阻遏营卫运行之常，故时有闰余之疟，参错其间。至春血阻而经不行，自气痹而肿，肿先于头面，及至阴之地，至阴厥阴也。厥阴为肝，肝本与胆为表里，此疟肿之所由迭起也。肝本为风脏，交春则风木内动，风鼓湿动，则头面先肿也。迁延至今，湿热薰蒸于内，风阳鼓动于外，加以情志或有不调，饮食或有不节，则清阳升降之机，益形窒滞，而肿及周身，胀至于废食也。顷喉间呼吸有音，而颔下如垂，疟状反轻而微，时或便干而数圊，溺少而气秒，齿燥口干，舌质砂白，脉象左弦数而右沉弦数实，脐突背平，是又脾肺大失通降之权，而肝气益横逆矣。急须缓剂以理气平逆为先，必得喘汗不至，庶乎可望迁延，而开生机之一线。

旋覆花、前胡、云苓、小川连、大腹皮、沉香、紫菀、生姜皮、五加皮、橘皮、桑皮、丝瓜络。（张千里医案精华·肿胀）

❖ 疟久肝脾两伤，痞满作胀，渐致肌削肢肿。大小便俱不利，甚则溏泄下痢。脉弦而空，知脏阴内损，及于下元矣。势已棘手，姑拟一方，以副远来之意。

土炒白术、炒白芍、煨木香、黑猪苓、炮姜炭、法半夏、新会皮、带茯苓、泽泻、炒苡仁、大腹皮、焦麦芽。（何书田医案精华·肿胀）

❖ 脾为生痰之源，肺为贮痰之器。年逾古稀，阴阳俱衰，肿自下起，蔓延于上，腰大如围，下体肿着，二便不利，湿不运行，胃呆纳少，清浊混淆，气化无权，势入危境。金匮肾气，固是正理，脉见滑数，脾虚生湿，渍之于肺，有喘满之虞。暂宜杏、苏清通，以化湿热，再进肾气可也。

蜜苏梗、杏仁、槟榔、於术、茯苓、猪苓、益元散、香橼皮。（王九峰医案精华·肿胀）

❖ 脾胃为中土之脏，仓廪之官。容受水谷，则有坤顺之德；化生气血，则有乾健之功。素饮涧水沉寒，水流湿而就下，肾气先伤，传之于脾，渍之于肺。肾虚则真阳不足以煦和，真阴不足以濡润。脾伤健运失常，肺伤无以行水，致令精华腐败于中。乃至气虚中满，前服脾肾双培，崇土生金等剂，病似退而复进。近则秋感缠绵，脾肺肾三经益病。是以中满一甚，辗转沉疴，岁月弥深，殊难奏捷。使非屏除尘绊，恬淡虚无，终无济也。

附桂八味汤去泽泻，加沉香、冬白术、甘草、陈皮、肉果、炮姜、牛膝。（王九峰医案精华·肿胀）

❀ 肾为水之下源，肺为水之上源，膀胱为水之导引，脾土为水之堤防。胎前水肿，气无权也。治水之法，禹功、疏凿虽善，然非羸弱所宜。虚则补中土，一定成法。如甘遂、大戟、芫花、商陆等，行水虽速，堤防不固，正气不支，终属不济。现在腹大如箕，连及腰围，脉细如丝，喘鸣肩息，生气残矣。

异功散合五苓散。（王九峰医案精华·肿胀）

❀ 始因疟邪留肝，至成痞块，延今多载，加之气郁伤中，肝脾两伤，胸腹痞胀，两腿浮肿，二便不畅，饮食日减，精神日羸。脉见关弦，木来乘土，清浊混淆，势成中满，不可轻视。每服小温中丸钱半，拟东垣先生升清降浊法，不致中满则吉。

党参、升麻、陈皮、甘草、木香、苡仁、当归、柴胡、冬术、川朴、木瓜。（王九峰医案精华·肿胀）

❀ 左边能卧，觉气升胀疼较舒，肿胀未消。肿自下起，上至缺盆。难疗之疾，尽人事以待天时，不能早更暮改。肿胀系脾肺肾病，不能一例调治，见貌辨色，随机变化而已。开太阳以走湿邪，通府气而消阴翳。

郁李仁、火麻仁、茯苓、生熟莱菔子、小豆、千里驹。（王九峰医案精华·肿胀）

❀ 湿热满三焦，每多肿胀之患。如邪势偏于下焦，小便必少。前人之质重开下者，原为此等证而设。然此病已久，尚盛于中上二焦。胡以中上二焦法施之，诸恙不减？或者病重药轻之故，将前方制大其剂。

竹叶、石膏、鲜生地、麦冬、知母、半夏、五皮饮。（曹仁伯医案精华·肿胀）

❀ 湿肿病延四年，发于夏，衰于秋，愈于冬。今值辛丑，太阴湿土司天，湿令早行，肿病举发，腹膨腰满，少腹坚硬，腿足肿而木硬，成为石水之症。小溲数而不畅，似觉不禁，动则作喘，脾肾阳衰，气不化湿。姑拟东垣天真丹温下法，以逐寒湿。

肉桂、沉香、小茴香盐炒香去心用、破故纸炒香、萆薢酒浸炒香、杜仲、琥珀、葫芦巴炒香、巴戟天酒炒去心、煨黑丑（即牵牛子。编者注）盐炒香、没

药。（马培之医案精华·痰饮）

❀ 嗜饮湿热素盛，湿酿为浊，浊阻清道，先起鼻塞，经治而愈，于是湿酿成饮，饮阻肺胃，呛咳多痰，停饮在胃，中州痞阻，壅极而决，上吐下泻者屡。然虽经吐泻，而饮邪之根蒂未除，脾肺胃二脏一腑之气，已是暗损。遂致痰饮化水，渗入肌肤，火必炎上，水必就下。所以先从足肿，渐及胫股，玉茎阴囊，一皆肿胀。今则腹满脘硬，食入发喘，脉象沉弦，此痰饮而变成水气之症也。花甲之年，舌光无苔，病实正虚，恐水气逆射于肺，而致喘势暴盛。拟降肺疏胃，运脾利湿，兼进牡蛎泽泻散，使之入下。

甜葶苈、大腹皮、五加皮、生薏仁、泽泻、川朴、连皮苓、鸡内金、车前子、炒冬瓜皮，牡蛎泽泻散。（张聿青医案精华·肿胀）

❀ 胎前作肿，产后未消。兹将三月有余，反觉面浮腹满，此脾阳虚而不能旋运，水湿泛滥莫治也。势在正盛。

炒於术、大腹皮、炙黑草、炮姜、广皮、炒冬瓜皮、连皮苓、生熟薏仁、建泽泻、官桂（即肉桂。编者注）、炙内金。（张聿青医案精华·肿胀）

[编者注：秦氏选录本案略去一诊用药剂量及二诊。原案如下：

荣右。胎前作肿，产后未消，兹将三月有余，反觉面浮腹满。此脾阳虚而不能旋运，水湿泛滥莫制也。势在正盛。

土炒於术一钱五分，大腹皮二钱，炙黑草二分，炮姜五分，广皮一钱，炒冬瓜皮四钱，连皮苓四钱，生熟薏仁各二钱，建泽泻一钱五分，官桂五分后入，炙内金一钱半研末，调服。

二诊：腹胀消，肤仍肿，微带呛咳。产后脾虚，湿不旋运。再运湿温中，以参调气。

土炒於术、猪苓、茯苓皮、泽泻、葶苈子、生熟薏仁、炮姜、广皮、光杏仁、五加皮、官桂、炙内金研末，调服、炒冬瓜皮。（《张聿青医案·卷十一·肿胀》）]

❀ 胃脘作痛，渐至腹大。泄泻之后，痛势虽止，面目肢体俱肿，朝则面甚，暮则足甚。脉细沉弦。此水饮之气，郁遏脾阳，水从泻去，而脾以泻虚，致水气泛溢，水胀根源也。不可轻视。

苍於术、川朴、制半夏、猪苓、羌活、防风、连皮苓、陈皮、磨沉香、泽泻、藿香、川芎、杜苏子。（张聿青医案精华·肿胀）

❖ 向有痰喘，经月以来腿足肿胀，渐致腹亦坚满，喘更加甚，肺气不能下输，水湿因而泛溢，深入重地，有喘脱之虞。勉从先胀于下，而复满于上者，亦必先治其上，而后治其下之意立方。

桂枝、炙麻黄、光杏仁、大腹皮、制半夏、广皮、煨石膏、连皮苓、炒苏子、炒枳壳。（张聿青医案精华·肿胀）

❖ 太阴不主转运，阳明不能宣达，升降失常，水谷之湿内蕴，清浊由此混淆，肿胀由此日甚，阳气亦微，小便甚少，食入之后，胀不可耐。再延恐有单腹之虞。

半夏、枳实、防己、干姜、砂壳、桂枝、苓皮、内金、附子、蔻壳、橘皮、泽泻、於术、腹皮、败鼓皮。（赵海仙医案精华·肿胀）

❖ 土为木乘，脾为湿困，阳气不能运行，阴霾得以四布，以致运纳失和，腹胀渐大，足跗亦肿，小溲不利。速当乐志安闲，权停商贾，俾木得条达之气，脾无克制之害，庶可渐入佳境。

厚朴、腹皮、木香、泽泻、冬瓜皮、桂枝、草蔻、防己、陈皮、赤苓、茅术、木瓜、干姜、鸡内金。（赵海仙医案精华·肿胀）

❖ 肿本乎水，胀本乎气，水溢皮肤，气郁脘腹，以致肿胀日增，小便不利。法当和膀胱之气，气化则水道通调，肿胀自可渐减也。区区管见，仅陈一二，倘值同志，庶有依归。

桂枝、鸡内金、防风、木瓜、蟾衣、砂蔻衣、大腹皮、苏叶、茯苓皮、茅术、橘皮、泽泻、冬瓜皮。（赵海仙医案精华·肿胀）

❖ 体禀痰湿，与五志之火互扰，湿为下注，足带浮肿，有时股筋不舒，痰从上凌，卧发魇压，先为口舌干燥，其痰与湿每挟火生。所恐足肿逢霉令而加，魇压防日间亦来。且脉情屡见歇象，虽非三五不调，亦非一定次数。而气虚阻痰湿而不调，阴亏生浮火而不潜，已有见端。似宜气营两调，不必偏阴偏阳，从中化痰湿，熄浮热，实不可缺。请采政之。

潞党参、竹沥夏、石决明、苍龙齿、怀牛膝、川杜仲、潼蒺藜、炒当归、九制首乌、制胆星、云茯神、炒丹参、桑寄生、天仙藤、杭菊花、云茯苓、东白芍。（陈莲舫医案精华·足肿）

❖ 土贯五行，发育万物。东垣专主治脾，以培后天根本。诚以人之真气，出于中焦，若脾土馁弱，则食易滞，湿易聚，分利无权，而中州之关键，为之不利。故治之者首在运中升阳，以培根柢。据述偶因停食，便下先溏，腹胀溲少，似属脾运偶乖，湿邪偏渗之象。惟便时里急后重，或坐圊不便，小溲滞涩，肢疲纳减，已是脾虚气陷，湿邪内胜，为本原见证。脉来濡细带滑，苔腻根糙，夜分不能安寐，恐内蕴之湿，久则化热生痰，而心肝之阳为之浮露，阴病及阳，亦意中之事。其变端殊难逆料。不过目前证象，脾湿尚盛，中气下陷，致膀胱之气化无权。当宗东垣治法，投以升阳运中，俾水道通利，不致一传而为肿，再传而为胀，庶得递臻康泰。经有云："脾属阴土，喜刚燥而恶卑湿，膀胱者水液藏焉，气化则能出。"爰拟培养脾土，助其气化，参以升阳渗湿主治。其虚阳之浮露与否，姑置缓图，即本《内经》"标急治标，本急治本"之意，未识高明以为然否？录候指正。

於术、益智、远志、辰茯神、新会皮、淮药（即怀山药。编者注）、防风炭、炒薏仁、赤苓、泽泻、谷芽、车前。（陈良夫医案精华·肿胀）

❂ 五旬以外，气阳已虚。内则神烦曲运，外则暑薰热蒸，气尤易伤。每年长夏，纳食不爽，四肢面浮，气机阻痹，安得上下流行宣畅。脉象右缓大，左略虚弦，是外感为少，内因为多。议用益气养胃，稍佐宣泄。

金石斛、苋麦冬、桑寄生、六一散、白沙参、粉丹皮、宣木瓜、五加皮、肥玉竹、炒白芍、炒泽泻、佛手。（秦笛桥医案精华·脾弱）

《全国名医验案类编》

❂ 病者：陈雨洲之媳李女士，进贤人，寓南昌。

病名：风湿成痹。

原因：素因性急善怒，时患小腹痛，溺艰涩，频下白物，经水忽断。中医治之，时愈时发。后随夫留学东洋，赴医院治疗，医云子宫有毒，必须剖洗方能见效，愈后三月，且能受孕。果如所言。分娩后旧病复发，再往该院请治。医云无法，再剖纵愈，而子宫亦伤，不能复孕，力劝回国。旋觉腹中有一硬块，时痛时止，时作冷热，白带淋漓，面色黄瘦，饮食少进。他医目为大虚症，用八珍加龟胶。连进数剂，忽患周身浮肿，白带更甚，阴烧不退，群医束手。

证候：一身浮肿麻痹，少腹痛，带下频频，日夜烧热，舌苔白滑淡灰。

诊断：两脉沉迟。断为风寒湿三气合而成痹。

疗法：仿仲景治风湿例，君以苍术、泽泻燥湿，佐以麻、桂透表去风，引用姜皮导至皮肤。一剂胸部稍舒，举动稍活。再用川萆薢、威灵仙、泽泻、川乌、天麻、秦艽、麻黄、桂枝、茯苓皮、大腹皮、冬瓜皮等药数剂，肿消食进。惟两脚肿胀未消，乃用鳝鱼炒蒜头食之。

处方：苍术二钱、泽泻二钱、麻黄二钱、桂枝钱半、姜皮三钱为引。

又方：川萆薢四钱、威灵仙四钱、泽泻片三钱、制川乌二钱、明天麻二钱、秦艽二钱、麻黄二钱、桂枝二钱、茯苓皮二钱、大腹皮三钱、冬瓜皮三钱，水二碗，煎成一碗，温服。

效果：服初方一剂稍愈，再服次方，逐渐加减，十余日肿消热退，食亦渐加。食鳝鱼炒蒜头，两脚肿亦消尽。再教以早服人参养营丸三钱，夜服龟龄集三分。调理三月余，白带愈，经如期，旋受孕生子。可见医者不能复孕之言，亦有不足信者也。

何炳元按：断症老当，处方雄健，宜乎得奏全功，然非精研《伤寒论》及《金匮》，确有心得者不办。（第一卷·风淫病案·风湿成痹案（内科）·陈艮山医案）

❁ 病者：胡养泉妇，忘其年龄住址。

病名：风水肿胀。

原因：平家嗜烟肝旺，且有痰红。壬寅产后患此，实因早浴而起。

证候：恶风无汗，头面独肿，四肢亦肿，腹微胀而溺少。

诊断：脉浮濡，苔薄白滑。脉证合参，浮主风，濡主水，水溃膜腠，故发肿而微胀，风袭皮毛，故恶风而无汗，此仲景所谓风水肿也。

疗法：以麻杏开肺发表为君，五皮达膜消肿以佐之。

处方：净麻黄五分、光杏仁三钱、新会皮钱半、浙苓皮四钱、生桑皮三钱、冬瓜皮三钱、生姜皮一钱、葱须二分。

复诊：一剂，即周身汗出溱溱，浮肿骤退。不事调理善后，反而不知节食，芥辣鸡香冰酒恣食无忌。越数日肿复发，来诊有微词，从脉舌审知其情，切责之，其亦愧服，遂仿原方加减以调治之。

次方：生桑皮三钱、浙苓皮三钱、新会皮钱半、大腹皮三钱、莱菔子二钱炒、苏噜子二钱杵、冬瓜子四钱、枳椇子四钱。

效果：连服三剂，小水（即小便。编者注）畅解，肿遂渐退，胃动纳馨而痊。

何炳元按：五皮饮加麻黄、附子，为昔者吾友周雪樵君首创之良方。谓治水肿及风水肿，其人素无肝火者，投无不效，所载验案颇多。今此案五皮饮加麻杏，较周氏方尤为稳健，深得徐子才轻可去实之妙用徐云轻可去实，麻黄葛根之属。其妙处全在麻黄一味，非但开肺发汗，使水气从皮肤排泄，而其余力尤能通利水道，使水气从小便排泄。故日本医士独推麻黄为治水肿之特效药，洵不诬焉。（第一卷·风淫病案·风水肿胀案（内科）·周小农医案）

❖ 病者：史姓，忘其年名，住沪（即上海市简称，编者注）南。

病名：湿痹肿喘。

原因：先由湿郁化肿，继则由肿转咳喘，屡治不应，改延予诊。

证候：面浮足肿，腹满有形，更加喘咳痰多。

诊断：脉濡带涩，苔白，据脉症是湿痹不宣，其所以痹而不宣者，由于气窒络瘀也。

疗法：仿前哲五子五皮饮加减，参以通络宣气。

处方：莱菔子三钱、苏子二钱、葶苈子钱半、瓦楞子六钱煅研、新绛二钱、旋覆花二钱、大腹皮三钱、橘皮络各一钱、连皮苓四钱、竹沥半夏三钱、代赭石四钱打。先用冬瓜皮子各一两、葱须一钱，煎汤代水。

效果：叠进两剂，陡吐狂血如紫黑块甚多，喘先定。继诊通络宣痹，绛复汤合吴氏宣痹汤：新绛二钱、旋覆花二钱、拌滑石四钱包煎、光杏仁、竹沥半夏、焦山栀、连翘、赤小豆皮各三钱、生苡仁、晚蚕沙各四钱、汉防己钱半、葱须八分，服二三剂后，肿亦退，腹宽面浮亦平，肿满因血阻窒有如此。故治肿满病，不但宜理气也。如此重症骤愈于数日之内，即病者亦意所不料。

何炳元按：此肿而且满，满而转喘之实证。治法方用顺气开痰，通络宣痹，面面顾到，煞费经营。其病之去路，全在陡吐狂血如紫黑块甚多，学者宜注意之。（第四卷·湿淫病案·湿痹肿喘案（内科）·周小农医案）

❖ 病者：马朴臣，年过五旬，业商，住奉天（今辽宁省沈阳市。编者注）大西边门内。

病名：伤寒兼伏热。

原因：家本小康，因买卖外国银币票，赔钱数万元，家计顿窘，懊悔不已，致生内热。仲冬因受风，咳嗽声哑，有痰微喘，小便不利，周身漫肿。愚用越婢加半夏汤，再加凉润利水之药而愈。旬日之外，又重受外感。

证候：表里大热，烦躁不安，脑中胀疼，大便间日一行，似干燥，舌苔白厚，中心微黄。

诊断：脉极洪实，左右皆然，此乃阳明腑实之证。凡阳明腑实之脉，多偏见于右手，此脉左右皆洪实者，因其时常懊悔，心肝积有内热也。其脑中胀疼者，因心与肝胆之热，挟阳明之热上攻也。

疗法：当用大剂寒润，微带表散，清其阳明胃腑之热，兼以清其心肝之热。

处方：生石膏四两不可煅，用煅则伤人、知母一两、甘草四钱、粳米五钱、青连翘三钱，煎至米熟，取清汤三茶盅，分三次温饮下，病愈后停服。

说明：此方即白虎汤加连翘也。白虎汤为伤寒病阳明腑热之正药，加连翘者，取其色青入肝，气轻入心，又能引白虎之力达于心肝以清热也。

效果：一剂服完，其热稍退，翌日病复还原。连服五剂，生石膏加至八两，病仍如故，大便亦不滑泻。至第六剂，生石膏仍用八两，将汤药服后，又用生石膏细末二两，俾蘸梨片嚼服之，服至两半，其热全消，病遂愈。

何炳元按：和田东郭云：石膏非大剂则无效，故白虎汤、竹叶石膏汤，其他石膏诸方，其量过于平剂。世医不知此意，为小剂用之，譬知一杯水救一车薪火，宜乎无效也。吾国善用石膏者，除长沙汉方外，明有缪氏仲淳、清有顾氏松园、余氏师愚、王氏孟英，皆以善治温热名。凡治阳明实热之证，无不重用石膏以奏功。今用石膏由四两加至八两，看似骇然，然连服五六剂，热仍如故，大便亦不滑泻，迨外加石膏细末用梨片蘸服又至两半，热始全消而病愈，可见石膏为凉药中纯良之品，世之畏石膏如虎者，可以放胆而不必怀疑矣。（第二卷·寒淫病案·伤寒兼伏热案（内科）·张锡纯医案）

❂ 病者：徐水生，年念五岁，业商，住绍城（今浙江省绍兴市。编者注）西郭门头。

病名：风肿。

原因：素因水停于下，现因风袭于上而发病。

证候：头痛恶风，面目浮肿，肿而且亮，两手微厥，足肿而冷，便溏溺短。

诊断：脉浮缓沉迟，舌白滑兼淡灰。脉证合参，浮缓为风，风性阳，轻清上浮，故面目独肿，沉缓为水，水性阴，重浊下凝，故足肿且冷。朱丹溪曰：面肿属风，足肿属水，洵不诬也。

疗法：麻附细辛汤合五皮饮主之，使风挟寒水之气从皮里膜外排泄而出，则上下之肿自然分消而去。然非温不能蒸水化气，泄气出汗，故用辛附之辛热助麻黄以发风水之汗，若五皮饮不过以皮达皮，取其消皮腠之积水而已。

处方：麻黄一钱、北细辛六分、生桑皮四钱、冬瓜皮四钱、淡附片八分、新会皮钱半、浙苓皮四钱、五加皮三钱。

效果：连服二剂，周身津津汗出，头痛及面目肿皆除。原方去麻、附，加丝瓜络四钱，用路路通十个、丝通草五钱，煎取清汤化水煎药。叠进三剂，小便畅利，足肿全退而愈。

何炳元按：此从仲景华佗之成方脱化而出，仿《内经》复方之法，凡治风挟寒水化肿，投无不效，其妙处全在麻黄一味。惟现在绅富病家，往往畏麻黄而不敢服，实则药在对症，对症即是稳当，非用通套疲药以塞责，谓之稳当也。就余所验，凡发风寒之汗，麻黄只用四五分至六七分即能出汗，发风水之汗，非一钱至钱半不能出，从未犯过汗亡阳之弊。奉劝病家，竟可放胆而服，不必畏忌。（第一卷·风淫病案·风肿案（内科）·何拯华医案）

❂ 病者：张得胜，年三十余岁，兵士。

病名：湿脚气。

原因：因驻防住所地卑湿重，致感受湿邪成病。昔东垣谓脚气一病，北方多感寒湿，南方多伤湿热。《千金方》又谓为风毒所中，躁坐立湿地，风湿袭入经络皮肉，遂成脚气。吾兴邑四面环水，水湿素重，病者又久居湿地，故风寒湿三气，得以乘机内袭，致患湿脚气病者多。

证候：初起两足软弱，步履不便，足胫浮肿，怯冷颇甚，两腿麻痹，上至少腹，已延月余。

诊断：脉浮濡而迟。浮主于风，濡主于湿，迟主于寒，为风寒湿三气合病，而成脚气之的象。实与水土有关，此今日西医所以有易地疗养之说也。

疗法：外台所立治脚气诸方，多从风寒湿三气合治，最为精详周到，今宗其法为治。用鸡鸣散加苍术、苓、泻以疏壅利湿，羌、防、姜、附以祛风散寒，一举而数善皆备，则其病未有不除者矣。

处方：苏叶二钱、木瓜二钱、建泻钱半、附子钱半、吴萸一钱、橘皮钱半、苍术钱半、羌活钱半、槟榔二钱、赤苓三钱、防风钱半、干姜一钱。

效果：服二帖，足胫肿渐消，麻痹亦减，步履有力，更服三帖而瘳。

何炳元按：湿为脚气主因，或挟风寒，或挟暑湿，随时令而各有所因，医必按其各因之主要点，对症发药，效如桴鼓。此案虽属湿脚气，而阴寒甚重，故于鸡鸣散中加入姜附，为治此症之的对良方。案中发明原因脉理，亦有见地。（第四卷·湿淫病案·湿脚气案（内科）·魏长焱医案）

❖ 病者：邹允坤，年二十八岁。

病名：风湿夹痰。

原因：因夏间冒雨赶路，感受风湿，遂病腹胀腿肿，下及两脚。初在上海某医院医治，服泻药不效。九月来镇江，延予诊治。

证候：发热胸闷，腹胀不舒，溲赤。

诊断：脉象软滑，舌苔黄腻，盖湿热蕴伏，兼有痰滞。

疗法：用半夏泻心汤、小柴胡汤、小陷胸汤合方，化痰滞以清湿热。

处方：仙半夏三钱、小川连一钱、黄芩钱半、川柴胡一钱、栝蒌仁四钱杵、淡干姜六分。

次诊：热退胸宽。惟遍身关节作痛，因于清利湿热方中，加散风药以治其痛。

次方：赤茯苓三钱、焦山栀三钱、猪苓二钱、泽泻二钱、广皮红一钱、西茵陈三钱、羌活八钱、秦艽钱半、川牛膝三钱、嫩桑枝两尺切寸。

三诊：此药服后，次日忽大喘不止。速予往诊，视之果喘息不宁，精神疲惫，不能起坐。诊其脉，两手俱细弱无神，舌色亦转光而无苔，面色黄淡。盖病退而元气大虚欲脱矣。议急急益气敛神以固脱。

三方：潞党参三钱、西洋参三钱、大熟地四钱、枸杞子三钱、胡桃肉三钱、炙黄芪三钱、五味子五分、淡干姜八分、炙甘草五分。

四诊：明日其伴某君复来延诊。谓予曰，先生真神人也。昨药服后，喘息即止，而神气亦宁，安睡一夜。予遂偕往观之，果安静如平人，但起坐时仍觉喘促，因嘱以原方再服一剂。

五诊：此药服后，喘则定矣，而腹忽胀大如怀孕之妇人，大小便不通。乃以资生丸方加减，改作煎剂。

五方：潞党参三钱、炒白术三钱、云茯苓三钱、炙甘草六钱、广藿香一钱、生薏苡三钱、炒扁豆三钱、怀山药四钱、湘莲肉七颗、广橘红一钱、南芡实四钱、南山楂二钱、六神曲二钱、炒蔻仁一钱、炒麦芽钱半、桔梗一钱、福泽泻二钱、广木香八分、橙皮一钱。

效果：一服而胀松，接服五剂，胀全消，每餐能进饭一碗余，并能起立行走，但觉腿脚酸痛无力而已。其时该舰奉调急欲赴宁，乃于前方去山楂、神曲，加炒熟地炭、牛膝、杜仲等药，以与之而行。

说明：大凡虚实复杂之病，其中必多转变，医家当随其机而应付之，曲折变化，一如其病，苟稍执滞，其不复败者几希。虽然，此岂可与浅人道哉。

何炳元按：风湿夹痰，虚实杂糅，故以认症为先，对症发药，或化痰滞以清湿热，或利湿热兼散风邪，或益气敛神以固脱，或调中益气以宽胀，皆因病以定方，不执方以治病，随机策应，故能默收敏效，未可以寻常风湿例视也。（第一卷·风淫病案·风湿夹痰案（内科）·袁桂生医案）

《宋元明清名医类案》

❀ 病起咳嗽，咳止而反气升，入暮尤甚，面跗庞然浮肿，腹虽未满，而按之不软，此属肾气。盖风邪乘虚而入于肾，肾病上逆，故入暮而气升为甚。用五苓通膀胱，导出肾中之邪，加细辛以彻少阴之寒风，晚上再进都气丸，以安其肾，庶几久蕴之邪得解，而肾藏无伤。切弗轻视此病，须防腹满之虞。

五苓散加大腹皮、陈皮、细辛、肉桂。

另晚服都气丸，盐汤送下。

柳宝诒按：肾风之名，出于《素问·风论》，其所列证状，与此不甚符合，但理可相通。此案所立治法，亦颇有精意。盖邪入于藏，必借所合之府为出路。以五苓加味，治其膀胱，以导出肾邪，随用都气以培肾藏之本，邪

正虚实之间，面面周到，率尔操觚者，固不能办此也。（王旭高医案·肿胀）

❖ 水肿自下而起，腿足、阴囊、大腹、胸膈、咽喉，无处不受其灾，水势泛滥，浩浩莫御矣。今先从上泻下。盖肺主一身之气，又曰：水出高源。古人开鬼门，洁净府，虽曰从太阳着手，其实亦不离乎肺也。

葶苈子、杏仁、川朴、陈皮、茯苓、椒目、姜、枣。

另控涎丹，姜汤送下。

柳宝诒按：病象已剧，用药自须从猛。但控涎丹药力猛锐，不宜过于多服，须酌之。（王旭高医案·肿胀）

❖ 常熟大市桥王姓，年二十五六，面色青黄，足肿如柱，胀至腰，腰重不能举，足软不能行，其父背负而至。余问曰：此症起于何时？答曰：已一年有余，服药近二百剂，鲜效。余诊其脉，涩滞不利，下体肿胀，身弱不能行，腰重不能举。余曰：此症虽未见过，揣其详，即黄帝所谓缓风湿痹也。《金匮》云：着痹，湿着而不去，腰中如带五千钱。《千金》云：脚弱病，总名谓之脚气，甚则上冲心腹，亦能致命。此症服补剂，往往气塞而闭者甚多，服表药而死者未之有过也，断不可因久病而补之。余进以活命槟榔饮方：橘叶四钱、杉木片一两、陈酒三两、童便二两，水二碗，煎至一碗，调入槟榔末二钱。服后，将被温覆而卧，遍身汗出如洗，肿退一半。再服一剂，汗后肿即全退，足渐能步履。

复诊：更《本事》杉木散方加味，杉木片五钱，大腹皮二钱，槟榔二钱，橘皮、橘叶各二钱，防己二钱，附子四分，酒二两，童便二两，服三剂病瘥。其父曰：药价极廉，不及百文，四剂即能愈此一年余之重症，神乎技矣。余曰：药贵中病，不论贵贱，在善用之而已。（余听鸿医案·湿痹）

❖ 常熟青果巷，吴铸庵先生，年五十余。平素有便溏，清晨泄泻后，腹胀脐突，腰平背满，囊茎腿足皆肿，两臂胁肉渐削。余曰：便泻伤及脾肾，非温补不可。后进参、术等补剂。服三剂，腹胀仍然。二次邀余诊，见其案头有《临证指南》《医方集解》等书。余曰：阁下知医，莫非更吾方乎？彼曰：实不相瞒，将方中略加枳、朴、香砂等味耳。余曰：既然同道，若不依余，断难取效，余存之方，切不可更动，约服四五十剂，即可痊愈。仍进参、术、芪、草、益智、巴戟、仙灵脾、补骨脂、姜、枣、桂、附等。服四五十剂，便溏已止，胀势全消。至今四年，强健如昔。所以辨虚胀实胀，大

约在便溏便坚之间，亦可稍有把握，庶不致见胀即攻伐克消乱投也。（余听鸿医案·胀满）

❖ 常熟县南街面店内某童，年十六七。冬日坠入河中，贫无衣换，着湿衣在灶前烘之。湿热之气，侵入肌肉，面浮足肿，腹胀色黄，已有三年。友怜其苦，领向余诊。余以济生肾气汤法：热地（据用方及文义，应为熟地之误。编者注）一两、萸肉二钱、丹皮二钱、淮药三钱、泽泻二钱、茯苓三钱、牛膝钱半、车前二钱、附子一钱、肉桂一钱。余给以肉桂一支，重五钱。时正酷暑，人言附、桂，恐不相宜。又云胀病忌补，熟地当去。余曰：此方断不可改。服六剂，小便甚多，猝然神昏疲倦，人恐其虚脱。余曰：不妨。服六剂，有熟地六两，一时小便太多，正气下陷，未必即脱，待其安寐。至明午始苏，而肿热全消，后服参苓白术散十余剂而愈。（余听鸿医案·水肿）

❖ 洞庭席君际飞，形体壮实，喜饮善啖。患水肿病，先从足起，遂及遍身，腰满腹胀。服利水之药稍快，旋即复肿；用针针之，水从针孔出则稍宽，针眼闭则复肿。《内经》有刺水病之法，其穴有五十七，又须调养百日，且服闭药。而此法失传，所以十难疗一。余所治皆愈而复发，遂至不救。虽因病者不能守法，亦由医治法不全耳。惟皮水、风水，则一时之骤病，驱风利水，无不立愈，病固各不同也。（徐灵胎医案·水肿）

❖ 寒热咳嗽，初起必有外邪数语真度世金针，邪陷入里，则阳气伤，阴浊扰乱，延为肿胀。述腹胀大，上实下坚，浊自下起，逆气挟痰上冲，暮则阴邪用事，着枕咳呛更甚。《本草》云：诸药皮皆凉，子皆降想前医是用五皮饮加苏子。降肺气，疏胃滞，暂时通泄，昧于阴邪盛为肿为胀大旨。形寒吐沫，阳气已寂，汤药以通太阳，续进摄纳少阴。考诸前哲，不越此范。

早服济生肾气丸，晚进桂苓甘味姜附汤此喻西昌法。治肿胀用温补，以景岳为开山。予更佐以温散，使肝阳得升，肺阳得运，阴邪自然退伏矣。（叶天士医案·肿胀）

❖ 今年浮肿，腹胀泄泻，皆雨湿太过，脾阳郁遏，久则气窒，小溲不利。凡分消健中，调治其气，水湿自去，脾阳渐复。酒肉闭气，食物宜忌。

生白术、茯苓皮、生益智、椒目、厚朴、广皮（即陈皮，因产自广东新会，故名。编者注）、泽泻、猪苓。（叶天士医案·肿胀）

❖ 脉沉属水。初因食物之滞，继为下夺太速，脾阳顿伤，气窒湿聚，为肿胀矣。

大腹皮、茯苓皮、厚朴、猪苓、泽泻、老姜皮、新会皮、甜葶苈、杏仁因下夺太速，岂可再破气？必体强者或可，总不如鼓舞阳气，为稳且妙。（叶天士医案·肿胀）

❖ 秋季寒热滞下，总是长夏为暑湿病，盖夏令脾胃司气，治失其宜，致腹满泄泻，跗浮囊肿，皆浊邪无以走泄，阻遏流行气机使然。肿胀势减，仍不饥少食，兼吐瘀浊痰血。要知湿是阴浊，久郁于中，必从热化，初伤气分，久而人络。《病能篇》中以湿肿属脾，以脾为阴土，得阳乃运。今气困无以运行，诸经腑为窒痹，消则愈困，补则壅滞，当疏腑养脏为宜。凡腑以宣通为补。非徒偏热、偏寒治矣。

茯苓、厚朴、生谷芽、新会皮、生益智、泽泻。兼用仲淳资生丸去黄连，每早粥后复嚼一丸，约二钱。（叶天士医案·肿胀）

❖ 太平，四十九，左胁有形，渐次腹大，每投攻下泄夺，大便得泻，胀必少减，继则仍然不通。频频攻下，希图暂缓。病中胀浮，下部加针刺，以决水之出。肿消，病仍不去。病患六年，久已断想此病之愈。要知此病，初由肝气不和，气聚成瘕，屡发攻泻，脾胃反伤。古云：脐突伤脾，今之所苦，二便欲出，痛如刀刺。阳气下陷而郁积于此。盖气胀久下，再夺其血，血液枯，气愈结矣。宣通宜以利窍润剂。

琥珀屑一钱、麝香一分、大黑豆皮四钱、杜牛膝四两。

二便通后，接服：茺蔚子、郁李仁、杜牛膝、当归身、冬葵子。方不可解。愚见宜用甘润辛温，鼓舞大气，力建中枢，使上下升降流通。专用利药降药，阳何由振？（叶天士医案·肿胀）

❖ 夏月足跗肌浮，是地气著人之湿，伤在太阴阳明。初病失血，继而呕涩拒食，此脾胃湿伤，漫延乃尔。

五苓散去泽泻，加益智、厚朴、滑石、陈皮。（叶天士医案·湿温）

❖ 永隆号，屡通大便，胀势不减，是阳气愈伤，阴浊益壅矣。进通阳法。真武汤去白芍，加泽泻、椒目。（叶天士医案·肿胀）

❖ 湖北黄爱棠观察，三阴结谓之水，三阴者，太阴也，手太阴肺，足太阴脾。脾虚不能制水，水为泛滥，肺痹不克化水，水失通降，遂致两足浮肿，肿势已至膝盖，按之没指，宿然有痕，水溢肌肤，不得徒溺下达，小便不甚畅利。脾病及肺，肺病又及乎肾，肾主纳气，肺主降气，脾主义（当为"养"。编者注）气，失降失养，而复失纳。气无归束，加以水邪阻遏，气道更失宣通，似乎气短，似乎太息，能坐不能卧，或侧或仰，气分皆为不顺。惟合诸脉象，沉庄尺部，根蒂尚无大损。而喘促旧根，乘机发动，不可不未雨绸缪，矧汗多纳少，尤属喘象所忌。现在调理大法，核要在"气"之一字。降肺气以通膀胱，培脾气以筑堤防，纳肾气以固基础，气平则水自平，气行则水自行，于虚实两面，均有关涉。录方候政。

生於术、生淮膝（即怀牛膝。编者注）、炙苏子包、全福花（即旋覆花。编者注）、木防己、云茯苓、炙款冬、紫石英、熟附片、广蛤蚧、法半夏、新会皮（即陈皮，因产于广东新会而名。编者注）、通天草（即荸荠梗。编者注），磨冲沉香。

复方：病情辗转，已经三月有余。初由感冒起，因肺主皮毛，风寒外侵，必先犯肺；脾司仓廪，饮食内滞，必先伤脾。现在外邪业已清，内病纷沓。肺主气化，既失宣通，脾主湿土，又属卑监，遂改痰湿化水，水邪横溢，两足浮肿，肿而且亮，小溲欲解不利。《经》不云乎，五气所病，下焦溢为水。水病关系，责诸肺脾，尤当责渐于肾。肾不纳气，气少归束，似嘘似喘，仰卧侧卧，皆为不舒，行动即为出汗，吐痰又复粘白。脉不迟不数，六部一律，为右手较形滑大。病属阴邪，反见阳脉，最防损及根蒂，传为阳脱之变。昨进真武法，尚无大疵。昔贤谓：热之不热，是无火也。再从前法增减，录方候政。

熟附片、生淮膝、云茯苓、炙苏子、东白芍、法半夏、全福花、蛤蚧尾、生於术、光杏仁、紫石英，化橘红、沉香磨冲、野赤豆。另煎吉林参五分随服。

复方：气为水母，水之不行，必由气之不调。《金匮》五水之外，华氏之论十水，本有气水之名。水积于下，足胫浮肿，已至膝盖，气逆于上，呼吸不顺，似乎喘促。考水肿门中，最忌五伤，心伤则缺盆平，肾伤则足心平，肺伤则背部平，肝伤则唇为黑，脾伤则脐为突。现在肿势漫延，虽渐及阴茎，而或减或甚，诸伤均属未见。惟气分不平，颇为关系，一则旧有喘症，恐从此复萌，一则年高病久，恐逢节反复。今诊脉情，左手尚属平静，右部来去虽匀，一刹那间，略有三五不调。此系喘象所禁，当早为维持。拟调中而摄上下，治气为主，治水亦即在其中。录方候政。

高丽参、安肉桂、云茯苓、汉防己、蛤蚧尾、熟附片、法半夏、东白芍、鹿角霜、葫芦巴、生淮膝（应为生怀牛膝。编者注）、陈皮、沉香。

复方：两足浮肿偏右，缄孔流水，水邪略有出路，肿势尚不加增。惟气分不和，仍难安卧，大便如常，小溲依然少利，汗出不多，恶热口渴，稍稍引饮。脉左部滑大渐平，转为细软，右部举按难寻，较昨则见平稳，间或三五不调。以脉合症，肿势尚不吃紧，所关系者，仍在气机不顺。然喘证有虚有实，不可不辨。与肿相因而发者，属实居多，即《经》所谓不得卧，卧则喘者，水气客之也。与肿分途而发者，属虚居多，即《经》所谓秋脉不及，则令人喘，呼吸少气也。实者主治在肺，肺气降，则能化水。虚者主治在肾，肾气旺，则不积水。治喘即所以治肿，可不言而喻。而诸湿肿满，皆属于脾，调中仍不可少。录方候政。

高丽参、淡附片、生於术、冬瓜子皮、蛤蚧尾、安肉桂饭丸吞、汉防己、东白芍、元金斛、生淮膝、云茯苓、新会皮、红枣、磨冲沉香。

复方：考喘门中，较轻者，有三种焉。一曰少气，少者不足之谓也；一曰短气，短者不长之谓也；一曰逆气，逆者不顺之谓也。今按尊恙，年高病久，呼吸不和，颈脉引动，艰于着枕，隐几而卧，已非一日，四肢或凉或温，汗出或多或少，每逢登圊劳动，诸恙交集。最关系者，脉今不如昨，右部较大，左部举之有余，按之不足，来去至数参差，近乎三五不调，虽非鱼翔，亦非虾游，而脉症互显属阳气大亏，似乎不仅少而短，短而逆也。矧夙有喘促，近有浮肿，此病关键，尤宜注意。夫喘属气病，肿属水病，调理之法，当分标本。如升于上，高原受凌，肺气不降而为喘，当逐水为主，水下则气自平，从标治也；水积于下，封藏早亏，肾气不纳而为喘，当调气为主，气旺则水自化，从本治也。录方候政。

高丽参、生於术、光杏仁、盆秋石、淡附片、仙半夏、云茯苓、化橘红、蛤蚧尾、川贝母、元金斛、东白芍。

另以毛鹿角劣（疑为"尖"。编者注）四分、安肉桂末四分，两末研末和匀，米糊为丸。随药同服。丸者缓也，《经》云：补上制以急，补下治下制以缓。丸能直达下焦，与汤药并用，以冀肾阳复位，不为外越。寻常回阳之品，恐难弋获，故取鹿角之血肉有情之品，入肾扶阳，佐以安肉佳（根据上文，为桂之误。编者注）导龙归海，无非防虚脱起见。

复方：肺为气之主，肾为气之根，肺主出气，肾主纳气。出气太多，则呼为之长；纳气不足，则吸为之短，呼吸不调，斯喘象作焉。向有咳嗽，平常不大发动，每逢冬季即作，痰沫涌吐，甚则喘促。考痰从肺生，饮从肾生，薄者为饮，厚者为痰。饮不得从下达，小溲失畅，水道不利，外溢为肿。痰不得从上出，咳吐甚少，气道为阻，内逆则喘。现在肿势未加，由胫至膝，按之仍属宵然，至霄破溢水，系水之出路，无足重轻。所关系者，仍在脉象，左部略和，左部又有参差，来去至数，未能应弦合节，且两手三候中之沉候，似较滑大。不足之证，而见有余之脉，是谓反常。拟方即候政行。

生绵芪、盆秋石、宋半夏、云茯苓、蛤蚧尾、淡附片、川贝母、葫芦巴、北沙参、生淮膝、汉防己、鹿角霜。

另服高丽参五分，并沉香末同服。用安肉桂四分研末，入药随服。

复方：四肢属脾，又为诸阳之本；鼻窍属肺，又居五行之中。四肢不暖，脾气之弱可知，鼻准发凉，肺气之虚可想。肺主卫，卫外无权，向来入冬感寒，即为咳喘。脾主土，土不制水，此次自夏徂秋，久为浮肿。然肿势不增不减，尚不十分关系。所吃紧者，总在于喘之分标本，其标在肺，其本在肾，标病多实，本病多虚。喘之关乎肺者，痰饮内阻，风寒外袭，不过肺气失宣，因而成喘，虽重仍轻，即旧病之实症也。喘之关乎肾者，呼气较长，吸气较短，由于肾气不纳，逼而为喘，虽轻亦重，即现病之虚症也。合之脉情，今日又有变动，左部滑大之象，似乎较平，而三五不调，仍所不免，且右部亦有参差，症情有进无退，须加意护持。录方候政。

高丽参、蛤蚧尾、生於术、东白芍、淡附片、宋半夏、元金斛、云茯苓、盆秋石、川贝母、葫芦巴、化橘红、毛鹿角末。

肉桂末饭丸随服。

门人溥泉按：此方服后，四肢仍然不暖，可加川桂枝六分、淡干姜六分、五味子四分，最为确当。余曾治拱埠胡姓，用此方获愈，特记录之。（陈莲舫医案·足肿）

❂ 瘫痪之象，无甚增减，于夏季来湿邪助虐，湿复化水，泛滥肌肤，肿势胀象，更为加剧，两足浮亮，势竟过膝。由于肺气清肃，不能下注膀胱，溺道因之阻滞，筋络肌肉，两为受伤。阴囊骨旁起瘰，发痒不痛，即属水邪湿邪，藉以出路。无虑外症纠缠，断不可敷药贴膏。所难者尊体虚不受补，实不可攻，胃纳又为减少，种种肺有积痰，脾有积湿，皆能酝酿成水。病情大致如此，现在调理治法，须理肺和脾，冀其小水通调，肿势逐次退解。

生白术、野赤豆、海桐皮、新会皮、千年健、扁蓄草、炒淮膝（应为怀牛膝。编者注）、光杏仁、连皮苓、桑白皮、木防己、川贝母，金匮肾气丸（《陈莲舫医案秘钞·上编·肿胀偏中》金匮肾气丸有：钱半煎汤，去渣煮药。此方诸药甚轻，吃紧在肾气丸。编者注）。（陈莲舫医案·癃疾）

❀ 恽中丞，《经》云：水火者，阴阳之征兆也；左右者，升降之道路也。水火失济，火上炎则牙龈发胀，水化湿则踝胭为浮，升降无权。清气虚则纳谷减少，浊邪阻则更衣艰涩。诸证皆起于吐血之后，不特心肾为亏，肝肺不调，中焦之受伤尤甚，遂至脾不为使，胃不为市，不克输精而转化为湿。考胃主机关，脾主四肢，所以两足浮肿，朝轻暮重，推摩揩洗，每见红晕。气为之陷，阴亦为亏，因之气陷而化湿，阴亏而生热，正与邪自当理，气与营亦当兼顾。脉参差不同，有时静软，有时滑弦，又随时邪之动静为转移。望于霉令前纳增肿退，日渐向安。拟两方候政。

先服方：

木防己、左秦艽、西洋参、东白芍、炒淮膝、光杏仁、京元参、霍石斛、焦苡米、野於术、炒泽泻、冬瓜皮、白茯苓、金狗脊、粉丹皮、桑寄生、丝瓜络、竹二青（即竹茹。编者注）、夜交藤。

接服方：吉林参须、炒菟丝子、淮牛膝、云茯苓、金石斛、新会皮、黑车前、生白芍、生归身、黑芝麻、水炒杜仲、野于术。（陈莲舫医案·足肿）

❀ 黄履吉，截疟后患浮肿。赵某闻其体素虚，切其脉弦细，遂用温补，驯致呃忒不休，气冲碍卧，饮食不进，势濒于危。孟英曰：脉虽弦细而有力，子必误服温补矣。肯服吾药，犹可无恐。因予瓜蒌薤白合小陷胸、橘皮竹茹汤，加柿叶、旋覆、苏子、香附、赭石、紫菀、杷叶为方，四剂而瘳。（王孟英医案·呃）

❀ 王小谷体厚善饮，偶患气逆，多医咸从虚治，渐至一身尽肿，恳治于孟英。脉甚细数，舌绛无津，间有谵语，乃真阴欲匮。再勉予西洋参、元参、二地、二冬、知母、花粉、茹、贝、竹沥、葱须等药。三剂而囊肿全消。孟英以脉象依然，坚辞不肯承手，寻果不起脉至细数，则阴竭阳亢，不拘何病，均忌此脉，而虚劳为尤甚。此即古人所谓脉有胃气可治，无胃气则不可治矣。（王孟英医案·肿）

❖ 钟耀辉年逾花甲，在都患肿，起自肾囊，气逆，便溏，诸治不效。孟英治之，切其脉微而弱，询其溺清且长，五苓、八正、肾气、五皮遍尝之矣。孟英曰：此土虚不制水也。通利无功，滋阴亦谬，法宜补土胜湿。予大剂参术，果即向安。（王孟英医案·肿）

❖ 火车站工役某，年五十余，遍身肿胀，色黄而暗，饮食锐减，医治益剧，自分死矣，踵门乞诊。脉之，紧而缓，舌苔灰白而厚滑。与五皮饮加芥穗、防风、紫苏，三帖。身微汗出，肿消大半，改用真武汤加防己、木通、椒目，数服而瘳。（萧琢如医案·肿胀）

❖ 周子某，年约三十，患水肿已半年，医药遍试，日剧。延诊时，头面、四肢、腰腹、胸背皆肿如瓜形，僵卧床席，不能转侧，皮肤胀痛异常，即被褥亦不能胜受，气喘，小便不利，脉沉而微。诊毕，就客室呼主人曰：古人言水肿死证，见一即危，如缺盆平、掌无纹、脐突、足底平皆是，今皆兼之，况皮肤痛不可支，有立刻破裂之势，须防外溃，喘满又恐内脱，虽有妙方，必无幸矣。即辞不举方，主人及病者皆曰：疾不可疗，命也！但愿得尊方入口，死亦甘休。余闻而怜之，即疏济生肾气丸而去。越数日，来告曰：药完二剂，小溲如泉，肿消大半矣，可否再服？属其更进二剂，病如失。嗣以六君、八味丸汤并进而瘳。甚矣，病机之难以常理测也。（萧琢如医案·肿胀）

❖ 蒋右，饮邪挟气，乘胃冲肺，腹笥状如覆瓦，脘宇犹若弹丸，攻升作痛，剧时作胀，有时咳而气喘，有时呕泛清水，偃卧维艰，纳食索然。阳气升多降少，饮邪随升随逆，淫于肌肉，溢于经络，面部为浮，四肢为肿。肺气不达，州都小溲艰少；脾气不磨，水谷积聚酿痰。脉象弦滑而大。治法温运通阳。

瑶桂（即肉桂。编者注），云苓，川附，苏子，丝瓜络，冬瓜子皮，贡沉（即沉香。编者注），姜夏（即姜半夏。编者注），白芍，白芥，橘红络，通天草。（金子久医案·肿胀）

❂ 徐左，初肿必属风水相搏，久肿必属脾肾两亏。晨起上焦为肿，午后下焦为肿。腹筲膜胀，得谷更甚；心肾素亏，梦遗频来。脉沉弦，舌红绛。两补脾肾，兼搜风水。

知母、川柏、熟地、萸肉、牛膝、茯苓、泽泻、车前、姜夏、附子、瑶桂、谷芽。（金子久医案·肿胀）

❂ 金匮肾气不效。肾为水之本，膀胱为水之标，肺为水之上源，水湿浸脾，脾虚困耗，又值肝木司春，侮其所不胜，殊属堪虑。以胃苓加减。

冬术、川朴、猪苓、陈皮、泽泻、车前、苡仁、麦冬。（王九峰医案·肿胀）

❂ 久疟愈而复发，脾肾交伤，湿邪逗留中焦，遂致遍体作浮，指按成窝。脉寸涩，关尺软，正气久伤，防水鼓之危。姑议淡渗以利湿邪，扶正固本佐之。

首乌、白术、青陈皮、党参、白蔻、茯苓、茅术、柴胡、桂枝、鳖甲、蒺藜、姜、枣。（王九峰医案·疟疾）

❂ 肾通（为统之误。编者注）诸经之水，肺司百脉之气，脾为中土之脏。脾虚不能制水，肾虚不能约水，肺虚不能行水，泛滥内肤则胀，流注脏腑则肿。脉来沉数无神，证势危如朝露。勉拟金匮肾气法，宗《经》旨塞因塞用之例。

金匮肾气丸。（王九峰医案·肿胀）

❂ 脏寒生满病，脾虚生气胀，湿热不行，肿胀见矣。左边胀甚，脾胃俱亏，清浊混淆，升清降浊，补阴益气，开太阴以泻湿邪，诸法服之，皆不应验。鄙见浅陋，当访诸高明。晚服金匮肾气丸三钱，早服资生丸三钱，一助坤顺，一助乾健。

五苓散加蟾皮、羌活。

复诊：开太阴以走湿邪，调气血，已服二剂，尚属平平。右边气逆肿胀隐痛，脐上下肿胀，动劳则喘，左右能卧，俯抑不能，阴阳皆病，气血不化也。小溲已行，气血未畅，气属无定，左右上下不一，升降无常。气血不足，虽曰虚象，不能再补，汤药难投。肿胀中满，尚有开通阳气之法。

茯苓、赤豆、猪苓、苏子、椒目、通草、蜜查（即蜜炙山楂。编者注）、生熟莱菔子。

三诊：细思肿胀无非水湿气病，肝脾肾三经次之。治肿治胀，不外着眼气血水湿。金匮肾气、济生肾气，气血湿热，无不统治，毫无一效，危危待毙。《内经》鸡矢醴，当未用过，又思一法，尽人事而已。

五灵脂、生蒲黄、榧子、白果、芜荑、坚槟榔、宣木瓜、使君子、鹤虱、冬术、雷丸、莱菔子、锡灰、川椒、白薇。

四诊：男怕着靴，女怕戴帽。着靴者，腿先肿也；戴帽者，头面先肿也。药医病不能医命，命由天定，非人力所能挽也。久已言明，拟力尽人事。

麻黄、赤小豆、椒目、茯苓、防己、猪苓、泽泻、大腹皮、冬瓜仁、车前草。（王九峰医案·肿胀）

❖ 金坛孝廉蔡长卿令堂，年六十余。六脉俱数八至，按之中沉则滑而实，惟肝肾二脉洪大而虚。《经》曰：数则为热，滑则气有余而血不足此阴虚阳陷，菀极而暴乱者也，外证则唇欠目札，手摇身摇，面色红白不时，遍身热火攻刺，自言心中昏闷，四肢浮肿硬坚。此皆风火摇动之象，阴虚阳亢之症，正《经》所谓热胜则肿，风胜则动也。宜滋阴抑阳，用四物汤以养血为君，加山药以扶中气为臣，佐山萸以助阴养肝，使黑栀二分以引经，陈皮理胃气为俾佐。服二剂，诊之，数脉退去一至。又服四剂，又退一至，而昔日之虚洪，稍收敛有神矣。外证四肢肿硬渐平，攻刺亦无，心中不言昏闷。又四剂，前之硬滑，俱已空软，数亦更减，然真阳未复，邪火未尽退也。以六味丸料四两作一剂，顿服之，肾经洪大脉全敛而火退矣。复因夜间取凉太过，至下午觉身寒，唇昏紫黑。此邪火退，而阴阳俱虚，急用人参三钱、白术一钱、甘草三分、白茯（即茯苓。编者注）二钱，当归二钱、附子一钱八分、官桂（即肉桂。编者注）二分。服之一茶盏前方已非全合，此方更非针对，其愈者，幸也。本人体壮，非药之功。觉身大热，口干，时索水饮，发热。此真气虚，不相合和，不下故也。至初更诊之，六脉俱细急短数，略无和气，予甚危之。至明日再诊，则有神气，尚有六至余。此阴阳未全克复，元气未充耳。教以朝服六味一钱五分，日服补中汤，数十剂而愈。（胡慎柔医案·风例）

❖ 咳而腹满，《经》所谓三焦咳也。苔黄干苦，卧难着枕，肢冷阳缩，股痛囊肿，便溏溺短。种种见证，都属风邪湿热，满布三焦，无路可出，是实证也，未可与虚满者同日而语。

桑皮、骨皮（即地骨皮。编者注）、苓皮（即茯苓皮。编者注）、蒌皮（即瓜蒌皮。编者注）、大腹皮、姜皮、防己、杏仁、苏子、葶苈子、车前子。

柳宝诒按：湿热壅盛，脾不输运，肺不肃降，故立方专用渗利疏化，仿五皮五子法。（曹仁伯医案·肿胀）

❀ 胀者，皆在藏府之外。此病之胀，不从腹起，自足跗先肿，而后至腹，是由下以及上。因脾虚不能运湿，湿趋于下，尚在本经，肿胀及中，又属犯本也。肿胀之处，按之如石。阳气大伤，理之棘手。

附桂治中汤加肉果、当归、防己、牛膝。

另肾气丸。

柳宝诒按：方中防己外，无治湿之品。据证情论，似当兼参渗利。（曹仁伯医案·肿胀）

❀ 毘陵马姓，患肾脏风，忽一足发肿如瓠，自腰以下，钜细通为一律，痛不可忍，欲转侧，两人扶之方可动，或欲以钺刀决之。张曰：此肾脏风攻注脚膝也。乃以甘遂一两、木鳖子二个一雄一雌为末。獖猪腰子二个，批开，药末一钱掺匀，湿纸裹数重，慢火煨熟，五更初细嚼，米饮下。积水多则利多，少则利少也。宜软饭将息。若病患一脚，切看左右。如左脚用左边腰子；右脚用右边腰子。药末只一钱。辰巳间，下脓水如水晶者数升，即时痛止。再以赤乌散涂贴其膝，方愈。（张子和医案·脚气）

❀ 前年冬，陡觉面浮气急，延至肢体皆肿，此因风水为病。奈体素湿胜，肺既上痹，腑亦下滞，以致迁延反复，迄今仍然遍体皆肿，便溺赤涩，不能平卧，舌光干燥，脉沉郁。欲疏腑必先理气，欲理气必先宣肺，盖肿极最虑喘也。

蜜炙麻黄、杏仁、甘遂末、茯苓皮、煨石膏、干姜、五味子、西洋参、大枣、炙甘草、甜葶苈。

复诊：肿喘俱减七八，微咳便溏，气易上逆，脉右濡左弦大。凡水肿之症，最易反复，暂效未足全恃。此时宜和阳调中，为御水之本；熄风养肝，为因时之制。冀其无推波助澜之弊。

潞党参、陈皮、驴皮胶、赤豆皮、生冬术、茯苓、租豆皮（即绿豆皮。编者注）、桑叶、干姜、五味、丹皮、炙甘草、丝瓜络。

姚景垣评注：案语谓水肿之症，最易反复，实阅历有得之言。（张千里医

案·肿胀）

❖ 嗜酒烦劳，二者皆伤阳气，阳虚者湿必胜，况酒易酿湿乎。今夏湿土司令之时，胃纳骤钝，则中阳益虚，以致足跗先肿，湿盛于下也。寝假而至肿势日上，渐及腿髀茎囊腰腹，则肿盛于下者，当先治其下也。肿盛必喘，是湿浊上干清阳也。今溺少而黄，肤腠似癍似瘰似痱，皆湿火内蕴之的据。况舌胖大而鲜赤，阳明亦有火矣。脉沉迟。宜专以扶阳化湿，宗古人病在驱壳经隧者，毋犯脏腑之训，缓以图功。

生冬术、陈皮、大腹皮、商陆根、木防己、米仁（即薏苡仁。编者注）、五加皮、潞党参、赤苓皮、甘遂末、桑皮、丝瓜络。

姚景垣评注：既曰阳虚湿胜，则商陆、甘遂总嫌太峻，且外见癍疹形，则邪已入于肌腠，正可用越婢法，迎机导之，徒用攻下无益。

复诊：阳虚不复，恣啖生冷，中阳受伤，上逆为呃，下壅为肿，汗多食减，舌鲜苔黄，便干溺涩少而赤，脉沉微迟涩。凡阳虚者湿必胜，此物理之自然，故水肿之反复，皆当责诸阳虚也，第此中有区别焉。今阳虽虚而湿又甚，一味补阳，未免助湿。宜用通阳法以调中疏腑，冀其呃即止，肿缓退。切宜撙节饮食，毋使壅遏其式微之阳。

潞党参、法半夏、米仁、大腹皮、生冬术、陈皮、泽泻、广藿香、茯苓皮、木防己、生姜皮、丝瓜络。

三诊：饮食不节，骤伤中阳，以致呃逆。人身之阳，宜通运不宜壅遏。既阳伤呃作，则不能敷布极矣，所以水肿旧恙复作。凡水肿多门，其源不外脾肺肾，其治法不外开鬼门，洁净府，实脾温肾。今肿由下渐及于上，便涩溺少，舌鲜苔白，脉沉涩，喉间痰气有音，啖肥浓有味，而杳不思谷，其为肺失治节，胃不敷布显然。此时宜宣肺养胃，以调气化、资谷气为要。俾不致水浊上僭，清阳日窒，而遽增喘逆，则可缓冀肿退。

蜜炙麻黄、杏仁、干姜、五味、西洋参、蜜炙石膏、米仁、茯苓皮、木防己、炙甘草、陈皮、枇杷叶、兰叶。

姚景垣评注：方论俱佳。（张千里医案·肿胀）

❖ 素体阳虚湿胜，湿酿成痰，易汗畏风，又有肠痔，可见阳虚者，阴亦不足也。今夏软脚而肿满，面赤便涩，湿当渗导，使之下趋。得温之运，得补之壅，则湿反随气蒸腾而上。脉症参看，不但虑其成痿，且虑其成肿。急宜疏通阳明腑络。

於术、米仁、木防己、煨石膏、猪苓、桂枝、大腹绒、丝瓜络、泽泻、陈皮、茯苓皮。

姚景垣评注：此乃湿热壅滞，将成痿象，与上痿症截然两途，比而观之，可益人智。（张千里医案·痿躄）

❖ 旬日内遍体俱肿，肤色鲜明。始也原有身热，不慎风而即止，亦无汗泄。诊脉浮紧，气喘促，小便闭，舌白，不思饮。证系水湿之邪，藉风气而鼓行经隧，是以最捷。倘喘甚气塞，亦属至危之道。治当以开鬼门、洁净府为要著。

麻黄、杏仁、赤苓、苏子、桂木、薏仁、紫菀、椒目、浮萍、大腹皮。

外用麻黄、紫苏、羌活、浮萍、生姜、防风各五钱，闭户煎汤，遍体揩熨，不可冒风。

柳宝诒按：病名风水，立方清灵流动，颇得轻可去实之旨。（张仲华医案·肿胀）

❖ 一士妻，自腰以下浮肿，面目俱肿，喘急欲死，不能伏枕，大便溏泄，小便短少，脉沉而大。沉主水，大主虚，乃病后冒风所致，是名风水。用《千金》神秘汤加麻黄，一服喘定十之五。再以胃苓汤吞深师薷术丸，二日小便长，肿消十之七。调理数日全安。

俞震按：金液丹、神秘汤，人所罕用，而善用之则各奏奇功。因思古方，具在简册，特患寻不着对头帽子耳。

又按：神秘汤，乃生脉散合二陈汤，去麦冬、茯苓，加紫苏、桑白皮、桔梗、槟榔，以生姜三片为引。施于此证恰好。加麻黄更好，并非八寸三分通行之帽也。（李时珍医案·水肿）

❖ 一族兄，素能饮酒，年五十，病通身水肿，腹胀尤甚，小便涩而不利，大便滑泄。虞曰：若戒酒、色、盐、酱，尚可保全。不然，去生渐远。兄曰：自今日戒起。虞以丹溪法，用参、术为君，加利水道、制肝木、清肺金等药，十贴，而小水长，大便实，肿退而安。又半月，友人劝之饮，遂痛饮沉醉，次日疾复如前。虞曰：不可为矣。一月而逝。

俞震按：此条以饮酒而病复发，又一条以开盐而病复发，皆至于死。故今专门治肿胀者，开列戒单，不可犯丝毫盐酱。考其义以盐能助肾水之邪，豆与麦面助湿发热也。然胃气旺者固能戒，若胃气弱者食难进而渐减，亦当顾虑。张路玉用伏龙肝泡水澄之，入青盐以代食盐，用淮麦为面，同赤豆作曲而成酱。其法甚巧，似可通融。（虞天民医案·肿胀）

第二章

癃闭医案

概 述

《临证指南医案》

❖ 小便闭者，若小肠火结，则用导赤。湿壅三焦，则用河间分消。膀胱气化失司，则用五苓。若湿郁热伏，致小肠痹郁，用小温中丸清热燥湿。若肾与膀胱阴分蓄热致燥，无阴则阳无以化，故用滋肾丸，通下焦至阴之热闭。以上诸法，前人虽皆论及，然经案中逐一分晰发明，不啻如耳提面命，使人得有所遵循矣。至若膏粱曲蘖，酿成湿火，溃筋烁骨，用大苦寒坚阴燥湿，仍用酒醴引导。又厥阴热闭为癃，少腹胀满，用秽浊气味之品，直泄厥阴之闭。此皆发前人未发之秘，学人尤当究心焉。大凡小便闭而大便通调者，或系膀胱热结，或水源不清，湿症居多。若大便闭而小便通调者，或二肠气滞，或津液不流，燥症居多。若二便俱闭，当先通大便，小溲自利。此其大略也。要之，此症当知肾司二便，肝主流泄，辨明阴结阳结，或用下病治上之法，升提肺气，再考三阴三阳开阖之理。至若胃腑邪热化燥便坚，太阳热邪传入膀胱之腑癃秘，又当于仲景伤寒门下法中承气、五苓等方酌而用之，斯无遗义矣。华岫云（卷四·便闭·厥阴热闭）

《清代名医医案精华》

❖ 肺主气，为水之上源，膀胱主气化，与肾为表里。天气不降，则地道不行，湿蕴下焦，脉络壅滞。（马培之医案精华·淋浊）

❖ 肾为下渎，肺为上源，膀胱为津液之府，气化乃能出焉。水弱金伤，气不化湿，膀胱不利而癃淋，滴点如胶。少腹胀痛，头额有汗，肺气大亏。虽有湿热，不宜分利，急当补肺为要。（王九峰医案精华·癃闭）

❖ 膀胱胀者，少腹满而气癃，膀胱为州都之官，津液藏焉，气化则能出矣。寒客膀胱，湿郁下焦，气化不及州都，水道窒塞不通，故少腹满而气

癃，即今之癃闭也。宜开启上闸，以道下源，如壶挈盖之意。（丁甘仁医案精华·肿胀）

医　案

《名医类案》

❖ 程仁甫治孚潭汪尚新之父，年五十余，六月间，忽小便不通，更数医，已五日矣。予诊其六脉沉而细，曰：夏月伏阴在内，因用冷水凉药过多，气不化而愈不通矣。用五苓散倍加肉桂桂属龙火，使助其化也，外用葱白煎水热洗，一剂顿通。（卷九·淋闭）

❖ 丹溪治一老人，因内伤挟外感，自误汗后，以补药治愈，脉尚洪数。朱谓洪当作大论，年高误汗后，必有虚症，乃以参、术、归、芪、陈皮、甘草等。自言从病不曾更衣，今虚努，迸痛不堪，欲用利药。朱谓非实秘，为气因误汗而虚，不得充腹，无力可怒。仍用前药，间以肉汁粥，锁阳粥啜之《丹溪本草》谓：锁阳味甘可食者，煮粥尤佳，补阴气，治虚而大便结燥。又谓：肉苁蓉峻补精血，骤用动大便滑。浓煎葱椒汤浸下体，下软块五六枚。脉大未敛，此血气未复，又与前药二日，小便不通，小腹满闷烦苦，仰卧则点滴而出。朱曰：补药未至。倍参、芪，服二日，小便通，至半月愈虚秘用补法。（卷九·秘结）

❖ 一老人饥寒伤劳，患头疼，恶寒发热表邪，骨节疼，无汗，妄语，时作时止前证俱属表邪，但时作时止，虚症可知。况一起妄语，又非阳明在腑，内伤可知。自服参苏饮取汗，汗大出而热不退。至第四日，诊其脉洪数而左甚，此因饥而胃虚，加以作劳，阴明虽受寒气，不可攻击，当大补其虚，俟胃气充实，必自汗而解。以参、芪、归、术、陈皮、炙甘草，每贴加附子一片，一昼夜尽五贴，至第五日，口稍干，言有次，诸症虽解，热尚未退，乃去附，加芍药，又两日，渐思食，精爽，间与肉羹，又三日，汗自出热退仍以汗解，脉虽不散，洪数尚存。朱谓此脉洪，当作大论大则为虚，年高而误汗，此后必有虚证见。又与前药，至次日，自言病以来，不更衣凡十三日矣。今谷道虚坐迸痛，努责如痢状不堪，自欲用大黄巴豆等剂。朱曰：大便非实闭，乃气因误汗，虚不得充腹，无力可努认症精确，仍用前补药，间以肉汁粥，及锁阳粥与之。一日半，浓煎椒葱汤浸下体外治法亦佳，方下大软便块不结硬五六枚。诊其脉，仍未敛，此气血仍未复论脉妙，又与前药，两日小便不通，小腹满闷，颇苦，但仰卧则点滴而出。朱曰：补药未至目光如电，于前药倍加参、芪，两日小便方利，又服补药半月而安。（卷二·内伤）

❀ 东垣治一人病小便不利，目睛突出，腹胀如鼓非鼓胀，因小便不出而胀。膝以上坚硬，皮肤欲裂，饮食且不下，服甘淡渗泄之药，皆不效。李曰：疾深矣，非精思不能处。思之半夜，曰：吾得之矣，《内经》有云：膀胱者，津液之府，必气化乃能出焉。今服淡渗之药而病益甚者，是气不化也。启元子（即王冰。编者注）云：无阳则阴无以生，无阴则阳无以化，甘淡气薄，皆阳药，独阳无阴，其欲化得乎？明日以滋肾丸群阴之剂投之，再服而愈方见丹溪。（卷九·淋闭）

❀ 后因劳怒仍作（指鸿胪苏龙溪伤风咳嗽，气喘、鼻塞流涕由薛己治愈。编者注），自用前饮（指参苏饮。编者注），益甚，加黄连、枳实，腹胀不食，小便短少，服二陈、四苓，前症愈剧，小便不通，薛曰：腹胀不食，脾胃虚也，小便短少，肺肾虚也，悉因攻伐所致。投以六君，加黄芪、炮姜、五味，二剂，诸症顿退；再用补中益气，加炮姜、五味，数剂全愈。（卷一·伤风）

❀ 江汝洁治一人患前后闭三四日，且不能食，甚危急。江视之曰：头痛耳鸣，九窍不利，肠胃之所生也。经曰：北方黑色，入通于肾，开窍于二阴，藏精于肾，精不足则二便难。以锁阳三钱，酒洗焙干为末，煮粥，强与服之。是晚二便俱利，饮食亦进。（卷九·秘结）

❀ 江应宿治休宁潘桂，年六十余。客淳安，患伤寒，亟买舟归。已十日不更衣，身热如火，目不识人，谵语烦躁，揭衣露体，知恶热也。小便秘涩，腹胀脉沉滑疾，与大柴胡汤，腹中转矢气，小便通，再与桃仁承气汤，

大下黑粪，热退身凉而愈。（卷一·伤寒）

❖ 刘子安病脑疽，服内托散，后泄不止，小便大不通，亦消肺阴之过，诸药不效。郭子明辈用木通、五苓导之，愈秘。刘用陈皮、茯苓、生甘草之类，肺气下行遂通。若止用利小便药，其不知本甚矣。《医垒元戎》（卷九·淋闭）

❖ 罗谦甫治刘太保淋疾，问曰：近夏月来，同行人多有淋证，气运使然，抑水土耶？罗曰：此间别无所患，独公所有之，殆非气运、水土使然。继问公近来多食何物，曰：宣使赐木瓜百余对，遂多蜜煎之，每客至，以此待食，日三五次。曰：淋由此也。《内经》曰：酸多食之，令人癃凡治小便不利，不可用酸。夺饮则已。曰：醋味致淋，其理安在？曰：小便主气，经云，酸入于胃，其气涩以收，上之两焦，弗能出入也。不出则留胃中，胃中和，湿则下注膀胱之胞，胞薄以懦，得酸则缩蜷，约而不通，水道不行，故癃而涩，乃作淋也。果如言而愈。（卷九·淋闭）

❖ 罗谦甫治兀颜正卿，二月间，因官事劳役，饮食不节，心火乘脾火生土，火甚亦能侮上。脾气虚弱，又以恚怒，气逆伤肝，心下痞满，四肢困倦，身体麻木热伤气，故麻木。次传身目俱黄，微见青色，颜黑初起颜黑，故可治。色黑，湿也。心神烦乱，怔忡不安，兀兀欲吐，口生恶味，饮食迟化，时下完谷，小便癃闭而赤黑湿热故小便秘。辰巳胃脾间发热，日暮则止，至四月尤盛。罗诊其脉浮而缓，《金匮要略》云：寸口脉浮为风，缓为痹，痹非中风。四肢苦烦，脾色必黄，瘀热已行，趺阳脉紧为伤脾，风寒相搏，食谷则眩，谷气不消，胃中苦浊，浊气下沉，小便不通，阴被其寒，热流膀胱，身体尽黄，名曰谷疸谷疸，寒热不食，食则头眩，心胸不安，小便难，久久发黄，此风寒相搏，谷气不消，胃中苦浊，小便不通，热流膀胱所致。以茵陈叶一钱，茯苓五分，栀子仁、苍术去皮、炒白术各三钱，生黄芩六分，黄连、枳实、猪苓去皮、泽泻、陈皮、汉防己各二分，青皮去白一分。作一服，以长流水三盏煎至一盏，名曰茯苓栀子茵陈汤，一服减半，二服良愈。《内经》云：热淫于内，治以咸寒，佐以苦甘，又湿化于火，热反胜之，治以苦寒，以苦泄之，以淡渗之，以栀子、茵陈苦寒，能泻湿热而退其黄，故以为君。《难经》云：苦主心下满，以黄连、枳实苦寒，泄心下痞满，肺主气，今热伤其气，故身体麻木，以黄芩苦寒泻火补气，故以为臣，二术苦甘温，青皮苦辛温，能除胃中湿热，泄其壅滞，养其正气，汉防己苦寒，能去十二经留湿，泽泻咸平，茯苓、猪苓甘平，导膀胱中湿热，利小便而去癃闭也。（卷九·黄疸）

❂ 齐北宫司空命妇出于病，众医皆以为风入中，病主在肺，刺其足少阳脉，臣意诊其脉曰：病气疝客于膀胱，难于前后溲，而溺赤，病见寒气则遗弱，使人腹肿，出于病，得之欲溺不得，因以接内（即房事。编者注），所以知出于病者，切其脉大而实，其来难，是厥阴之动也，脉来难者，疝气之客于膀胱也，腹之所以肿者，言厥阴之络结小腹也，厥阴有过，则脉结动，动则腹肿。臣意即灸其足厥阴之脉宜灸急脉。左右各一所，即不遗溺而溲清，小腹痛止，即更为火剂汤以饮之，三日而疝气散，即愈。《史记》（卷六·疝癫）

❂ 齐王太后病，召臣意入诊脉，曰：风瘅客脬注云：脬，膀胱也。言风瘅之病客居在膀胱，难于大小溲肾主二便，与膀胱为表里，溺赤湿生热，臣意饮以火齐汤即黄连解毒汤，或云：川连一味，为火齐汤一饮，即前后溲，再饮病已溺如故，病得之流汗出溚音巡，溚者，去衣而汗晞也去衣汗晞，风湿应肺受之，盖肺主通调水道而移于膀胱，故曰客也，所以知齐王太后者。臣意诊其脉，切其太阴之口肺部，湿然风气也。《脉法》曰：沉之而大坚，浮之而大紧者，病主在肾，肾切之而相反也。脉大而躁，大者，膀胱气也，躁者，中有热而溺赤。《史记》（卷九·风瘅）

❂ 饶医熊彦诚，年五十余。病前后闭，便溲不通，五日，腹胀如鼓。同辈环视，皆不能措力。与西湖妙杲僧慧月善，遣书邀致诀别。月惊驰而往，过钓桥，逢一异客，丰姿潇洒，揖之曰：方外高士，何子子走趋如此？月曰：一善友久患秘结，势不可疗，急欲往问耳。客曰：此易疗也，待奉施一药。即脱靴入水，探一大螺而出，曰：事济矣。持抵其家，以盐半匕，和壳生捣碎，置病者脐下一寸三分，用宽布紧系之，仍办触器，以须其通。熊昏不知人，妻子聚泣，霎然暴下而愈。月归访异人，无所见矣热秘用清法。《类编》（卷九·秘结）

❂ 沈宗常治黎守溺不下，或窜以药，益闭。常曰：结络不解，痰成癖，法当吐。果吐而溲如故。（卷九·淋闭）

❂ 汪石山治一妇，因改醮（即改嫁。编者注），乘轿劳倦，加以忧惧，成婚之际，遂病小腹胀痛，大小便秘结不通。医以硝黄三下之，随通随闭，病增胸膈胃脘胀痛，自汗食少。汪诊之，脉皆濡细，近驶，心脉颇大，右脉觉弱。汪曰：此劳倦忧惧伤脾也。盖脾失健运之职，故气滞不行，以致秘结。今用硝、黄，但利血而不能利气。遂用人参二钱、归身钱半，陈皮、枳壳、黄芩各七分，煎服而愈。（卷九·秘结）

❖ 许学士治歙县尉宋荀甫，膀胱气作痛，不可忍。医以刚剂与之，痛益甚，溲溺不通。三日，许视其脉，曰：投热药太过，适有五苓散，一分为三，易其名，用连须葱一茎，茴香及盐少许，水一盏半，煎七分，连服之，中夜下小便如黑汁一二升，剂下宽得睡。明日，脉已平，续用硇砂丸，数日愈。盖是疾，本因虚得，不宜骤进补药，邪之所凑，其气必虚，留而不去，其病则实妙，妙。故先涤所蓄之邪，然后补之清法。《本事方》（卷六·疝癫）

❖ 一妇年六十余，病小溲闭，若淋状，小腹胀，口吻渴。诊其脉沉且涩，曰：此病在下焦血分，阴火盛而水不足，法当治血。血与水同，血有形而气无形，有形之疾，当以有形法治之。即以东垣滋肾丸，服之而愈。（卷九·淋闭）

❖ 一妇脾疼后，大小便不通。此痰膈中焦，气聚下焦，二陈加木通煎服，再一服，探吐之。（卷九·淋闭）

❖ 一男子不时咳嗽，作渴自汗，发热便数。彼恃知医，用清肺降火，理气渗利之剂，小便不通，面目赤色，唇裂似火痰壅，肺脾胃三脉浮大，按之而数。此足三阴亏损，不能相生，当滋化源，否则成痈。彼不信，仍用分利之剂，后果患肺痈，始悟其言。用桔梗汤及滋化源而愈。（卷十·肺痈）

❖ 一人年八旬，小便短涩。分利太过，致涓滴不出。盖饮食过伤其胃，气陷于下焦，用补中益气汤，一服即通升法。魏玉璜按：此当入淋秘。（卷九·秘结）

❖ 一人小便不通，医用利药益甚，脉右寸颇弦滑，此积痰在肺，肺为上焦，膀胱为下焦，上焦闭，则下焦塞，如滴水之器必上窍通，而后下窍之水出焉。以药大吐之，病如失。（卷九·淋闭）

❖ 虞恒德治一人年七十，秋间患小便不通，二十余日，百方不效。后得一方，取地肤草捣自然汁，服之遂通地肤草单方叶名铁扫帚。虽至微之物，而有回生起死之功，故并载之。（卷九·淋闭）

《续名医类案》

❖ 陈三农治中州王太学，素多酒食，病下极胀痛，二便不通，坐卧不能，沉吟七日矣，百般通利不应。此湿热之邪，遏塞二阴，壅胀隧路，故前后不通，病不在大肠膀胱也。乃用韭菜子，以山甲、茴香、楝实各一钱五分，入牵牛头末三钱，水煎一服即减，三服即愈。乃知牵牛能达右肾命门走精隧。故东垣天真丹，以牵牛盐水炒黑，入佐沉香、官桂、杜仲、破故纸，治下焦阳虚也。（卷二十·二便不通）

❖ 陈自明治毗陵一贵宦妻，患小便不通，脐腹胀，痛不可忍。众医皆作淋治，如八正散之类，俱不得通。陈诊之曰：此血瘕也，非瞑眩药（指服后反应强烈的药。编者注）不可去。与桃仁煎，更初服至日午，大痛不可忍，遂卧。少顷下血块如拳者数枚，小便如黑豆汁一二升，痛止得愈。此药治病的切，然猛烈大峻，气虚血弱者，宜斟酌之。桃仁、大黄、朴硝各一两，虻虫半两炒黑，共为末，醋炼丸梧桐子大。五更初，温酒吞下五丸。

原注：此方不可妄用。《良方》（卷十·癥瘕）

❖ 冯楚瞻治王氏女，年十三，小便不通甚危。初二三岁时，乳母恐其溺床，切戒之，由是寤寐刻刻在心二三岁时事安能记忆？王士雄按：此真俗名尿梗病也。往往起于幼时，习惯自然，不可谓二三岁时，不能记忆也。数年以来，日中七八次，夜中七八次，习以为常，渐有淋状，近来益甚。或以导赤利水之剂投之，初服稍应，久则增剧，点滴不通。脉之六部洪数，久按无神，知为过于矜持，勉强忍小便，心肾久虚，又服利水之剂，真阴益槁，脏涸津枯，气何能化？以八味汤加五味、麦冬，取秋降白露生之意也。每剂纳熟地二两，连进两服，使重浊以滋之，为小便张本。再以其渣探吐之，上窍既开，下气自通，数服而愈。一月后症复发，其家照前方令服，亦令探吐，不惟不效，反胀闷难堪。张曰：前者气伤未甚，故以滋脾之药，济之足矣。今当盛夏气伤已甚，虽有滋水良药，若无中气运行，岂能济乎？今六脉洪大而空，中枯已极，二剂滋润，断不可少。然必继以助中气之药，则中焦气得升降，前药始能运行。令连服加减八味汤二剂，果胀闷益甚。乃以人参一两、附子三钱，浓煎温服，自胸次以至小腹漉漉有声，小便行数次而愈。（卷二十·小便秘）

❖ 龚子才治一男子，茎中痛，出白津，小便闭，时作痒。用小柴胡加山

栀、泽泻、木通、炒连、胆草、茯苓，二剂顿愈，又兼六味地黄而痊。（卷二十·淋浊）

❀ 龚子才治一人小便不通，服凉药过多，胀满几死。以附子理中汤，加琥珀末，调服立通。（卷二十·小便秘）

❀ 韩晋度春捷锦旋，患腹痛泄泻下血。或用香连丸，遂饮食艰进，少腹急结，虽小便癃闭，而不喜汤饮，面色萎黄，日夜去血五十余度。诊之，气口沉细而紧，所下之血瘀晦如苋菜汁，与理中汤加肉桂二钱，一剂溺通，小腹即宽。再剂血减食进，四剂泄泻止三四次。去后微有白脓，与补中益气加炮姜，四剂而愈。（卷八·痢）

❀ 黄履素曰：予家有仆妇，患小便不通之症。时师药以九节汤，腹渐满而终不通，几殆矣。有草泽医人以白萝卜子炒香，白汤吞下数钱，小便立通。此予亲见之者。（卷二十·小便秘）

❀ 蓟州牧杨芊，丙寅春，五旬余。卒中肢废，口不能言，大小便难，中腑而兼中脏也。初进通幽汤不应，加大黄、麻仁，二剂始通，舌稍转动。又用加减大秦艽汤，数剂始能言，但舌根尚硬。后用地黄饮子，及参、芪、术等兼服，舌柔胃强，左手足尚不能举动。此由心境不堪，兼之参饵调服也。今庚午秋，闻其在楚已痊愈。（卷二·中风）

❀ 刘点生治汪去尘，脾虚水逆伤肺，喘嗽不食，小水不通，脉虚不胜补泻。用茯苓五钱，泽泻、橘红各一钱五分，防风、肉桂、熟附各五分，二服水去，后加人参，调理而安。《张氏医通》（卷十四·喘）

❀ 儒者王文远室（即妻子。编者注），患小便不通，小腹肿胀，几至于殆。用八味丸一服，小便滴沥。再以前药一料加车前子，一剂即利，肚腹顿宽而安。（卷二十四·转胞）

❀ 绍兴刘驻泊汝翼云：魏郊知明州时，宅库之妻患腹胀，小便不通，垂殆。随行御医某人治此药，令服遂愈。瓜蒌不拘多少焙干，碾为细末，每服三钱重，热酒调下。不能饮者，米饮调下。频进数服，以通为度。《是斋方》（卷二十·小便秘）

❀ 沈明生治叶惟和室，月夜探亲，其母留之食。时春寒犹峭，归途即觉肌寒懔懔。次早复当窗梳栉，重感于邪，无热恶寒，胸膈填闷。一医见其肌表无热，竟作食伤太阴主治，遽用大黄下之，不特不更衣，反致水道闭涩。

尤可异者，白物腥秽如膏淋之状，从大肠来，绵锦不绝，渐至肌体萎弱，骨立难支。诊之脉沉而涩，虚寒可知，计惟有温中益元之法。然虑大便尚结，小水未行，或有增满之患。遂行用五苓散倍加肉桂，一服而水道果通，再服而宿垢并下。嗣用附子理中汤三四剂，后白物渐止。更以十全大补，调理一月而安。

夫白淫白沃，载在灵兰之典，皆指前窍中来，今乃转移于后何也？盖此病始终是一寒症，初因食在胃脘之上，火衰不能熟腐，而反下之太早，则有形之物不能即降，而无形之寒抑遏于阑门之际，遂致清浊混淆，涓涓不息，似乎淋带，而实非淋带也。今先以五苓分利阴阳，而倍肉桂，使寒随溺泄，上下宣通。继以理中之剂，撤其余邪，鼓其阳气，令脾土湿燥，而浊流有制，宜其效如桴鼓也。夫始用行大便之药，大便不行并致小便亦涩。今用利小便之药，小便即利，并致大便亦通，其得失为何如哉。（卷二十三·交肠）

❧ 盛用敬治文学姚汝明内伤新愈，又病食伤。他医皆用下药，病益甚，小便闭，中满，腹坚如石三阴受伤所致。盛诊之曰：此不可用分理药也理当作利。宜以参、芪运其气，升、柴提其气，气升则水自下矣。加以益肾之剂，数服霍然。《吴江志》（卷二十·小便秘）

❧ 汪氏妇腹大如箕，坚如石，时或作痛，杂治月余，转胀急，小水不通。或用温补下元之剂，则胀急欲裂，自经水尽。脉之两关洪滑鼓指，按之不下，乃有余之候也。症虽重可生。其致病之由，因母家常令女奴袖熟鸡牛舌之类私授之，因数食冷物，积成胀满，误作虚治，宜增剧也。乃用积块丸三治而胀消积去。以保和丸调理一月而愈。（卷九·饮食伤）

❧ 魏玉璜治表侄凌二官，年二十余。丙子患热症。初愈，医即与四君、干姜、巴戟，诸气分温补药。久之益觉憔瘦，状若颠狂，当食而怒，则啮盏折箸，不可遏抑。所服丸药，则人参养荣也。沉绵年许。其母问予，予曰：此余症未清，遽投温补所致。与甘露饮方，令服十余剂遂瘥。甲申夏，复患热症，呕恶不眠，至七日，拟用白虎汤。以先口服犀角地黄而吐，疑为寒不敢服。延一卢姓医至，诊其脉伏，按其腹痛，谓此疝症，非外感也。脉已全无，危险甚矣。姑与回阳，脉复乃佳。所用葫芦巴、吴茱萸、肉桂、干姜、木香、小茴香、丁香、青皮、橘核等，约重三两余，令急煎服。盖是日夜半当战汗，故脉伏而厥痛。彼不审以为寒症也，乃用此方。黄昏服下，即躁扰烦渴，扬手掷足，谵语无伦，汗竟不出。盖阴液为燥热所劫，不能蒸发矣。侵晨再亟诊，脉已出且洪数，而目大眦及年寿间，皆迸出血珠，鼻煤唇焦，舌渐黑，小便全无。令以鲜地黄四两，捣汁一茶杯，与之饮下，即熟睡片时。醒仍躁扰。再与白虎汤，加鲜地黄二两煎服，热渐退，神渐清。次日渐进粥，二白睛赤如鸠目，继而口鼻大发疮疡。改与大剂甘露饮，二十余日，始便黑粪甚夥，犹时时烦扰。服前方五十余日，忽大汗自顶至足汗及鼻，自是全瘳。

陆阆生曰：鼻者，肺之窍，大肠者，肺之腑。童年攻苦，心气有余，心血必耗。血衰火旺，金受其刑，故上下结燥。用二冬滋金清火，以治其标。火燥有余，元气必不充足。脱肛出血，皆元气不能统摄也，故用生地引人参，以培天一生气之原，以治其本，否则必不免童劳之患矣。

徐灵胎曰：世有奸医，利人之财，取效于一时，不顾人之生死者，谓之劫剂。劫剂者，以重药夺截邪气也。夫邪之中人，不能使之一时即出，必渐消渐托而后尽焉。今欲一日见效，势必用猛厉之药，与邪相争，或用峻补之药，遏抑邪气。药猛厉则邪气渐伏，而正亦伤。并进补则正气骤发，而邪气内陷。一时似乎有效，及至药力尽而邪复来，元气已大坏矣。如病者身热甚，不散其热，而以沉寒之药遏之；腹痛甚，不求其因，而以香燥之药御之；泻痢甚，不去其积，而以收敛之药塞之之类。此峻厉之法也。若邪盛而投以大剂参、附，一时阳气大旺，病必潜藏，自然神气略定。越一二日，元气与邪相并，反助邪而肆其毒，为祸尤烈，此峻补之法也。此等害人之术，奸医以此欺人而骗财者，十之五。庸医不知而效尤以害人者，亦十之五。为医者不可不自省，病家亦不可不察也。

内府秘授青麟丸方：用绵纹大黄十斤，先以淘米泔浸半日，切片晒干。再入无灰酒浸三日取出，晒大半干。第一次用侧柏叶垫甑底，将大黄铺上，蒸一炷香久，取起晒干。以后每次俱用侧柏叶垫底，起甑走气不用。第二次用绿豆熬浓汁，将大黄拌透，蒸一炷香，取出晒干。第三次用大麦熬浓汁拌透，照前蒸晒。第四次用黑料豆熬浓汁拌透。第五次用槐条叶熬浓汁拌透。第六次用桑叶。第七次用桃叶。第八次用车前草。第九次用厚朴。第十次用陈皮。十一次用半夏。十二次用白术。十三次用香附。十四次用黄芩。以上俱如前煎汤浸透蒸晒。第十五次用无灰酒拌透，蒸三炷香，取出晒透，研极细末。每大黄一斤，入黄牛乳二两，藕汁二两，梨汁二两，童便二两。如无童便，以炼蜜二两代之。外加炼蜜六两，捣和为丸如梧子大，每服二钱，治一切热症。（卷四·热病）

❂ 吴孚先治曹庶常，小便不通，多服分利之药，遗尿一夜不止，既而仍复秘塞，点滴不行。此利药太过，肾气亏极，急用补中益气汤送肾气丸遂痊。（卷二十·小便秘）

❂ 吴孚先治杨氏妇，产后一月，半身以下忽肿胀，脐突，小便不通。或以五皮饮加车前、牛膝，治之不效。吴曰：先经断而后肿胀，名曰：血分。且按小腹有块如拳，如败血尚结于胞门，非温无以化之。以姜、桂佐行瘀之剂，下血如黑漆数升，便利肿消。（卷二十五·瘀滞）

❂ 先兄念山（指李中梓兄长李念山。编者注）以谪官郁怒之余，又当盛夏，小便不通，气高而喘。以自知医，服胃苓汤四帖不效。李（指李中梓。编者注）曰：六脉见结，此气滞也。但用枳壳八钱，生姜五片，急火煎服，一剂稍通，四剂霍然矣。（卷二十·小便秘）

❂ 一痘正出而小便秘，此气为火食也，导赤散加疏解药而愈。（卷二十七·便秘）

❂ 一妇人小便不利，小腹并水道秘闷，或时腹胁胀痛。此肝火，用加味逍遥散加龙胆草，四剂稍愈。乃去胆草，佐以八珍散，加炒黑山栀兼服而愈。（卷二十·小便秘）

❂ 一老医有孙，痘既脱痂，少腹胀，小便不通。众谓痘后余毒，用利水解毒，愈胀。老医忽悟，曰：此脾虚下陷也，痘后无实症，土坚则水清。人参一两，大枣五枚，生姜五片，煎服愈。《广笔记》（卷二十七·便秘）

❂ 一人大小便秘，数日不通，用商陆捣烂敷脐上立通。《本草纲目》（卷二十·二便不通）

❂ 一卒伤寒，大小便不通，予与五苓散而皆通。五苓固利小便矣，而大例亦通者，津液生故也。或小便通而大便尚不通，宜用蜜煎法导。（卷一·伤寒）

❂ 喻嘉言治刘泰来，年三十二岁，面白体丰，夏月用冷水灌汗，坐卧当风，新秋病疟。三五发后，用药截住，遂觉胸腹胀满。不旬日外，腹大胸高，上气喘急，二便全无，食饮不入，能坐不能卧，能俯不能仰，势颇危急。医以二便不通，下之不应，商用大黄二两，作一剂。喻骇曰：此名何病，而敢放胆杀人耶。医曰：伤寒肠结，下而不通，唯有大下一法，何谓放胆。喻曰：世有不发热之伤寒乎，伤寒因发热，故津液枯槁，肠胃燥结可用下药，以开其结，然有不转矢气者，不可攻之戒，正恐误治太阴经之腹胀也。此病因腹中之气散乱不收，故水液随气横溢成胀，全是太阴脾气不能统摄所致，一散一结，相去天渊，再用大黄猛剂，若不胀死，定须腹破矣。医唯唯辞去，病家仍欲服之，喻乃掷去其药，另与理中汤，畏不敢服，欲俟来日。喻曰：腹中真气渐散，今夜子丑二时，阴阳交剥之界，必大汗眩晕，难为力矣。不得已令煎就以待，既而果发晕，即服下得睡片时，次日略觉减可，遂以三剂作一服，加人参至三钱，服后又进一大剂，少加黄连，胀已大减，谓大便未通不敢进食，但饮米汤。喻曰：腹中原是大黄推荡之滞粪，以膀胱胀大，撑住大肠不得出耳。于是以五苓散与之，以通膀胱之气，药才下咽，即觅圊，小便先出，大便随之，滞下半桶而愈。一月后，小患伤风，取药四剂，与荤酒杂进，及伤风未止，并谓治胀，亦属偶然矣温补法。（卷十三·肿胀）

❖ 喻嘉言治吴添官，因母久病初愈，自患腹痛，彻夜叫喊不绝，小水全无知为火郁之病。以茱、连加元胡索，投之始安。又因伤食，反复病至二十余日，肌肉瘦削，眼胞下陷。适遭家难，症变壮热，目红腮肿，全似外感有余之候。知其为激动真火上焚，令服六味加知、柏，二十余剂，其火始退。后遍身疮痍黄肿燥火反类湿热，腹中急欲得食，不能少耐片时，镇日哭烦脏燥者多哭泣，慰之曰：旬日后腹稍充，气稍固，即不哭烦矣。服二冬膏而全瘳。（卷五·火）

❖ 张路玉（即清代名医张璐，著有《张氏医通》。编者注）治王庸若，水肿呕逆，溲便点滴不通，或用五苓、八正，不应，六脉沉细如丝。因与金液丹十五丸，尿如泉涌，热顿平，后以济生肾气，培养而安。（卷十三·肿胀）

❖ 张隐庵治一书吏患癃闭，诸治无效，以补中益气汤投之，一剂而愈。或问曰：此症人皆以通利治之不效，今以升提治而效，其故何也？曰：君不见夫水注子乎？闭其上而倒悬之，点滴不能下矣。去其上之闭，而水自通流，非其验耶？（卷二十·小便秘）

❀ 张云汀年近四十，因暑月往来道途，多饮火酒，遂成癃闭。广陵医者多与清热渗利之剂，黄连服至三两不能愈。旋里后诊之，右尺洪大，左尺不应指，口燥渴。知其三阴已伤，与六味地黄汤殊未效。更医仍用车前、赤茯、琥珀、木通、瞿麦、扁豆、五苓、六一之类，遂致一夜必便百余次，溺惟点滴，少腹急痛而胀，窘迫楚甚，面渐黧黑。此复伤少厥二阴，致疏泄秘密，俱失其职，而太阴太阳之升降气化亦紊也。令朝服补中益气，暮服六味地黄，王士雄按：究治少厥二阴乎？抑治太阴太阳耶？拘守二方，颟顸了事，未可为训也。每方各三十剂乃痊。

徐灵胎曰：治淋之法，有通有塞，要当分别。有瘀血停积，塞住溺管者，宜先通，无瘀积而虚滑者，宜峻补。不但煎丸各别，并外治之法，亦复多端，宜博识而详考之。（卷二十·淋浊）

❀ 郑奠一曰：木瓜乃酸涩之品，世用治水肿胀误矣。时有大寮舟过金陵，爱其芬馥，购数百颗，置之舟中，举舟人皆病溺不得出。医用通利药罔效。迎余视之，闻四面皆木瓜香，笑谓诸人曰：撤去此物，溺即出矣，不必用药也。于是尽投江中倾之，溺皆如旧。《本草备要》（卷二十·小便秘）

❀ 钟大延治徐大理病，小便秘肿胀，面赤发喘。众医皆从热症治，愈甚。大延诊之曰：是无火也。急煮附子汤，一服而愈。王士雄按：亦须以脉参之。（卷二十·小便秘）

❀ 朱丹溪治一人，因服分利之药太过，遂致秘塞，点滴不出。谓其胃气陷于下焦，用补中益气汤一服而通。因前多用利药损其肾，遂致通后遗溺，一夜不止，急补其肾然后已。凡医之治是症者，未有不用泄利之剂，谁能顾其肾气之虚哉。《医说续编》（卷二十·小便秘）

❀ 诸某，年五十四，冬杪劳力，致感冒头痛发热，时作微寒。缘混表太过，只口干便秘，壮热不退。复用苦寒泻火，头汗如油，下颌脱落，口角流涎，鼾声如锯，语言错乱，甚至循衣摸床撮空，诸恶毕备。脉之洪大躁疾，重按全无，舌糙刺如沙皮，焦黄如烘糕，并舌底俱干燥，敛束如荔枝肉，而满舌却甚胖壮，日进稀糊碗许，大便半月未行。乃曰：若论外象，百无一治，幸脾气不泻，胃气不绝，尚有生理。第服药后神得收敛而睡，脉得静细而沉乃佳。遂以大剂养荣汤，重加附子与之。服讫果睡，脉亦和。四剂舌转红润，恶症悉退，频进稀粥。惟交阴分，尚有微热，咸疑阳药助火，欲去芪、术、桂、附。曰：劳伤脾肺，气虚发热，非甘温不能除，方嫌火力不及，不能蒸土回阳，推出邪气耳。俟其力到，地气升而为云，则天气降而为雨，顷刻为清凉世界矣。守方十二剂始战汗，汗后身冷如冰，问之不应，推之不理。或问其故，曰：此病既到今日，断然不死，不过汗后亏其外卫之阳，故身倦懒言，无气以动，子刻自平复。已而果然。次日欲便，扶至圊，虚坐努责。数日，忽小水癃闭，点滴不能出，小腹胀痛不可言。此因大便弥月不行，肠胃所积已多，今频努弩责，将宿物推进大肠，致壅塞膀胱，所以癃闭不出也，须以轻清之剂升降之，则小水自利。立煎补中益气与饮，顷刻即通，大便亦润。继以养荣作丸，用补中益气汤煎送之，两月而健。（卷三·温病）

❖ 竹镇有人病溺不下，求于乩仙，判云：牛膝、车前子，三钱共五钱，同锉为粗末，将来白水煎。空心服之果愈《居易录》。（卷二十·小便秘）

❖ 邹春元心泉，年未五旬，患中风耳聋鼻塞，二便不通，四肢不随而厥，语言不出。或言皆说亡故之人，已灌牛黄钱许矣。或曰：经云脱阳者见鬼，脱阴者目盲。今口说亡人，目无所见，是见鬼与目盲也。又洁古云：中腑者著四肢，中脏者滞九窍。今手足不随，上下秘塞，是脏腑兼中也。且六脉弦数无伦，《脉诀》云：中风之脉，迟浮吉，急实大数三魂孤。脉症俱危，恐无生理。立方人参五钱，熟地一两，桂、附各二钱半。未服，陆至。脉之，浮按果极急数，中按稍觉和缓，此犹有胃气，第两尺重按觉空耳。乃曰：阴阳兼补，诚治本之法也。第上下秘塞之时，恐不能奏效。宜先通二便，使浊阴降，则清阳之气得以上升，然后议补。经谓病发急则先标而后本，先治其标，后治其本。咸谓病势已危急，恐不可虚缓。遂将前药灌之，连进数剂，俱停胸中，揉之作声而不下腹。再促诊脉仍前，即袖中出家制神佑丸数十粒，抉其口纳之，令灌以淡姜汤。药已下即为灸百会穴，使阳气上升，又灸关元穴，不使阳气下陷。一二壮目即能开，眉频蹙。问痛否？能点头，四肢亦少动。谓之曰：忍至七壮可生矣。亦点头。灸将毕，腹欲便，既而前后俱通，去垢秽极多。少顷又泻一行，令急以前药倍人参煎候，及再便有晕意，徐灌之自苏。此后，人事渐省，第手足振掉，左半身不遂，于大补气血药中，少佐却风顺气消痰之品，如秦艽、全蝎、僵蚕、乌药、星（即天南星。编者注）、半（即半夏。编者注）之类，调治年余而愈。

盖此症初起，气血不足为本，九窍闭塞为标。先通其秘者，急则治其标也。迨后见风症，亦不足为本，风症为标，而专补气血，少佐风药者，缓则治其本也。（卷二·中风）

《古今医案按》

❉ 江右袁启莘。平素劳心，处事沉滞，时当二气，小便不通。用六一散，不效。再用苓、泻、木通、车前等，又不效。李（即李中梓。编者注）诊两寸洪数，知为心火刑金，故气化不及州都也。用黄连、茯神、牛膝、人参、麦冬、五味，一剂而愈。（卷第六·小便不通）

❉ 李时珍曰：外甥柳乔，素多酒色，病下极胀痛，二便不通，不能坐卧，立哭呻吟者七昼夜。医用通利药不效，遣人叩予。予思此乃湿热之邪在精道，壅胀隧路，病在二阴之间，故前阻小便，后阻大便，病不在大肠膀胱也。乃用楝实、茴香、穿山甲诸药，入牵牛加倍，煎服。一服减，三服平。牵牛达右肾命门，走精隧，人所不知。

俞震按：二便不通，脉实者，八正散倍大黄，或倒换散亦妙。若形弱及老人，或病后产后有此，悉从虚秘治，润燥养阴为主，下用导引法。若体健神旺，二便秘涩者，必脾胃气滞不转输，加以痰饮食积，阻碍浊道，脉沉实者，升、柴、二陈、二术汤。今所选王案，取其外治之法，及服黄连解毒丸三载，为大奇。而李时珍之用甲片、牵牛，走精隧以通瘀塞为更奇，直可与东垣滋肾丸并垂天壤。（卷第六·二便不通）

❉ 僧慎柔治一妇，年五十。小便时，常有雪白寒冰一块，塞其阴户，欲小便，须以手抠出方溺，否则难。慎柔曰：此胃家寒湿。因脾胃虚寒，凝结而下坠，至阴户口而不即出者，脾胃之气，尚未虚脱，但陷下耳。用六君加姜、桂，二十剂全愈。

俞震按：小便不通，乃至危至急之候。此集所选仅十一条，似乎简略，然诸法毕备，并不重复。学者苟能触类引伸，定有无穷变化。（卷第六·小便不通）

❉ 孙东宿治南都大司马袁洪溪，冲暑理事，致发热燥渴，因食冰浸瓜梨新藕，遂成泄泻，小水短少。医以胃苓汤，加滑石、木通、车前子利之而泻止，大便又因之结燥，艰涩不堪。乃用润肠丸，复泻不止。又进以前通利之剂，泻虽止而小水不能流通直遂，脐下胀急，立起解之则点滴不出，卧则流之不竭，以频取溺器，致通宵不寐。治半月余而精神削，寝食废，诸医俱不识。将认为癃，则立解时点滴不出；认为闭，卧则涓涓而流；谓气虚下陷，心血不足，而补中益气与安神丸服皆无效。孙诊其脉，两寸短弱，关缓大，两尺洪大，语之曰：此余暑未解，而司马素善饮，湿热流于下部也。今已下午，恐脉未准，俟明早细察定方。司马曰：望子久矣。姑求一剂，以邀夜间一睡。孙不得已，以益元散三钱，煎香薷汤进之。略无进退。次早复诊，六脉如昨，思之而恍然悟曰：此证尿窍不对也。司马曰：名出何书？孙曰：《内经》云：膀胱者，胕之室也。胕中湿热下坠，故立解而窍不对，小水因不得出；卧则胕不下坠而尿渗出膀胱，亦以窍不对，虽涓涓而流，终不能通达直遂，故了而不了也。治惟提补上中二焦元气，兼清下焦湿热，斯得矣。又有一法，今气虚下陷已久，一两剂未能取效，安得睡耶？但此不寐，非心血不足，因着心防闲小便而不敢寐也。暂将布袋衬于席上，任其流出而不必防闲，免取便器，自然熟睡矣。方用补中益气汤加黄柏、知母，如法果愈。

俞震按：起立则溺闭，眠卧则不禁，与张氏案又有别。尿窍不对之说，从唐与正治吴巡检案悟来。（卷第六·小便不禁）

❖ 孙东宿治一富家妇，当仲秋，大小便秘者三日。医以巴豆丸二服，大便泻而小便愈秘，胀闷，脐突二寸余，前阴胀裂，不能坐卧，啼泣欲尽。此转胕病也。柏树东行根皮一寸，滑石三钱，延胡、桃仁、当归、瞿麦各一钱，水煎，入韭菜汁半杯。服后食顷，而小便稍行，玉户痛甚，小便非极力努之则不出。改用升麻、桔梗、枳壳、延胡，煎成，调元明粉二钱。乃提清降浊之意，大小便俱行而愈。（卷第六·小便不通）

❖ 孙一奎治马二尹，年五十五，过食鳗肉卷饼，心腹胀痛。市医遽用硝黄下之，大便不行，胀痛愈增。继至者，以木香槟榔丸、大小承气汤，连服十日，胀痛益甚，粒米不进，大便并不行，小水亦仅点滴。后医以硝黄不效，杂进备急丸、白饼子、十枣汤、黑白丑之属，服数日，不惟大便不行，并小便点滴亦无矣，胀不可言。众医大叫称怪，一人为灸中脘三十壮，毫不为动，因断三日后当死。孙至，观其色苍黑，神藏不露，声音亮，惟腹大如覆箕，不能反侧。诊其脉，两手皆滑大，两尺尤有力。询其病源，阅其前方，骇然以为未闻未见也。因思一治法，先进香砂六君子汤，参、术各用二钱。众医皆惊，谓中满胀痛，二便俱闭，如何用补？况苍黑之人，尤忌参、术乎？孙曰：此非鼓胀证，乃内伤证也。当始伤时，犹在上膈，法当用吐，《经》所谓在上者因而越之也。不用吐而用下药，以伤其脾，脾伤则失运动之职，是以愈下愈伤，愈伤愈胀。脾气全然不动，药亦全然不行矣。故用六君子以醒其脾，香砂以助其运动。再用吐法，吐出前药，始有生机。此方非治病，乃治药也。且予非虑大便不行，独虑行之不止耳。医曰：求其行而不得，何以不止为虑？孙曰：君试思常人能服硝黄几何？巴豆、牵牛几何？今幸其未行，药性未动，尚可为计，一行而诸药性动，譬瓶水底漏，其中能蓄点滴哉？危矣。医又问，多服下药而大便不行，何也？孙曰：此易知之。始为食伤，继为药伤，所伤在上中二焦，下元未损，故两尺脉尚有神气。《难经》曰：人之有尺，如树之有根也。《内经》曰肾者胃之关，盖肾主大便。观其色苍黑，神藏气固，皆由根本未动，赖此犹可为耳。服药后，腹中大痛，一奎谓其药力已动。改用人参芦、防风芦、升麻、桔梗各三钱，煎服，少顷，用鹅翎探吐之，前服药物一涌而出十数碗。病者喜曰：目前有光矣。此巳时也。孙曰：酉时大便必行，可备人参数斤以备不虞。至午，进至宝丹一帖，以温中气。未申间，腹中汩汩有声，浊气下滚，顷刻腹宽数寸。至晚，大便行一次，小水略通。孙即用人参、白术各五钱，炮姜三钱，茯苓二钱，陈皮一钱，木香、甘草各五分，令急煎服。四鼓又大便一次，小水继至，胀痛渐减，次日大便泻十余次。因以是方，煎丸并进。计泻七十二日，服人参二斤余而收功。（卷第五·肿胀）

❀ 唐与正治吴巡检，病不得前溲，卧则微通，立则不能涓滴。医遍用通小肠药，不效。唐因问吴，常日服何药？曰：常服黑锡丹。问何人结砂？曰：自为之。唐洒然悟曰：是必结砂时铅不死，硫黄飞去，铅砂入膀胱，卧则偏重，犹可溲，立则正塞水道，以故不能通。令取金液丹三百粒，分为十服，煎瞿麦汤下之。膀胱得硫黄，积铅成灰，从水道下，犹累累如细砂，病愈。（卷第六·五淋）

❀ 王金坛（即明代著名医家王肯堂，著有《证治准绳》。编者注）又治马参政父，年八旬，初患小便短涩，因服药分利太过，遂致闭塞，涓滴不出。予以饮食太过，伤其胃气，陷于下焦。用补中益气汤，一服小便通。因先多用利药，损其肾气，遂致通后遗尿，一夜不止，急补其肾然后已。凡医之治是证者，未有不用泄利之剂，安能顾其肾气之虚哉？

【附】《本事方》云：顷在毗陵，一贵官妻，小便不通，脐腹胀痛不可忍。众医皆作淋治，如八正散之类，皆治不通，病益甚。许曰：此血瘕也，非瞑眩药不可去。乃用桃仁煎。初服至日午，大痛不可忍，卧少顷，下血块如拳者数枚，小便如黑豆汁一二升，痛止得愈。此药猛峻，气虚血弱者，宜斟酌之。

俞震按：仲景云小便利者为有血，小便不利者为无血，乃辨伤寒蓄血之规矩也。此却因蓄血而小便闭，岂非规矩又贵变通乎？（卷第六·小便不通）

❖ 朱丹溪治一人，小便不通，医用利药益甚。脉右寸颇弦滑，此积痰在肺。肺为上焦，膀胱为下焦，上焦闭则下焦塞。如滴水之器，必上窍通而后下窍之水出焉。以药大吐之，病如失。（卷第六·小便不通）

《清代名医医案精华》

❖ 疮疡后，热毒闭结膀胱，小溲点滴不通。脉虚数内热，舌光无苔，阴伤，肺气不能下降，急拟养阴下气化热。

南沙参、冬葵、琥珀屑、石竹花、草梢（即甘草梢。编者注）、通草、桑皮、车前、鲜生地、地骨皮。

另：五香丸用车前子煎汤送下。（马培之医案精华·淋浊）

❖ 癃闭有年，脉来濡细沉小，气虚夹湿。肺主气，为水之上源，膀胱主气化，与肾为表里。天气不降，则地道不行，湿蕴下焦，脉络壅滞。且悬痈外溃两月，溺从外出，湿与精混，气不固摄，梦遗频频。宜益气固阴，以滋气化，进补中益气汤。

黄芪、柴胡、陈皮、茯苓、党参、当归、升麻、甘草、冬术、生姜、红枣。（马培之医案精华·淋浊）

❖ 阴虚木郁，入夏暑湿之气伤肺，咳嗽见血，血止而咳不平，秋复面浮肿，动劳气促，力乏音低，形神日羸，谷食大减，小溲短滴不禁，呃逆无声，肢冷舌白，脉濡，两尺不应，肺脾肾三经大败，真阳欲离，胃从中竭，症在不治。勉投参附回阳，以尽人事，再延高明多裁。

人参、附子、法半夏、炙草、破故纸、茯苓、炮姜、白芍。（马培之医案精华·虚损）

❖ 宦途失意，忧思伤脾，运行无权，肝木来侮，浊气在上，则生䐜胀，大腹胀满。自秋至冬，日益加剧。动则气逆，小溲涓滴难通，青筋显露，身肿不能步履。口燥欲饮，舌红绛，脉细数。叠进六君五皮肾气等剂，病势不减，已入危笃一途。勉拟养金制木，运脾化气，亦不过尽心力而已。

南北沙参、连皮苓、生白术、淮山药、左牡蛎、花龙骨、川贝母、甜光杏、汉防己、鲜冬瓜汁、滋肾通关丸。（丁甘仁医案精华·肿胀）

❖ 膀胱胀者，少腹满而气癃，膀胱为州都之官，津液藏焉，气化则能出矣。寒客膀胱，湿郁下焦，气化不及州都，水道窒塞不通，故少腹满而气癃，即今之癃闭也。宜开启上闸，以道下源，如壶挈盖之意。

苦桔梗、光杏仁、云茯苓、细木通、车前子、瞿麦穗、冬葵子、怀牛膝、滋肾通关丸、荸荠梗。（丁甘仁医案精华·肿胀）

❖ 茎中痛，尿不得出，细如砂仁，出则痛止。此膀胱阴火煎熬，津液凝结，致成癃闭。轻则为砂，重则为石。

海金沙、冬葵子、飞滑石、净石苇、细木通、桑枝根、瞿麦、怀牛膝。（王九峰医案精华·癃闭）

❖ 肾为下渎，肺为上源，膀胱为津液之府，气化乃能出焉。水弱金伤，气不化湿，膀胱不利而癃淋，滴点如胶。少腹胀痛，头额有汗，肺气大亏。虽有湿热，不宜分利，急当补肺为要。

西洋参、麦冬、淮药、玉竹、怀牛膝、沙苑、云苓、冬葵子、车前、毛燕（即燕窝的一种。编者注）。（王九峰医案精华·癃闭）

❖ 饮食不入谓之格，二便不出谓之关。阴阳有所偏乘，尺寸为之覆溢。气口脉浮，浮火上引结喉之人迎，呕逆不能食，大便兼旬不能解，小便如癃闭淋。阳明胃液，气化为火，火灼金伤，治节不行，阴阳不相营运也。幽门气化不及州都，关津不利，乃三阳将结之危疴也。

生脉散加生地、山药、吴萸、白蜜、牛乳。（王九峰医案精华·关格）

❖ 经云："胞移热于膀胱，则癃溺血。"又云："膀胱不利为癃。"小便癃闭溺血，此由阴虚火炽，心火妄动使然。脉象弦数。治宜清降。

血余炭、童木通、西琥珀、仙鹤草、旱莲草、甘草梢、赤苓、鹿衔草、丹皮、海金沙、泽泻、车前子。（凌晓五医案精华·血淋）

❖ 先腹痛数日，遂至小便不利，少腹胀满如鼓，今已半月。屡用通利之药，小便虽通不爽，少腹胀满益甚。诊脉弦紧，舌苔白腻，饮食少纳，身无寒热，大便频泄，粘腻如痰。此中阳不足，水湿泛溢，膀胱气化无权。法当温土以御水寒，通阳以化湿浊。

干姜、肉桂、茯苓、泽泻、茅术、木香、茴香、牛膝、乌药。（王旭高医案精华·小便）

❖ 壮热神糊，陡然而发，脉数大而混糊无序，舌垢腻而层叠厚布，矢气频转，小溲自遗，脘腹痞硬，气粗痰鸣，既非寻常六气所感，亦非真中类中之证。观其濈濈自汗，汗热而不粘指，转侧自如，四体无强直之态。舌能伸缩，断非中风。设使外感，何至一发便剧？而安能自汗？倘守伤寒先表后里、下不嫌迟之例，是坐待其毙矣。亦曾读吴又可先里后表、急下存阴之论否？盖是证也，一见蓝癍则胃已烂而包络已陷，迅速异常，盍早议下，尚可侥幸。诸同学以为然否？

厚朴、大黄、黄芩、枳实、槟榔、草果、知母、陈皮。

又 神志得清，表热自汗，腹犹拒按，矢气尚频，便下粘腻极秽者未畅，小水点滴如油，脉数略有次序，舌苔层布垢浊，胃中秽浊蒸蕴之势，尚形燔灼，必须再下，俟里滞渐楚，然后退就于表。吴又可治疫之论，阐发前人所未备，甚至有三四下而后退走表分者，若作寻常发热论，治岂不谬乎？

大黄、枳实、银花、知母、细川连、丹皮、滑石、元明粉、厚朴。（张仲华医案精华·疫邪）

[编者注：秦氏选录本案时略去三诊、四诊，原案如下：

吴，左。壮热神糊，陡然而发，脉数大而混糊无序，舌垢腻而层叠厚布，矢气频转，小溲自遗，脘腹按硬，气粗痰鸣，既非寻常六气所感，亦非真中，类中之症。观其濈濈自汗，汗热而不粘指，转侧自如，四体无强直之态，舌能伸缩，断不近中，设使外感，何致一发即剧，而安能汗肯自来？倘宗伤寒法，先表后里，下不厌迟之例，待其毙矣。曾读吴又可先里后表，急下存阴之论否，盖是症也。一见蓝斑，胃已烂而胞络已陷，迅速异常。盍早议下。尚可侥幸，诸同学以为然否？

生军（即大黄。编者注）八钱后下，制川朴一钱，淡芩一钱五分，槟榔五分，枳实一钱磨冲，煨草果四分，知母一钱五分，陈皮一钱。

复诊：神志时清，表热自汗，腹犹拒按，矢气尚频，便下粘腻极秽者未畅，小溲点滴如油，脉数略有次序，舌苔层布垢浊，胃中泛滥蒸变之势，尚是凶勇，必得再下，需俟里滞渐楚，然后退就于表，吴又可治疫之论，盖亦阐发前人所未备，甚至有三下而退走表分者，若作寻常发热症治之，岂不谬乎！

生军五钱后下，炒枳实一钱五分，银花二钱，炒知母一钱五分，制川朴一钱，炒川连五分，丹皮一钱五分，滑石三钱，元明粉一钱五分后下。

三诊：大腑畅通，悉是如酱如饴，极秽之屎。腹已软而神已爽，表热壮而汗反艰，舌苔半化，脉数较缓，渴喜热饮，小溲稍多，此际腑分之蒸变乍平，病邪退出表分，当以疏达，先里后表之论，信不诬也。

柴胡五分，炒枳实一钱，制川朴七分，通草一钱，法半夏一钱五分，藿香一钱五分，连翘一钱五分，陈皮一钱，茯苓三钱，大腹皮一钱五分洗。

四诊：表热随汗就和，舌苔又化一层，脉转细矣，神亦倦矣，病去正虚之际，当以和养中气，佐轻泄以涤余热，守糜粥，以俟胃醒，慎勿以虚而早投补剂，补之则反复立至也。

桑叶一钱五分，川石斛三钱，炒扁豆三钱，炒半麯（半夏曲。编者注）一钱五分，生甘草三分，豆卷三钱，炒橘白一钱，炒苡仁三钱，丹皮一钱五分。（《张爱庐临证经验方·疫证》）]

《全国名医验案类编》

❖ 病者：李焕亭，年四十余岁，保定人。

病名：霍乱转筋。

原因：由暑湿挟秽，扰乱肠胃所致。

证候：上吐下泻，腹痛转筋，目陷肢厥，口渴溺无，音嘶汗多，烦躁不宁。

诊断：六脉皆伏。脉证合参，乃时行霍乱之急病也。

疗法：初仿王梦隐（即王孟英。编者注）蚕矢汤加减，清暑利湿以和其中。服一剂，泻止、汗止、音清，脉息已起，惟溺闭呃逆。照原方去米仁、豆卷、条芩，加石菖蒲、川朴、芦根、滑石。小便利，口渴止，饮食进，惟脉微数，胸闷发呃，此是胃气不和余热未清耳。后服驾轻汤，三剂痊愈。

处方：晚蚕沙五钱包煎、生苡仁八钱、大豆卷三钱、陈木瓜三钱、条芩一钱、鲜竹茹三钱、法半夏二钱、丝通草钱半、红灵丹一分冲、左金丸钱半、拌滑石六钱包煎，阴阳水煎，稍凉徐服。

效果：连服驾轻汤两剂而痊。

生扁豆四钱、淡香豉四钱、鲜石斛三钱、鲜枇杷叶五钱去毛，抽筋、广橘红一钱、焦山栀一钱、陈木瓜一钱、鲜竹叶四钱。

何炳元按：王孟英曰，丁酉八九月间，杭州盛行霍乱转筋之证。有沈氏妇者，夜深患此，继即音哑厥逆。比晓，诊脉弦细以涩，两尺如无，口极渴，而沾饮即吐不已，足腓坚硬如石，转时痛楚欲绝。乃暑湿内伏，阻塞气机，宣降无权，乱而上逆也。为仿《金匮》鸡矢白散例，而处蚕矢汤一方，令以阴阳水煎成，候凉徐服，此药入口竟不吐。外以烧酒令人用力摩擦其转戾坚硬之处，擦及时许，郁热散而筋结始软。再以盐卤浸之，遂不转戾，吐泻渐止。晡时复与前药半剂，夜得安寐，次日但觉困极耳，与致和汤数服而痊。后治相类者多人，悉以是法出入获效。此案纯系梦隐方法，略为加减，竟奏全功，益见王氏蚕矢汤之确有成效也。（第十卷·时疫霍乱病案·霍乱转筋案·杨德馨医案）

❖ 病者：苏春霆，年近六旬，身体强健，早年就馆，现解职斌闲，住广德城内。

病名：霍乱转筋。

原因：素性嗜酒，每饮必醉。兹因酒后食瓜，纳凉露宿，醒则腹痛下利，既而呕吐。

证候：身热烦渴，欲卧冰中，气粗满闷，厥逆躁扰，两脚搐筋，腹痛下利，小便不通，呕吐清水有如菜汁，酸苦异常。

诊断：六脉沉伏，微有弦意，舌亦无苔。合症参之，乃霍乱转筋也。《六元正纪大论》云："太阴所至为中满、霍乱吐下。"又云："土郁发之，为呕吐霍乱。"又云："不远热则热至，热至则身热、吐下霍乱。"经脉篇云："足太阴厥气上逆则霍乱。"此证由湿热内蕴，饮冷停食，猝伤暑邪，致升降机窒，清浊相干，乱于肠胃，而陡然霍乱转筋，正与《内经》之旨符合。盖吐利者，湿土之变也。转筋者，风木之变也。湿土为风木所克，则为霍乱转筋。证从热化，病甚沉重，所幸眼眶未陷，津未告竭，尚属可治。

疗法：用藿、薷透表解秽，芩、连清热败毒，苓、术、滑、泽利湿宣郁，雪水、车前解烦清暑，厚朴推滞，木瓜舒筋，党参扶气，甘草和中，俾表邪透而暑邪清，郁土宣而中机建，肝平筋舒，湿利滞行，而吐利自止矣。

处方：西香薷三钱、广藿香三钱、川雅连三钱、条黄芩二钱、泽泻二钱、生於术三钱、云茯苓六钱、西滑石八钱包煎、卷川朴二钱、潞党参钱半、宣木瓜四钱、炙甘草一钱、鲜车前三株，以腊雪水煎服。

效果：进一剂，身得微汗，热减、烦平、脉起。复诊去香薷、藿香，加花粉、白芍各三钱以生津液。再诊病愈大半，原方分两减轻，又进一剂乃痊。遂止药，以糜粥调之。未及一周，即如常人矣。

何炳元按：霍乱，寒热相搏者多，虽知其为寒为热，亦须反佐以治，方中芩、连、滑石为君，佐以藿、朴、香薷，盖即此理。惟吐泻多，中气必伤，故参以四君子汤培其中气，法从黄连泻心汤脱化而出。（第十卷·时疫霍乱病案·霍乱转筋案·钱存济医案）

《古今医案平议》

项君香圃患赤痢濒危，其亲庄嵋仙少府，拉余往视。脉细，不饥，口干舌绛，形消色瘁，不寐溺无。禾中医者，以其素耽曲蘖，辄进苦燥渗利之药，而不闻景岳云：酒之为害，阴虚者饮之，则伤阴也。况病因暑热，不挟湿邪，温燥过投，阴液有立涸之虞。余将旋里，为定西洋参、生地、甘草、银花、石斛、麦冬、生白芍、扁豆花、枳椇子、藕汁一方，冬瓜煎汤，令其恣服。次年春余往禾候庄芝阶先生之疾，有一人来拜谢，面如重枣，素昧生平，甚讶之，嵋仙曰：即香圃也，面色素赤，上年因病危而色脱，故先生不识耳，承惠之方，服十余帖而愈，今又善饮如昔矣。《归砚录·卷四》

张寿颐评议：此亦阴液素虚之体，而温燥太过，津液告竭，虚热甚炽之

一定治法。（第一种之第七卷·时病痢疾门·虚痢）

《宋元明清名医类案》

❖ 曾患淋证，小便本难。近来变为癃闭，少腹硬满，小便肿胀，苔白不渴，脉小而沉。下焦湿热，被外寒所遏，膀胱气化不行，最为急证，恐其喘汗。

肉桂五苓散加木香、乌药、枳壳。

另葱一把、麝香三厘，捣饼贴脐。

柳宝诒按：此温通法也。惟由淋变癃，气分必虚，补中、肾气等法，亦可随宜佐用。（曹仁伯医案·小便）

❖ 《经》曰：胞移热于膀胱，则癃溺血。又曰：水液浑浊，皆属于热。又曰：小肠有热者，其人必痔。具此三病于一身，若不以凉血之品，急清其热，迁延日久，必有性命之忧。

导赤散合火府丹加灯心。

又丸方：固本丸合大补阴丸、猪脊髓丸加萆薢。

柳宝诒按：火甚者阴必伤。火清之后，随进丸药，以滋其阴。（曹仁伯医案·小便）

❖ 曾治黄学畲，小便闭塞。医用凉药过多而不通，是元气虚而不能输化也。余用补中益气汤加泽泻、肉桂化气而通。继服六味地黄丸加麦冬，至一年而体健。（齐友堂医案·小便不通）

❖ 曾治老农田子有，患小便不通，小腹胀满。《经》云：此症宜急治，缓则杀人。余用连根葱白一斤，捣烂炒热，入寸香（即麝香。编者注）三分，以布裹分作两处，更换熨脐下即通。遂煎服六味地黄丸料，二剂而安。（齐友堂医案·小便不通）

❖ 曾治梁世琦，因病后服附、桂热药太多，消烁肺气，小便不通。医家又用四物汤加厚朴、猪苓、泽泻，则胀满加剧，凑上胸膈，膀胱胀满，喘促不宁，告急求治。余曰：足下是有余之症，乃附子热药之误也。用芩、连、知、柏、桔梗、栀子、茯苓、甘草、去白陈皮，水煎，调沉、木二香末子

服，一剂而小便行通如常。继服六味地黄汤加麦冬，四剂而安。（齐友堂医案·小便不通）

❖ 曾治骆欣，患伤寒小便不通。余以皮硝少许水煎化，用新青布蘸水搭脐上并小便上，顷刻立通。诸药不应，此可治之，男女同法。（齐友堂医案·小便不通）

❖ 曾治汪多才，年七十有六，患小便滴沥，醉胀异常。医用破血之剂，胸膈膨胀。人事昏晕，喘促无宁。余曰：此非血蓄膀胱，何用破血为哉？医误之矣。仲景有云：小便不利者，为无血也。病在气分，不当用血之药。此是蓄尿过满，胀翻出窍，以致尿不得出，名为癃闭。吾用白蔻宣畅胸膈，砂仁、半夏醒脾开胃，肉桂化气，桔梗开提，生姜升散。令服是剂，且以手上拂其肚脐，使膀胱之气能转运，斯窍自顺而尿如涌矣。少顷，果自言松了大半而便下，转瞬又行，则安然熟睡，睡起又行，腹消如故。即于前方中加参、苓、芪、术，数剂而安。（齐友堂医案·小便不通）

❖ 曾治吴盐商，患小便不通。余以加减禹功散，用去白陈皮、桔梗、赤茯苓、泽泻、白术、木通、条芩（即黄芩。编者注）、黑山栀、法夏各三钱，升麻、砂仁、甘草各六分，水煎服。少时以鸡翎探痰，吐之而通。此方妙在兼用吐法，譬如滴水之器，闭其上窍则涩，拔之则水通流泄矣。余用此方，活人亦多，敢告同志。（齐友堂医案·小便不通）

❖ 曾治一人，患前后不通，胀满闷乱。余以甘遂末水调敷脐下，以甘草节煎汤饮之，小水来如涌泉，少顷，大便亦通矣。（齐友堂医案·小便不通）

❖ 曾治一人，患症如前（指前后不通。编者注），关格胀满，命在须臾，又居穷乡，无处觅药。余令以独蒜烧熟，去皮微捣，绵裹纳下部，冷即易之，立通。（齐友堂医案·小便不通）

❖ 常熟大河镇李姓妇，孀居有年，年四十余，素体丰肥。前为争产事，以致成讼，郁怒伤肝，后即少腹膨胀，左侧更甚，小便三日不通。某医进以五苓、导赤等法，俱无效，就余寓诊。余曰：此乃肝气郁结，气滞不化。厥阴之脉，绕于阴器，系于延孔，专于利水无益，疏肝理气，自然可通。

立方用川楝子三钱、青皮二钱、广木香五分、香附二钱、郁金二钱、橘皮钱半、官桂（即肉桂。编者注）五分、葱管三尺；浓汁送下通关丸三钱，一剂即通。明日来寓，更方而去。（余听鸿医案·癃秘）

❖ 常熟西乡大市桥宗福湖，小便不通，延医治之，不外五苓、导赤、通草、滑石之类，无效。已十三日，未能小便，少腹高硬作痛，汗出气促，少腹按之石硬。余进通关法加地黄，重用肉桂。一剂而通，溲仍未畅，少腹两傍仍硬，脐下中间三指阔已软。余曰：此阳气未得运化也。进以济生肾气汤大剂，少腹以葱姜水薰洗，三日溲畅如前。（余听鸿医案·癃秘）

❖ 持重努力，气血交阻肠胃，始则口鼻血溢，继之肚腹膨胀，二便艰难，不饥少食，渴饮，头颅胀痛，舌苔边中白剥。阴伤，肠胃瘀浊蒸腾于上，势成蛊疾，急为宣中化瘀，兼养胃气之阴。

麦冬、丹皮、刘寄奴、丹参、泽兰、木通、小蓟草、怀膝（即怀牛膝。编者注）、赤芍、郁金、炒枳壳、藕节。（马培之医案·肿胀）

❖ 形丰，脉沉细而涩，舌苔满白，素属湿体。湿为地气，肺为天气，湿困于里，气道不利，肺气不能周行于身，湿由脏腑而外廓，胸胁皮肤，无处不至。现下遍体疮痍已愈，惟胸背胁肋胀痛，大便不利，小便涓滴，肚腹渐膨，能坐而不能卧，颇有胀满之虞。膀胱为州都之官，津液藏焉，气化则能出矣。天气不降，地道不利，拟肃肺分浊，小水畅行，是为要着。

西琥珀、冬葵子、牛膝、茯苓、通草、萎皮、沉香、泽泻、蟋蟀。

复诊：肿由乎湿，胀由乎气，肿胀之症，不越脾肺肾三经。气不行水，土不防水，以致水湿泛滥，胸腹胀满，腰背胁肋作痛，不能平卧，昨日药后，大便两次，小便依然涓滴，腰骶肿而乏力，不能任步。少腹硬坚，按之作痛，湿积膀胱内胞。拟通泄浊，冀小水畅行为要。

血珀、滑石、沉香、茯苓、椒目、槟榔、川楝子皮、萆薢、泽泻、牛膝、桑皮。

三诊：昨晚肚腹胀势较甚，气冲胸胁，不能安卧。黎明下体发现红点，胀势略松，是湿热外达之机。大便一次觉热，小溲色赤，湿蕴生热，上焦气化无权，以致膀胱不行。脉象较昨流利，惟右寸尚带细涩，肺气不能宣布也。拟肃肺以通利三焦，三焦通，则上下之气皆通矣。

全瓜蒌、滑石、萆薢、沉香、茯苓、煨黑丑（即牵牛子。编者注）、木通、泽泻、牛膝、琥珀。

四诊：脉象细缓，按之有神，细为血少，缓为气虚。湿困于脾，清阳不能舒展，以致浊气不得下降。少腹痛胀虽减，而腰如束带，气升则痛，四日未得更衣，小溲依然涓滴。脾气壅滞，积湿不行，左右肿甚，不能任步。舌上腻苔已化，只有薄白一层带燥，底现红色。阴阳气化无权，拟养阴舒气，兼理二便，勿进攻味，缓缓调治。

沙参、茯苓、萆薢、郁李仁、郁金、全瓜蒌、当归、黑丑、泽泻、薤白头、川楝、陈香橼。（马培之医案·肿胀）

❖ 此吸受秽浊，募原先病，呕逆，邪气分布，营卫热蒸，头胀身痛。经旬，至神识昏迷，小溲不通，上中下三焦交病。舌白，渴不多饮，仍是气分窒塞。当以芳香通神，淡渗宣窍，俾秽浊气由此分消耳。

通草、猪苓、茯苓皮、米仁、淡竹叶、腹皮、至宝丹。（叶天士医案·时疫）

❖ 横泾三十，劳伤虚体，胀病初愈，因动怒气郁不食，二便皆阻，从肠痹定议。仿丹溪开肺法，以肺主一身之气化。

杏仁、苏子、桑叶、紫菀、姜皮、桃仁。（叶天士医案·二便不利）

❖ 口齿骨骱不开，咽喉痰壅，溺阻肌浮，是皆气分闭塞。《经》言：诸气膹郁，皆属于肺。肺象空悬，凡重剂竟走肠胃，故久治不效。

麻黄、杏仁、滑石、牛蒡子、马兜铃、生甘草、射干、马勃。（叶天士医案·类中风）

❖ 口中干燥，小水全无，泉源已竭，阴液无以上承，利证噤口，都是湿热壅于胃口，下元衰惫。冲脉气震高突，此攻病保真，理难捉摸。

川连、草决明、石莲、黄芩、乌梅、白芍生胃津而镇肝逆。（叶天士医案·痢疾）

❖ 李隆吉，客寒入于肠络，欲大便必先腹痛，便解痛已。旬日无溺，气下泄，此属肠痹寒客于大肠膜中，则大肠之玄府不通，横行出入之气既窒，而升降亦自不利。

公丁香柄、柴胡、木香、白芍、乌药、川楝子，化入更衣丸五粒。（叶天士医案·二便不利）

❖ 从叔多昌，当四十余岁时，初患大便不利，医者每以滋润药服之，久之小便亦不利，肚腹饱胀渐上，胸膈亦痞满不舒，饮食不入，时时欲呕。前后服药已数月，疾益剧。最后有一医谓当重用硝、黄大下，连进三剂，大小便益闭塞不通，身体益困疲不支。余适自馆归，两家距离半里许，促往诊，见其面色惨晦，骨瘦，起居甚艰，舌苔厚而灰白，切脉沉迟而紧。呼余告曰：自得疾以来，医药屡更，而势转殆，吾其不起矣！即命家人将先后服方逐一送阅毕。余曰：药均大错，幸而最后所服硝、黄，未至腹痛泄泻，否则必无今日，然而危矣。多叔骇问曰：药乃如此错乎？当疾初起时，非但医以为火，余心中亦自以为火，有火服硝、黄，正是对病下药，未泄泻者，窃疑药力未到耳。余笑曰：否！否！此症药与病反，诸医无一知者，何怪老叔？迄今图之，病虽危险，尚有方救，但恐老叔不能坚信，摇于旁议，中道变更，反使余代他人受过，则不敢举方，以于事无济也。多叔曰：吾自分死矣，他医之方，试之殆遍，今尔为吾立方，不论何药，死亦甘休，断不致听他人异议。在他人亦从何置议？遂疏方：乌附一两五钱、北姜一两五钱、老生姜一两、粉甘草一两五钱。写方未毕，多叔曰：如此猛烈热药，分量又极重，入口岂能下咽？余曰：入口不甚辣，后当自知，可无赘言。嘱其煎成冷服，每日当尽三剂，少必两剂，切勿疑畏自误。窃窥多叔犹有难色，即促速购药，余当在此守服，保无他虞。顷之药至，即属其子用大罐多汲清水，一次煎好，去渣俟冷，分三次进服，究以疑畏不敢频进，至夜仅服完一剂。次早呕少止，膈略舒，可进糜粥，是日服药始敢频进，尽两剂。其明日，呕已止，胸膈顿宽，索糜粥，食如常人。余因语之曰：今日当不复疑余药矣。即应声曰：甚善，甚善！当频服求速愈。余因馆事未便久旷，病根深锢，恐难克日收效，又于原方外加半硫丸二两，每日侵晨用淡姜汤送下三钱，分三日服完而归。

归后第四日，天甫明，即遣人召，入门，握余手曰：得毋骇乎？余乃示尔喜信耳，自相别之次日，见先日服药三剂，吞丸三钱，毫无热状，腹胀亦稍宽舒，食量加，体愈畅，除服汤三剂外，遂将丸药之半分三次吞服，功效益著。其明日又如前汤丸并进，丸药完矣。今天未明而腹中作响，似欲更衣者，即命小儿扶如厕，小便先至，大便随出，先硬后溏，稠粘不断，顷刻约半桶，病如失矣。所以急于告者，使尔放心。即留晨餐。多叔早废书，性聪明，通达事理，席间问余：此症究何缘致之，前此许多医药，何以日剧？贤侄方为向来所未经见，何以如此神效？愿闻其详。

余曰：兹理深奥，即粗知医者，尚难语此。既承下问，请浅浅取譬，即得大要。人身肠胃，犹人家之阴沟，胸膈犹堂室然，疾系内脏阳气式微，犹之天寒地冻也。试观冬月，人家阴沟冰结，水道不通，求通之法，必俟赤日当空，自然冰释，此理妇孺咸知，医者反茫然罔觉。初以润药，是益之霜露，则阴沟冰结愈固，无怪二便不通，肚腹满胀也；继进硝、黄，是重以霜雪，阴沟既不通，层累而上，势必漫延堂室，是即阴霾上逼，由肚腹而累及胸膈，遂至咽喉亦形闭塞，时而作呕也。今余以辛温大剂频服，使锢阴中复睹阳光，坚冰立泮（融解。编者注），获效所以神速。多叔掀髯抚掌曰：然哉，然哉。遂为立通脉四逆加人参汤善后而别。别后一月复见，迎笑曰：前此大病几死，微贤侄必无偾偾矣，可称神技，然而当日谤书，何啻三箧？余曰：侄固知之，幸吉人天佑，不辨自明矣。（萧琢如医案·便涩）

❀ 周姓妇，年三十许，产后已逾两月，忽心中烦热，气短，不能安枕，欲小便不得，腹胀满，杂治半月，益剧。幸饮食如常，脉之弦缓，一医欲与五苓散。余曰：当用肾气丸，《金匮》曰：妇人烦热不得卧，反倚息，此名转胞，不得溺也，肾气丸主之。主人正检前方中有五苓散，即疏肾气丸与之。一服知，二服愈。（萧琢如医案·产后）

❀ 丁耀川令堂，年四十四，常患胃脘痛，孀居茹素十五年。七月中，触于怒，吐血碗许，不数日平矣。九月又怒，吐血如前，加腹痛。至次年二月，忽里急后重，肛门大疼，两跨亦痛，小便短涩，出惟点滴，痛不可言。腰与小腹之热，如滚汤泡，日惟仰卧不能侧，一侧则左跨并腿痛甚。小便疼，则肛门之痛减；肛门疼，则小便之痛减。遇惊恐，则下愈坠而疼。经不行者两月，往常经来时，腰腹必痛，下紫黑血块甚多。今又白带如注，口渴，通宵不寐，不思饮食，多怒，面与手足虚浮，喉中梗梗有痰，肌肉半消。孙诊之，脉仅四至，两寸软弱，右关滑，左关弦，两尺涩。据脉，上焦气血不足，中焦有痰，下焦气凝血滞，郁而为火。盖下焦之疾，肝肾所摄，腰胯乃肝之所经，而二便乃肾之所主也。据证，面与手足虚浮，则脾气极弱；饮食不思，则胃气不充；不寐由过于忧愁思虑而心血不足，总为七情所伤故耳。《内经》云：二阳之病发心脾，女子不月。此病近之。且值火令当权之候，诚可虑也。所幸者，脉尚不数，声音清亮耳。因先为开郁清热，条达肝气，保过夏令后，再为骤补阴血。必戒绝怒气，使血得循经，方可获生也。初投当归龙荟丸，以撤下部之热；继以四物汤、胆草、知、檗、柴胡、泽兰煎，吞滋肾丸。连服四日，腰与小腹之热始退。后以香薷、石苇、胆

草、桃仁、滑石、杜牛膝、甘草梢、柴胡，煎吞滋肾丸。大、小便痛全减。（孙东宿医案·小便涩）

❀ 黄元吉，年六十余。因丧明畜妾，而患小便淋涩。春间因颠仆，昏愦遗尿，此后遂不时遗溺，或发或止，至一阳后大剧，昼日溺涩不通，非坐于热汤，则涓滴不出，交睫便遗之不禁。张诊其脉，或时虚大，或时细数，而左关尺必显弦象。此肾气大亏，而为下脱之兆也。乃与地黄饮子数服，溺涩稍可，遗亦少间。后与八味丸除丹皮、泽泻，加鹿茸、五味、巴戟、远志，调理而痊。（张石顽医案·小便淋涩）

❀ 郡守王镜如，痰火喘嗽正甚时，忽然小便不通。自服车前、木通、茯苓、泽泻等药，小腹胀闷，点滴不通。李（即李中梓。编者注）曰：右寸数大，是金燥不能生水之故。惟用紫菀五钱，麦冬三钱，北五味十粒，人参二钱，一剂而小便涌出如泉。若淡渗之药愈多，反致燥急之苦，不可不察也。（李士材医案·小便不通）

❀ 孝廉俞彦直，修府志劳神，忽然如丧神守，小便不通。士材（指李中梓。编者注）曰：寸微而尺鼓，是水涸而神伤也。用地黄、知母各二钱，人参、丹参各三钱，茯苓一钱五分，黄柏一钱。二剂稍减，十剂而安。

俞震按：仲景云：小便利者为有血，小便不利者为无血，乃辨伤寒蓄血之规矩也。此却因蓄血而小便闭，岂非规矩又贵变通乎？（李士材医案·小便不通）

❀ 梁溪王兴甫，偶食牛肉，觉不快，后遂发疟，饮食渐减，至食不下咽，已而水饮亦不下，白汤过喉间，呕出作碧色，药不受，小便一滴如赤茶，大便闭。诸医束手。缪视之，令仰卧，以指按至心口下偏右，大叫，因询得其由。即用矾红和平胃散作末，枣肉和丸，白汤下三钱。至喉辄不呕，水道渐通。次日下黑物数块如铁，其病若失。再以人参、麦冬各五钱，橘红、白芍各三钱，煎服。四日起。

俞震按：理中加梅、连以治吐蛔；矾红和平胃散以治停滞牛肉，原非奇方异法，然与诸病案情稍别，故录之。（缪仲醇医案·疟疾）

❀ 木渎某，小便闭七日，腹胀如鼓，伛偻不能立，冲心在顷刻矣。就余（即徐灵胎。编者注）山中求治，余以鲜车前根捣烂敷其腹，用诸利水药内服，又煎利水通气药，使坐汤中，令人揉挤之。未几，溺迸出，洒及揉者之

面。溺出斗余，其所坐木桶几满，腹宽身直，徜徉而去。（徐灵胎医案·癃）

❖ 学宫后金汝玉，忽患小便不通。医以通利导之，水愈聚，而溺管益塞，腹胀欲裂，水气冲心即死，再饮汤药，必不能下，而反增其水。余曰：此因溺管闭极，不能稍通也。以发肿药涂之，使溺器大肿，随以消肿之药解之，一肿一消，溺管稍宽，再以药汤洗少腹而挤之，蓄溺涌出，而全通矣。此无法中之法也。（徐灵胎医案·癃）

❖ 舌缩，语音不出，呼吸似喘，二便不通，神迷如寐。此少阴肾液先亏，温邪深陷阴中，痉痓已见。厥阳内风上冒，本质素怯，邪伏殊甚，实为棘手。议护下焦之阴，清解温热之深藏，以冀万一。

阿胶、鲜生地、元参、鲜石菖蒲、川黄连、童子小便。（薛生白医案·时邪）

❖ 孙某患感，医投温散，竟无汗泄。至十一日，孟英视之。业已神昏囊缩，面赤舌绛，目不识人，口不出声，胸膈微斑，便泻而小溲不行者已三日。医拟温补，孟英急止之曰：阴分素亏，而温散劫津，邪热愈炽，则营卫不行，岂可妄云漏底，以温燥竭其欲绝之阴乎？浦上林云：泄泻为热邪之出路，求之不可得，胡可止也？以西洋参、生地、麦冬、丹皮、连翘、生芍、石菖蒲、盐水炒黄连、甘草梢、百合、茯苓、贝母、银花、紫菀为方此证可生，在胸膈，微斑、便泻两层。一剂即周身微汗而斑退，三剂始得小溲一杯而识人，四剂乃得大汗，而身热退，面赤去，茎亦舒，复解小溲二杯。次日于方中减连翘、菖蒲、丹皮、黄连，加知母、玉竹、竹叶投之，舌始润，神始清，知渴索水。孟英令将蔗、梨等榨汁频灌下饮，其汗如雨下者三昼夜始休人身阴阳贵得平均，此证温散劫津，残阴将绝，亟予甘寒，则阴平阳秘而后汗解。于是粥渐进，泻渐止，溲渐长。前方又去贝母、银花、紫菀，加石斛、龙眼肉，服之全愈。（王孟英医案·斑）

❖ 杨左。两足酸楚，不便灵动，起于十月初旬；少腹高突，小便闭癃，发于本月中浣（指中旬。编者注）。大便将旬一更，小溲通行不获，当脐之下，少腹之上，有形横突，日以益大。水道一日不通，气道一日不畅，渐至气入于络，膺胁肋俱胀，形寒形热，忽往忽来。舌质糙燥，脉象弦紧。三焦决渎失司，膀胱气化失职，升降交阻，津液互伤。急当通其气道，参以利其水道。

瑶桂（即肉桂。编者注）、知母、川黄柏、车前、丝瓜络、金铃（即川楝子。编者注）、木通、甲片（即穿山甲。编者注）、蟋蟀、地栗（即荸荠。编者注）、海蜇、牛膝、桃仁。

复诊：十月初旬，发现两足酸楚，本月中浣，又加小溲闭滞。少腹高突如阜，按之坚硬如石，三焦失决渎之司，六腑失输泻之职。近来小溲，既见涓滴，大便亦不畅下，水道日窒，气道日塞，旧湿从何而去？新湿乘机而来，通泄愈滞，升降愈阻，流行之气，留于经络，胸膺胁肋，皆见胀满。脉息弦细，舌质灰燥。治法通腑通络，藉以利气利水。

知母、瑶桂、车前、甲片、桃仁、海蜇、控涎丸、黄柏、川芎、萆薢、鼠矢（即牡鼠粪。编者注）、牛膝、红花、丝瓜络。

三诊：前此小溲癃闭，现在小溲涓滴，少腹坚硬，一旦消平。然三焦决渎尚窒，六腑流行未通，大便不下，已有三日。腹笥尚有郁塞不舒，两足经络仍觉酸楚，环跳筋骨，又觉酸痛。脉象细弦，舌薄白。肝肾营阴已伤，膀胱气化失司，湿邪乘机蟠聚，升降益形阻遏。务使气化流行，则湿自化，小便自利。

知母、当归、瑶桂、茯苓、萆薢、黄柏、川芎、甲片、牛膝、地栗、海蜇。

四诊：大肠传导失司，大便两日一行。小肠受盛失职，小溲不循常度，有时涓滴，有时频数。当脐之下，少腹之上，忽而有形，忽而无迹。惊蛰将届，春阳萌动，肝木由此怒张，胃气竟受戕伤，夜寐不多，胃纳颇少。身半以上，经络掣胀，身半以下，经络酸楚。病缠已将三月，肝肾精阴两伤。六脉弦细，舌质净白。猛剂妨碍气血，断不可施；缓剂宣通经络，似为妥当。

知母、瑶桂、桃仁、牛膝、红花、丝瓜络、海蜇、黄柏、当归须、枣仁、瓜蒌、谷芽、茯神。（金子久医案·癃闭）

❈ 又治一人，体肿喘嗽，小便不通。与之补中益气汤，兼服金匮肾气丸而安。（齐友堂医案·小便不通）

❈ 治吴生忽患腹痛，彻夜喊叫不绝，小水全无，以茱连汤加元胡一味而愈。窃此是木火乘金之患，以致肺气不降，水道不利，故用茱连（即吴茱萸、黄连。编者注）以泄肝，元胡以导气也。（喻嘉言医案·肺痈）

第三章

遗尿∖小便失禁医案

概　述

《清代名医医案精华》

❖ 肾不固摄，小溲为之失禁。（金子久医案精华·中风）

《宋元明清名医类案》

❖ 肾虚气不摄纳，肝虚气不约束，脾虚气不化津。痰嗽气喘，不能平卧，二便不禁，眩晕肢凉。（马培之医案·痰饮）

医　案

《名医类案》

❖ 孟都宪患气短痰晕，服辛香之剂，痰盛遗尿肾虚，两尺浮大，按之如无前案尺按之涩，此按之如无，皆主补肾，乃肾虚不能纳气归源，香燥致甚耳。用八味丸料三剂而愈。（卷三·痰）

❖ 薛己治大司徒许函谷在南银台时，因劳发热，小便自遗，或时不利。薛作肝火，阴挺不能约制，午前用补中益气，加山药、黄柏、知母，午后服地黄丸，月余诸症悉退。此症设服燥剂而频数，或不利，用四物、麦冬、五味、甘草。若数而黄，用四物加山茱萸、黄柏、知母、五味、麦冬。若肺虚而短少，用补中益气，加山药、麦冬。若阴挺痿痹而频数，用地黄丸。若热结膀胱而不利，用五淋散。若脾肺燥不能化生，用黄芩清肺饮。若膀胱阴虚，阳无以生而淋沥，用滋肾丸博按：此段原刻脱去二十四字。若膀胱阳虚，阴无以化而淋涩，用六味丸。若转筋小便不通，或喘急欲死，不问男女孕妇，急用八味丸，缓则不救。若老人阴痿思色，精不出而内败，小便道涩痛如淋，用加减八味丸料，加车前、牛膝。若老人精已竭而复耗之，大小便道牵痛，愈痛愈欲便，愈便则愈痛，亦治以前药，不应，急加附子。若喘嗽吐痰，腿足冷肿，腰骨大痛，面目浮肿，太阳作痛，亦治以前药。若痛愈而小便乃涩，宜用加减八味丸，以缓治之可也。（卷五·便浊）

❖ 一妇人两足发热阴虚，日晡益甚，小便自遗，或时不利。薛以为肝热阴挺不能约制。午前用白术、茯苓、丹皮、泽泻各五分，干山药、山茱、麦冬各一钱，熟地四钱，酒炒黑黄柏七分，知母五分，不数剂而诸症悉愈。若用分利之剂，益损真阴，必致不起。（卷十一·经水）

❖ 一人瘦长脆白，年三十余，久疟，后盗汗自汗过多，加以伤食，吐泻大作，吐止而泻，四日不住，筋惕肉瞤，惊悸梦遗，小便不禁。汪诊脉皆缓弱，右则略弦而涩，曰：此下多亡阴，汗多亡阳，气血虚也。遂以参、芪为君，白术为臣，山栀、麦冬、牡蛎为佐，酸枣、归身、山楂为使，加以薄桂（即肉桂。编者注），煎服旬余，诸症稍退。半年之间，常觉脐下内热一团，烘烘不散，时或梦遗。一医议作热郁，因欲下之。汪曰：此非有余之热，乃阴虚生内热耳，若欲下之，是杀之耳。宜以前方加黄柏，热当自退。果验。（卷三·疟）

《续名医类案》

❖ 柴屿青治陈勾山舅人梁大患疹，身热谵语，口渴遗尿。服药增剧，求治。两脉沉伏，意其疹尚未透，拟用消毒饮子。不信，势已濒危，复求诊。脉尚如故，探其舌燥裂生刺，且面垢唇焦，始信为伏暑即伏气也，发于阳明，故现以上诸症。实热之症。急投白虎汤二剂，病解而脉始洪矣。故临症者，脉既难凭，尤当察其舌也。（卷四·热病）

❖ 大参朱云溪母，于九月忽仆地，痰壅不省人事，唇口喎邪，左目紧小。或用痰血之剂，其势稍缓。至次年四月初，其病复作，仍进前药，势亦渐缓。至六月终，病乃大作，小便自遗，或谓风中于脏，以为不治。诊之，左关洪弦而数，此属肝火血燥也。遂用六味丸加五味、麦冬、芎、归，一剂而饮食顿进，小便顿调。随用补中益气加茯苓、山栀、钩藤、丹皮而安。至十月，复以伤食腹痛作泻，左目仍小，两关尺脉弦洪鼓指，以六君加木香、吴茱、升麻、柴胡，一剂而痛泻俱缓。以六君加肉果（即肉豆蔻，编者注）、故纸（即补骨脂。编者注）一剂，诸脉顿平，痛泻俱止。夫左关弦洪，由肝火血燥，故左目紧小。右关弦洪，由肝邪乘脾，故唇喎口邪，腹痛作泻。二尺鼓指，由元气下陷。设以目紧口喎，误作中风，投以风药，以腹痛泄泻，误作积滞，投以峻攻，复耗元气，为害甚矣。以阳虚恶寒，围火过热，致增痰喘，误服寒剂而卒。（卷二·中风）

❖ 范氏女年及笄矣，忽病夜卧小便自遗，晨起昏昏如醉，神气与人了不相当，晡后渐清爽，皮肤瘾疹，胸膈迷闷，食亦少，初起觉咽痛头晕，已十余日矣。诊之脉弦小而数。此属血虚火盛。询其天癸云何，则自前月大行，去血甚多，至七日乃已。谓为肝木过盛. 克脾侮胃乘肺而然。克脾则脾不摄血，故经水去多，侮胃则胃之络溢，故胀闷食减，乘肺则肺热，故瘾疮咽痛。又肝藏魂，肺藏魄，二脏不和，是以小便自遗，而神气昧也。与生地、杞子、羚羊角、黑山栀、麦冬、萎仁、黄连、丹皮、沙参、牛蒡之属，出入加减，六帖而安。（卷二十三·经水）

❖ 顾文学年逾八旬，初秋患瘅疟，昏热谵语，喘乏遗尿。或以为伤寒谵语，或以为中风遗尿，危疑莫定。张曰：无虑，此三阳合病，谵语遗尿，口不仁而面垢，仲景暑症，原有是例。遂以白虎加人参，三啜而安。同时顾文学夫人，朔客祈连山，皆患是症，一者兼风，用白虎加桂枝，一者兼湿，用白虎加苍术，俱随手而瘥。或问：今岁疟脉不弦之故。曰：疟属少阳经证，其脉当弦，而反不弦如平人者，以邪气与正气浑合不分故也。《金匮》云：温疟者其脉如平，身无寒但热，骨节烦疼时呕，白虎加桂枝汤主之。当知脉既不弦，便非风木之邪，即不当用柴胡少阳经药，岂可以常法施治乎。（卷七·疟）

❖ 黄履素曰：三生饮，施于中风之寒证妙矣。或有虚火冲逆，热痰壅塞，以致昏瞆颠仆者。状类中风，乌、附非所宜服。立斋治王进士虚火妄动，挟痰而作，急灌童溺，神思便爽案见江选。予从弟履中，年方强仕，以劳心忧郁，忽然昏瞆，痰升遗溺，眼邪视，逾时不醒，竟类中风。灌以童便而苏。此等症皆火挟痰而作，断非三生饮可投，并姜汤亦不相宜。

王士雄按：不但三生饮不可服，虽当归、枸杞之类，亦不宜用。余治顾听泉案可参。

同一卒然昏瞆，而所因不同，须细审之。《太平广记》载：梁新见一朝士，诊之曰：风痰已深，请速归去。其朝士复见郑州高医者赵鄂诊之，言疾危与梁说同。惟云：只有一法，请啖沙梨，不限多少，咀嚼不及，绞汁而饮。到家旬日，依法治之而愈，此亦降火消痰之验也。

王士雄按：《资生经》亦云：凡中风，由心腹中多大热而作也。

徐灵胎曰：天下卒死之人甚多，其故不一。内中可救者十之七八，不可救者仅十之二三。唯一时不得良医，故皆枉死耳。夫人内外无病，饮食行动如常，而忽然死者，其脏腑经络本无受病之处，卒然感犯外邪，如恶风秽气，鬼邪毒厉等物，闭塞气道，一时不能转动，则大气阻绝，昏闷迷惑，久而不通，愈聚愈塞，如系绳于颈，气绝则死矣。若医者知其所犯何故，以法治之，通其气，驱其邪，则立愈矣。又有痰涎壅盛，阻遏气道而死者，通气降痰则苏，此所谓痰厥之类也。以前诸项，良医皆能治之，惟脏绝之症则不治。其人或劳心思虑，或酒食不节，或房欲过度，或恼怒不常，五脏之内，精竭神衰，惟一线真元未断，行动如常。偶有感触，其元气一时断绝，气脱神离，少顷即死。既不可救，又不及救，则卒死之最急而不可治者也。至于暴遇鬼神，适逢冤谴，此又怪异之事，不在疾病之内矣。

定风酒：补血息风。凡病虚风病者，饮之辄愈。且药味和平，衰年者频服，甚有神益，而无流弊，真妙方也。天冬、麦冬、熟地、川芎、五加皮、牛膝、秦艽各五钱，川桂枝三钱，绢袋盛之，汾酒二十斤，净白蜜、赤沙糖、陈米醋各一斤。搅匀浸以瓷坛，豆腐皮封口，压以巨砖，煮三炷香取起，埋土中七日可饮矣。

至宝丹：治中恶气绝，中风不语，中诸物毒，热役烦躁，气喘吐逆，难产闷乱，死胎不下。以上并用童便一合，生姜自然汁四五滴。和温化下三丸至五丸，神效。又治心肺积热，呕吐，邪气攻心，大肠风秘，神魂恍惚，头目昏眩，口干不眠，伤寒狂语，并皆治之。又治小儿诸痫，急惊心热，卒中客忤，不得眠烦躁，风涎搐搦。每二岁儿服二丸，人参汤徐灵胎曰：此安神定魄必备之方，真神丹也。暹罗犀角镑、朱砂研，水飞，观音面者佳、雄黄研水飞、琥珀研，水飞、玳瑁镑各一两，牛黄五钱，麝香研、龙脑研各一钱，金、银各五十张，水安息香一两，无灰酒熬膏如无，以旱息香代之。

上将生犀、玳瑁为末，入余药研匀，将安息香膏重汤煮凝，后入诸药，搜和成剂，丸如桐子大，参汤化下三丸至五丸。《本事方》中人参、南胆星、天竺黄。王晋三曰：此治心脏神昏，从表透里之方也。犀角、玳瑁、牛黄、琥珀，以有灵之品，内通心窍；朱砂、雄黄、金银箔，以重坠之药，安镇心神；佐以龙脑、麝香、安息香，搜剔幽隐诸窍。故热入心包络，舌绛神昏者，以此丹入寒凉汤药中用之，能驱阴起阳，立展神明，有非他药之可能及。若病起头痛而后神昏不语者，此肝虚魄升于顶，当用龙骨牡蛎救逆以降之，又非至宝丹所能苏也。（卷二·中风）

❀ 黄履素曰：余从弟履中，年方强仕，以劳心忧郁，忽然昏愦，痰升遗溺，眼斜视，逾时不醒，竟类中风，灌以童便而苏。此等症候，皆火挟痰而作，又非三生饮可治者，并姜汤亦不相宜也此法与江选薛立斋治王进士案同参。（卷二·中风）

❀ 李士材治一商人，忽然昏仆，遗尿手撒，汗出如珠。咸谓绝症既见，决无生理。李曰：手撒脾绝，遗尿肾绝，法在不治。惟大进参、附，或冀万一。遂以人参三两，芪、术、附各五钱，是夜服尽，身体稍稍能动。再以参附膏加生姜、竹沥盏许，连进三日，神气渐爽。后以理中、补中等汤，调养二百日而安。（卷二·中风）

❀ 李士材治张方伯夫人，患饮食不进，小便不禁。李曰：六脉沉迟，水泉不藏，是无火也。投以八味丸料，兼进六君子加益智仁、肉桂，二剂减，数剂瘳。（卷二十·小便不禁）

❀ 刘大参，年逾六旬，形气瘦弱，小便不禁，或烦数，内热口干，或咳痰喘晕。此肺肾气虚，用六味丸、益气汤以滋化源。彼不信，反服补阴降火涩精之剂，阴囊作痛，或小便不利。仍服前药，不两月而愈。（卷二十·小便不禁）

❀ 陆祖愚治赵一阳，年过五旬，中风卒倒，牙关紧闭，戴眼上窜，手握而四肢振掉。或以稀涎散吹入鼻中，吐稠痰数碗。投小续命汤二剂，反口开手撒，眼合遗溺，四肢厥逆，人事昏沉，喉鸣发热。脉之洪滑而歇止。症已危甚，勉力用方，二陈加南星、枳实以导其痰，四物以养其血，佐以牙皂、姜汁、竹沥。二剂痰喘渐轻。六剂人事清爽。改用参、术、归、芍，大补气血而安。（卷二·中风）

❖ 秋官叶素阴虚，因怒忽喉肿寒热，头痛项强目直，小便自出。此皆肝火之症，肝主筋膜，火主肿胀，火旺则血涸，筋挛则紧急，颈项如拔，阴挺痿痹，则小便自遗。遂刺患处出毒血，用四物、柴胡、山栀、元参、甘草而苏。再用六味丸料以生肝血滋肾水，诸症悉愈。（卷十八·舌）

❖ 壬戌夏，五营缮朱载常，早间入署，舆中呕吐昏愦遗尿。医以中风治，开附子理中汤加僵蚕。后又以两脉鼓指，危笃已极，参附尚少，恐难挽回。柴曰：此暑风也，脉无死象，力保无事。伊同寓水部钱筑岩不信，急煎前药将进，幸禾中朱汝能进以六一散，一服神气稍定。钱虽不知医，固知六一散之与理中冰炭，因停前药。次日遂以黄连香薷饮，加羌活治之，调理数日而康。（卷四·暑）

❖ 孙文垣治倪二南内人，小水不禁，一日二十余。脉之，右寸洪而有力，左寸虚，右尺沉微，此心肾不交也。以当归、远志之类，五日而安。后凡遇辛苦则发，以此服之立效。（卷二十·小便秘）

❖ 王执中壮年寓学，忽有遗沥之患。因阅方书，见有用五倍子末酒调服者，服之愈。药若相投，岂在多品，而亦无事于灸也。《资生经》（卷二十·小便不禁）

❖ 吴桥治陈龙，年八十而病尿浊不禁，则隐几而日夜会，不复近衾裯（本指被褥床帐等卧具，不能入寐。编者注）。诊之六脉沉沉垂绝矣。叟乃命孙扶起，曲跽告曰：老夫春秋高，子孙仅立门户，死其时也。吾从侄继鸾，年四十，病瘵且危，家极贫，举室五口，嗷嗷待哺，愿公救其死，即龙死贤于生。就而诊之，卧无完席，室中仅二缶（古代一种大肚子小口儿的盛酒瓦器。编者注）作炊，然左脉平，右脉虚大而数，曰：此忧思伤脾也，扶脾土则有生理，治宜补脾抑肝此《金匮》法也。叟闻瘵者可生，则大喜过望，其病一再剂而愈。逾月瘵者无恙，则夫妇帅诸子罗拜谢之。《太函集》（卷十·内伤）

❖ 薛立斋治靳太师夫人，先胸胁胀痛，后四肢不遂，自汗如雨，小便自遗，大便不实，口紧目瞤，饮食颇进，十余日。或以为中脏。曰：非也。若风既中脏，真气将脱，恶症已见，祸在反掌，安能延至十日。乃候其色，面目俱赤而或青。诊其脉，左三部洪数，惟肝尤甚。乃知胸乳胀痛，肝经血虚，肝气痞塞也。四肢不收，肝经血虚，不能养筋也。自汗不止，肝经血热，津液妄泄也。小便自遗，肝经热甚，阴挺失职也。大便不实，肝木炽盛克脾土也。用犀角散四剂，诸症顿愈。又用加味逍遥散调理而安。

后因郁怒，前症复作，兼发热吐呕，饮食少思，月经不止。此木盛克土，而脾不能摄血也。用加味归脾为主，佐以逍遥散而愈。后每遇怒，或睡中手搐搦，复用前药愈。（卷二·中风）

❖ 薛立斋治一妊妇遗尿内热，肝脉洪数，按之微弱，或两太阳作痛，胁肋作胀。此肝火血虚，用加味逍遥散，六味地黄丸寻愈。

后又寒热，或发热，或恚怒，前证仍作，用八珍散、逍遥散兼服，以清肝火养肝血而痊。（卷二十四·泄泻）

❖ 一产妇小便不禁，二年不愈，或面色青赤，或黄白，此肝脾气血虚热，用加味逍遥散为主渐愈，佐以六味丸而痊。

后因怒小便自遗，大便不实，左目顿紧，面色顿赤，仍用前散（指加味逍遥散。编者注），佐六君子汤，以清肝火，生肝血，培土而瘳。（卷二十五·小便不禁）

❖ 一妇人，因怒仆地，语言謇涩，口眼㖞邪，四肢拘急，汗出遗溺，六脉洪大，肝脉尤甚。皆由肝火炽盛，盖肝主小便，因热甚而自遗也《经》云：肝虚者善溺。用加味逍遥散加钩藤，及六味丸，寻愈亦可入气厥（本案从症状来看是中风，但却未按中风论治，病亦痊愈。编者注）。（卷二·中风）

❖ 一妇人发痉，遗溺，自汗面赤，或时面青，饮食如故。肝脉弦紧。此肝经血燥风热，痉症也。肝经属木，其色青，入心则赤。法当滋阴血清肝火，遂用加味逍遥散，不数剂诸症悉退而安。（卷三·痉）

❖ 一妇人咳嗽胁痛。或用清气化痰降火等剂久不愈。更加内热晡热，若两胁或小腹内热，其嗽益甚，小便自遗。此属肝经血虚火动，用六味丸加五味子，滋肾水以生肝血，用补中益气，生脾土以滋肺金而寻愈。（卷十五·咳嗽）

❖ 一老妇患前症（指小便自遗。编者注），恶寒体倦，四肢逆冷。薛以为阳气虚寒，用补中益气加附子，三剂不应。遂以参附汤四剂稍应，仍以前药而安。附子计用四枚，人参斤许。（卷二十·小便秘）

❖ 一男子年十八，痘后四十日外忽腰痛极，两手撒撒，目开无光，汗出遗尿，喉声如锯，六脉浮大，此恣欲房劳而阴阳离决也。以艾灸气海六十二壮，四肢活动，又以独圣汤频服，及八味地黄丸而愈。（卷二十七·腰痛）

❖ 一人伤寒六日，两脉微弱不起，面垢遗尿，自汗谵语，身重不能转侧。此三阳合病，汗下两不可用。仲景云：腹满身重，口不仁而面垢，谵语遗尿自汗者，白虎汤主之。盖三阳合邪，至遗尿谵语，其中州扰乱，真气与津液并伤可知。故仲景复云：发汗则谵语，下之则额上生汗，手足逆冷。以汗则偏于阳，而津液益伤；下则偏于阴，而真气复损。惟白虎一法，解热而不碍表里。但三阳病其脉当浮大，而反微弱不起者，以邪热郁遏，不得外达，非阳衰脉微之比，但清其壅热，而脉自起矣。用大剂白虎，一服便得大睡，再剂神清脉起。与补虚清热而痊。（卷一·伤寒）

❖ 张三锡治一人病风狂，服甘遂等利药太过，小水不禁，服桑螵蛸散未终一料而安。

真桑螵蛸同桑皮炒、远志、菖蒲、龙骨、人参、茯苓、当归、龟板醋炙。

已上各一两为末，以参汤调下二钱。（卷二十·小便不禁）

《古今医案按》

❖ 大司徒许函谷，因劳发热，小便自遗，或时不利。此因肝火阴挺，不能约制。午前用补中益气加山药、黄柏、知母，午后服地黄丸，月余全愈。（卷第六·小便涩数）

❖ 陕客亢仁轩，年壮色苍，体丰善啖，患胞痹十余年。其脉软大而涩涩不调，不时蹲踞于地，以手揉其茎囊，则溲从谷道点滴而渗，必以热汤沃之，始得少通，寐则有时而遗。其最者中有结块如橘核之状，外裹红丝，内包黄水，杂于脂腻之中。此因恣饮不禁，酒湿乘虚袭入髓窍，故有是患。因令坚戒烟草、火酒、湿面、椒蒜、糟醋、鸡豕、炙煿等味，与半夏、茯苓、猪苓、泽泻、萆薢、犀角、竹茹作汤。四剂，势减二三。次与肾沥汤加萆薢，数服，水道遂通，溲亦不痛，但觉食不甘美。后以补中益气加车前、木通，调之而安。石顽曰：又有胞痹二证，一因挟妓致病，用肾沥汤、加减八味丸收功；一因阴虚多火，用肾沥汤、生脉散，合六味丸收功。若萆薢分清、渗水伤精之味，咸为切禁。此人则肥盛多湿，故先与清胃豁痰之药。然后理肾调脾，治各有宜耳。（卷第六·小便不禁）

❀ 文学俞元倩，忧忿经旬，忽然小便不禁。医皆以补脬固肾之剂投之，凡一月而转甚。李曰：六脉举之则软，按之则坚，此肾肝之阴有伏热也。用丹皮、茯苓各二钱，苦参八分，甘草梢六分，黄连一钱。煎成，调黄鸡肠与服。六剂而安。适有医云：既愈，当大补之。数日后，仍复不禁，再来求治。曰：肝家素有郁热，得温补而转炽。遂以龙胆泻肝汤，加黄鸡肠服之，四剂即止。更以四君子加黄连、山栀，一月而痊。

俞震按：丹溪案是相火送入小肠，此案是肝肾阴中伏热，病情微有不同。须看其用药，亦微有不同处。（卷第六·小便不禁）

❀ 张路玉又治顾大来，年逾八旬，初秋患瘅疟，昏热谵语，喘乏遗尿。或者以为伤寒谵语，或者以为中风遗尿，危疑莫定。路玉曰：无虑。此三阳合病，谵语遗尿，口不仁而面垢。仲景暑证中原有例。遂以白虎加人参，三啜而安。

俞震按：《内经》论瘅疟，纯是实热证。故推其未病，则曰中气实而不外泄。溯其受病，则曰用力出汗，风寒舍于皮肤分肉。究其病发，则曰阳气盛而不衰。经文虽不言脉，谅脉之洪实有力可知也。此条系瘅疟，故谵语遗尿不死。然八旬之外有此证，死者甚多，勿轻以此案作榜样也。（卷第三·疟）

❀ 张路玉治吴兴闵少江，年高体丰，不远房室。得一病，已十三年。遇劳心嗔恚，或饮食失宜，则小便频数，滴沥涩痛不已。至夜略得交睫，溺即遗出，觉则阻滞如前。凡服人参、鹿茸、河车无算，然皆平稳无碍。独犯丹皮、白术即胀痛不禁。张曰：此病名胞痹。因膏粱积热于上，作强伤精于下，湿热乘虚结聚于膀胱之内胞也。用肾沥汤，颇有效。但原其不得安寝，寝则遗溺，知肝虚火扰，而致梦魂不宁，疏泄失职。所以服牡丹疏肝之药则胀者，不胜其气之窜以击动阴火也；服白术补脾之药亦胀者，不胜其味之浊以壅滞湿热也；服参、茸、河车温补之药无碍者，虚能受热，但补而不切于治也。更拟加减桑螵蛸散，用羊肾汤泛丸服。更戒以绝欲，乃安。

俞震按：窍则淋涩，窠则溺遗，原与不禁有别，故以胞痹证治。其论药病不合处，理精义确。后来叶氏处方，最讲此旨。再观下二案，病情同而治法不同，用药俱有妙解。能细参之，庶不犯枳、朴、归、苓，到手便撮之诮。（卷第六·小便不禁）

《清代名医医案精华》

❖ 溲血之后，肾失闭藏约束，小溲勤短，夜卧则遗，脉数而细，口干而燥，动劳气急，阴伤及气，颇有羸弱之虞，急为益气养阴。

西洋参、麦冬、左牡蛎、茯神、女贞、山药、白芍、当归、生地、炙龟板、龙齿、陈皮、毛燕（即燕窝，编者注）。（马培之医案精华·遗精）

❖ 诊得真气久不周于四肢，又暴受暑邪类中，遗溺目瞑，脉弦数，而上承鱼际。肝风为足厥阴，暑风为手厥阴。手足两经得病，瘖而不能言者，不治。且移至近地凉处为病室，外解暑邪，内用对症之药，以救其逆。

羚羊角、竹茹、连翘仁、鲜桑枝、半夏、鲜石菖蒲根。（薛生白医案精华·风症）

❖ 诊脉：左虚大，右涩小弱。症见目瞑短气，遗尿肢掉，神识渐迷，渴不欲饮。侵早稍安，晡时烦躁。此乃积劳元伤，热气内迫，劫烁脏液，致内风欲扰，有痉厥之虑。仲景谓元气受伤致病，当与甘药。就暑热伤气，亦属发泄所致。东垣发明内伤暑病益气诸法，足为柄据。若动攻表里，是速其散越耳。

麦冬、生甘草、鲜莲子、知母、竹叶心。（薛生白医案精华·厥逆）

《全国名医验案类编》

❖ 病者：官忠学，年五十岁，住平度城北花园。

病名：温疫昏厥。

原因：辛酉年八月染疫，前医叠次攻下而无效。

证候：初起恶寒头痛，四肢酸疼，叠经误治，遂致舌胀满口，不能言语，昏不识人，呼之不应，小便自遗，便闭，旬余大小腹胀，按之板硬。

诊断：六脉洪大，齿垢紫如干漆。脉证合参，此极重之温疫昏厥也。医者不明病源，发表数次，大耗其液，温补药多，更助其火，火炽液伤，上蒸心脑，下烁胃肠，病之所以酿成坏象也。

疗法：汤丸并进，因重用生石膏直清阳明，使其敷布十二经，退其淫热为君，犀角、川连、黄芩、连翘泄心肺之火为臣，元参、生地、知母抑阳扶阴，泄其亢甚之火而救欲绝之水为佐，丹皮、赤芍、栀子泄肝经之火为使。令其先用利便糖衣丸五粒，接服蓖麻油一两。服后约一时许，大便自下，大小腹俱软。速进汤药两剂头煎，调服安宫牛黄丸两颗。

处方：生石膏八两研细、真犀角四钱、小川连四钱、黄芩四钱、青连翘三钱、元参一两、鲜生地一两、知母八钱、丹皮三钱、赤芍三钱、焦栀子三钱、生绿豆二两、鲜竹叶五钱煎汤代水。

安宫牛黄丸方：犀角末一两、小川连一两、黄芩一两、焦栀子一两、广郁金一两生打、明雄黄一两、飞辰砂一两、珍珠五钱、台麝香二钱半、真冰片二钱半。共为细末，炼蜜为丸，赤金为衣，每丸重三分，金银花、薄荷煎水送。

次诊：六脉和而略大，齿垢净尽，舌尚干，能言语，惟昏谵未净除，是余热未清。原方减其用量，再进两服，间用安宫牛黄丸一颗，药汤调服。

次方：生石膏四两研细、真犀角二钱、小川连二钱、黄芩二钱、青连翘三钱、元参六钱、鲜生地八钱、知母六钱、粉丹皮三钱、赤芍二钱、焦山栀三钱、生绿豆一两、鲜竹叶三钱，安宫牛黄丸一颗研细，药汤调服。

三诊：六脉和平，舌苔退而微干，时有错语。仿增液汤意，令其连进两剂，间用万氏牛黄丸一颗，药汤调下。

三方：仿增液汤意。生石膏二两研细、细生地八钱、知母六钱、连心麦冬四钱、万氏牛黄丸一颗研细，药汤调下。

万氏牛黄丸方：西牛黄五分、小川连一两、黄芩二钱、广郁金四钱、生山栀六钱、飞辰砂三钱，共为细末，神曲糊丸。

效果：八日即能起坐，旬余胃健而愈。

何炳元按：病则温疫昏厥，药则中西并进，方则从余氏师愚、吴氏鞠通两家择用，清矫雄健，卓尔不群，真胆识兼全之验案也。（第七卷·时行温疫病案·温疫昏厥案·姜德清医案）

❖ 病者：严横林妻，年约三十岁，住仓浜草蓬。

病名：暑邪入营痉厥。

原因：天暑屋向西晒，感受热邪，床边置行灶，其热尤盛。乃因经来不畅，自服红花煮酒，邪即入于营分，由冲波及藏血之肝经，痉厥陡作。

证候：先腹痛，呕吐血沫，两手搐搦，口噤目斜，不省人事，遗尿不知。

诊断：脉沉弦劲伏，舌不得见。此暑热因酒引入冲脉，其血上冒，引动肝风而发痉厥也。

疗法：清热息风，和营散瘀，以急救之。

处方：粉丹皮三钱、青蛤散五钱包煎、石决明一两生打、双钩藤五钱、丹参三钱、益元散五钱、鲜荷叶包、明天麻钱半、金银花三钱、生玳瑁钱半、鲜竹茹钱半、鳖胶三钱蛤粉拌炒、茜草钱半、光桃仁三钱、童便一杯冲。

另用西血珀五分、上西黄三厘、羚羊尖七厘、参三七三分，研细如霜，开水化下。

效果：嘱用乌梅揩齿，口开。灌药后，口不开，横林用火刀凿去一齿，药方灌入。一剂而醒，诸证顿失。再剂经行，数日旋愈。

何炳元按：妇人痉厥，多由血热上冲，冲激知觉神经则发厥，冲激运动神经则发痉。方用清热息风，和营散瘀，的是正当疗法。宜其一剂神醒，再剂经行，血热下泄而瘳。（第三卷·暑淫病案·暑邪入营痉厥案（妇科）·周小农医案）

《宋元明清名医类案》

❖ 喘咳之病，发于三阴者最剧，肾虚气不摄纳，肝虚气不约束，脾虚气不化津。痰嗽气喘，不能平卧，二便不禁，眩晕肢凉。症势极重，宜扶脾化饮，兼纳肾气。

参须、焦于术（即焦白术。编者注）、淮山药、牡蛎、法半夏、毛燕、茯

苓、全福花（即旋覆花。编者注）、炙款冬、沉香人乳磨冲、甜杏仁、料豆。（马培之医案·痰饮）

❀ 肝胃素亏之质，饮食后常困倦遗溺，口角流涎，加之抑郁，木不调畅，痰风凝滞于中，如醉如迷，坐卧不安。食后作吐畏寒，遇风毛耸，视物昏蒙，形神尚觉摇荡。傍晚恐怯，直至亥子之时始定。常服四君，未收全功。卧则多梦，身落腾空，心胆气怯，魂梦不藏。肾气浮则诸气皆浮，胃欠冲和，积痰不化。服黄芪建中，用桂枝三剂后，恶寒较减，余皆平平。姑改归脾、建中，参合用之，兼纳肾气。

芪、术、桂、苓、枣仁、杜仲、龙骨、半夏、陈皮、煨姜、大枣、远志。（马培之医案·痰饮）

❀ 韩组林，年近古稀。孟冬患肢厥头肿，谵语遗溺。包某作虚风类，进以温补，势益剧。孟英切脉，左弦数右滑溢，乃痰热内阻，风温外侵。予羚、贝、茹、栀、翘、薇、桑、菊、花粉、丹皮、旋覆，以芦菔汤煎服而瘳左弦数为阴虚挟肝热，右滑溢为风阳煽痰逆上。方义主息风阳以涤痰热。（王孟英医案·风温）

❀ 王皱石弟，患春温，始则谵语发狂，连服清解大剂，遂昏沉不语，肢冷如冰，目闭不开，遗溺不饮，医皆束手。孟英诊其脉弦大而缓滑，黄腻之苔满布，秽气直喷。投承气汤加银花、石斛、黄芩、竹茹、元参、石菖蒲，下胶黑矢甚多，而神稍清，略进汤饮。次日去硝黄，加海蜇、芦菔（即莱菔子。编者注）、黄连、石膏，服二剂，而战解肢和，苔退进粥，不劳余力而愈。孟英继治叶某、李某，咸一下而瘳。惟吴妇郑姓，皆下至十余次始痊此病系凭证论治，辨证在连服清解大剂，尚苔满黄腻，秽气直喷，此正吴氏所谓凉药无涤秽之功，而反冰伏其邪也。（王孟英医案·春温）

❀ 朱悼书妻患感，吴某予表药两贴，发出赤疹，神气渐昏。叶某知其素患耳聋目障，为阴虚之体，改用犀角地黄汤二剂，而遗溺痉厥。孟英视之曰：虽形瘦阴亏，邪易扰营，幸非湿盛之躯，尚可设法，但心下拒按，呃逆便秘，是痰热尚阻气分，误服升提，每成结胸，地黄滋滞，实为禁药。本年感证甚多，余每见神未全昏，便不甚秘，惟胸前痞结，不可救药而死者，非升提之误进，即滋滞之早投。于是以犀角、元参、茹、贝、旋、蒌、杷、茺、白前、菖蒲为方，调紫雪（即紫雪丹。编者注）。两服呃逆止，神渐清，而咽疼口渴。乃去紫雪、前、菖，加射干、山豆根、知母、花粉，吹以锡类散。二日咽喉即愈，胸次渐舒，疹回热退。去犀角、紫菀、射干、豆根，加银花、栀子、竹叶、海蛇、凫茈（即荸荠。编者注）。渐安眠食，惟大解久不行。孟英曰：腹无痛苦，虚体只宜润养。佐以苁蓉、麻仁、当归、生地等药，多服而下，遂愈痰热尚阻气分，固无服地黄滋滞之理。（王孟英医案·温病）

❖ 芦墟连耕石，暑热坏证，脉微欲绝，遗尿谵语，寻衣摸床，此阳越之症，将大汗出而脱。急以参附加童便饮之，少苏而未识人也。余以事往郡，戒其家曰：如醒而能言，则来载我。越三日来请，亟往果生矣。医者谓前药已效，仍用前方，煎成未饮。余至曰：阳已回，火复炽，阴欲竭矣，附子入咽即危。命以西瓜啖之，病者大喜，连日啖数枚，更饮以清暑养胃而愈。后来谢，述昏迷所见，有一黑人立其前，欲啖之，即寒冷入骨，一小儿以扇驱之曰：汝不怕霹雳耶？黑人曰：熬尔三霹雳，奈我何？小儿曰：再加十个西瓜何如？黑人惶恐而退。余曰：附子古名霹雳散，果服三剂，非西瓜则伏暑何由退？其言皆有证据，亦奇事也。

王士雄按：袁简斋太史作灵胎先生传，载此案云：先投一剂，须史目瞑能言，再饮以汤，竟跃然起，故张柳吟先生以为再饮之汤，当是白虎汤。今原案以西瓜啖之，因西瓜有天生白虎汤之名，而袁氏遂下一汤字，致启后人之疑，序事不可不慎，此类是矣。（徐灵胎医案·暑）

❖ 运使王公叙揆，自长芦罢官归里，每向余言，手足麻木而痰多。余谓公体本丰腴，又善饮啖，痰流经脉，宜撙节为妙。一日忽昏厥，遗尿口噤，手拳，痰声如锯，皆属危证。医者进参、附、熟地等药，煎成未服。余诊其脉，洪大有力，面赤气粗，此乃痰火充实，诸窍皆闭，服参、附立毙矣。以小续命汤去桂、附，加生军（即生大黄。编者注）一钱为末，假称他药纳之，恶旁人之疑骇也。戚党莫不哗然。太夫人素信余，力主服余药。三剂而有声，五剂而能言，然后以消痰养血之药，调之一月，后步履如初。（徐灵胎医案·中风）

❖ 《内经》有石瘕、石水之证，多属阳气不布，水道阻塞之证。少腹有块坚硬者为石瘕，水气上攻而腹满者为石水。此证初起，小便不利，今反小便不禁，而腹渐胀满，是石水之象。考古石水治法，不越通阳利水，浅则治膀胱，深则治肾，久则治脾。兹拟一方备采。

四苓散去猪苓，加大腹皮、陈皮、桑白皮、川朴、乌药、桂枝、鸡内金。另服肾气丸。

柳宝诒按：前方治膀胱，丸方治肾。方中桂枝，拟改用肉桂。（王旭高医案·妇科）

❀ 伤寒六日，两脉微弱，面垢遗尿，自汗谵语，身重不能转侧，此三阳合病也。汗下两不可用，发汗则偏于阳而津液伤，攻下则偏于阴而真气损，惟有白虎一法，主解热而不碍表里，诚为善法。但三阳病，脉当浮大，今微弱不起，以邪热抑遏不得外达，非阳衰脉微之比。待清其壅，则脉自起耳虽曰三阳合病，而阳明气实，太阳气虚，专用白虎，究未甚合。论脉有识。

周学海按：马先生为石顽（即张璐，清代名医。编者注）门人，其学出于东垣，细读此书理治便见。张石顽曰：白虎汤虽主三阳合病，而实温热主方。设以此误治伤寒合病，必不可救。盖三阳合病，有化热未化热之分；即化热，亦有热盛不盛之辨，热盛即治同温病矣。所谓始异终同也。

石膏，知母，甘草，粳米。（马元仪医案·伤寒）

❀ 王兰坡，湿温两旬。湿与温，混淆不解，久溏而里未通，发痦（疑为痞误。编者注）而表不化，氤氲弥漫，渐及三焦。舌苔灰黄，耳聋咬牙，此上焦热也；便秘复溏，小溲自遗，此下焦虚也。上热下虚，中焦邪势，不得升降分化，遂致神志模糊，手足倔强，言语似清非清，面色油亮，且复青黯，种种病机，已入厥少两经。考手少阴燔灼，必吸足少阴阴精；手厥阴迷蒙，必连足厥阴风火。所以错综变化，无可捉摸，实出于寻常湿温病之外，无从援例处方。脉左细右濡软，只得依脉合证，阴不承则热不熄，气不鼓则湿不走，参以复脉，佐以清宫。

吉林参、麦冬心、霍石斛、陈胆星、抱木神、元生地、连翘心、炙鳖甲、莲子心、东白芍、嫩钩藤、新会络、玫瑰露炒竹二青、辰灯芯。

用新鲜稻露代水煎药。（陈莲舫医案·湿温）

❀ 吴时邪初诊，神迷不能语，牙关紧闭，发热面红，口甜，痰沫粘腻，小溲自遗，四肢不举。脉浮洪，舌苔滑腻。据述：在军前甫回，旋即寒热，复食生冷。窃思病情始因惊恐，复感秋邪，痰热蒙闭。先用至宝丹，石菖蒲、竹油汁（即鲜竹沥。编者注）汤下，一时许，神即清爽，再用煎方。

葛根、川贝、连翘、瓜蒌、丹参、枳壳、半夏、玉竹、竹沥、菖蒲。（王

九峰医案·时邪）

❖ 壮热神糊，陡然而发，脉数大而混糊无序，舌垢腻而层叠厚布，矢气频转，小溲自遗，脘腹痞硬，气粗痰鸣。既非寻常六气所感，亦非真中、类中之证。观其漐漐自汗，汗热而不黏指，转侧自如，四体无强直之态，舌能伸缩，断非中风。设使外感，何至一发便剧，而安能自汗？倘守伤寒先表后里，下不嫌迟之例，是坐待其毙矣。亦曾读吴又可先里后表，急下存阴之论否？盖是证也，一见蓝癍，则胃已烂，而包络已陷，迅速异常。盍早议下，尚可侥幸，诸同学以为然否？

厚朴、大黄、黄芩、枳实、槟榔、草果、知母、陈皮。

柳宝诒按：论证明确，方亦老当，绝无帮贴肤凑之弊。

再诊：神志得清，表热自汗，腹犹拒按，矢气尚频，便下黏腻极秽者未畅，小水点滴如油，脉数略有次序，舌苔层布垢浊。胃中秽浊蒸蕴之势，尚形燔灼，必须再下，俟里滞渐楚，然后退就于表。吴又可治疫之论，阐发前人所未备，甚至有三四下，而后退表分者。若作寻常发热论治，岂不谬乎！

大黄、枳实、银花、知母、细川连、丹皮、滑石、元明粉、厚朴。

柳宝诒按：此等证有下至三四次而后清者，必须有胆有识，方能奏功。

（张仲华医案·疫邪）

第四章

小便异常

医案

概　述

《古今医案按》

❖　常记小便不利者有三，不可一例而论。若津液偏渗于肠胃，大便泄泻而小便涩少，一也，宜分利而已；若热搏下焦津液，则热涩而不行，二也，必渗泄则愈；若脾胃气涩，不能通利水道，下输膀胱而化者，三也，可顺气令施化而出也。

……平素膏粱，湿热内蓄，不得施化，膀胱窍涩，是以起数而见少也。当须缓之泄之，必以甘淡为主。（卷第六·五淋）

医　案

《名医类案》

❖　考功杨朴庵，口舌干燥，小便频数，此膀胱阳燥阴虚。先用滋肾丸以补阴，而小便之频数愈，再用补中益气，六味地黄，以补肺肾而安。若汗多而小便短少，或体不禁寒，乃脾肺气虚也博按：此案旧刻脱误。（卷五·便浊）

❖　司徒边华泉，小便频数，涩滞短赤，口干吐痰。此肾经阳虚热燥，阴无以化，用六味、滋肾二丸而愈。（卷五·便浊）

❖　一产妇阴门不闭，小便淋沥，腹内一块，攻走胁下，或胀或缩，用加味逍遥散加车前子而愈。（卷八·前阴病）

❖　一妇人腹内一块，不时上攻，或痛作声，吞酸痞闷，月经不调，小溲不利，二年余矣久病。面色青黄。此肝脾气滞，以六君子加芍、归、柴胡、炒连、木香、吴萸各少许，二剂，却与归脾汤下芦荟丸三月余，肝脾和而诸症退。又与调中益气加茯苓、牡丹皮，中气健而经自调。（卷十一·经水）

❀ 一人，脬气不足，小便频数，日夜百余次。用益智仁、天台乌药大如臂者等分，俱为末药，酒煮山药，打糊为丸，如梧桐子大，名之曰缩泉丸。卧时，用盐酒下五七十丸。（卷五·便浊）

❀ 一妇人脓成胀痛，小便不利，脉洪数，服太乙膏三钱，下脓甚多，胀痛顿止。以瓜蒌散，蜡矾丸及托里而安。（卷十·肠痈）

❀ 一妇性善怒，产后唇肿，内热，用清热败毒，唇口肿胀，日晡热甚，月水不调。用降火化痰，食少作呕，大便不实，唇出血水。用理气消导，胸膈痞满，头目不清，唇肿经闭。用清胃行血，肢体倦怠，发热烦躁，涎水涌出。欲用通经之剂，薛曰：病本七情，肝脾虚损，数行攻伐，元气益虚故耳。法当补阴益阳，遂以加味归脾汤、加味逍遥散、补中益气汤，如法调治，元气渐复，唇疮亦愈。后因怒，寒热耳痛，胸膈胀闷唇燉肿甚。此是怒动肝火而血伤，遂用四物合小柴胡加山栀，顿愈。

后又怒，胁乳作胀，肚腹作痛，呕吐酸涎，饮食不入，小水不利。此是怒动肝木克脾土，乃用补脾气养脾血而愈。（卷十一·经水）

❀ 薛己治州守王用之，先因肚腹膨胀，饮食少思，服二陈、枳实之类，小便不利，大便不实，咳嗽腹胀。用淡渗破气之剂，手足俱冷，此足三阴虚寒之症也。用金匮肾气丸，不月而康。（卷五·虚损）

❀ 一男子食少，胸满，手足逆冷，饮食畏寒，发热吐痰，时欲作呕。自用清气化痰及二陈、枳实之类，胸腹膨胀，呕吐痰食，小便淋漓，又用四苓、连、柏、知母、车前，小便不利，诸病益甚。薛曰：此脾气虚寒，无火之证，故食入不消而反出，遂用八味丸，补火以生土用补中益气，加姜、桂，培养中宫，生发阳气，寻愈。（卷二·内伤）

❀ 一人湿气，二胯痛，小便不利，当归拈痛汤加滑石、木通、灯心、猪苓、泽泻。（卷二·湿）

❀ 一老人面白，脉弦数，独胃脉沉滑，因饮白酒作痢，下淡水脓血，腹痛，小便不利，里急后重。参、术为君，甘草、滑石、槟榔、木香、苍术为

佐使，煎汤下保和丸三十粒，次日前症俱减，独小便未利，以益元散服之而愈。（卷四·痢）

《古今医案按》

❀ 丹溪治一妇，患心中如火一烧，便入小肠，急去小便，大便随时亦出，如此三年，求治。脉滑数，此相火送入小肠经。以四物加炒连、柏、小茴、木通四帖而安。（卷第六·小便不禁）

❀ 周慎斋治一人，腹胀时吐，小便利则大便闭，大便通则小便闭。周曰：此证中气实，故胀。浊阴不降而逆于上，故吐。清阳下陷，填塞下焦，故二便不能齐通。用炮姜三钱，温中而健运；升麻一钱五分，升阳于下；吴茱萸一钱，降浊于上。八帖愈。（卷第五·肿胀）

《清代名医医案精华》

❀ 体盛之人，中气必弱。寒热乍起，即现小便短数，头顶瞤动，舌干齿燥，气促，左弦右弱，渴不欲饮，皆元不胜邪之象。恐其乘津液之衰，遽尔内陷。宜谨慎斟酌，缘此时正当燥令故耳。

天花粉、卷竹叶、厚橘红、麦冬、青蒿梗、六一散。（薛生白医案精华·时邪）

《宋元明清名医类案》

❀ 先天不足，心肺之阳亦虚，小溲勤短，每于诵读之时，则小水如固，游息静坐则否。此乃劳则气提于上，静则气陷于下，当拟补肺育阴。

黄芪、玉竹、麦冬、益智仁、淮药、潼沙苑、料豆（即野料豆。编者注）、炙草、陈皮、红枣。（马培之医案·虚损）

❖ 一妇，年五十。小便时，尝有雪白寒冰一块，塞其阴户，欲小便，须以手抠溺，否则难。予曰：此胃家寒湿，缘脾气虚寒，凝结而下坠，至阴户口而不即出者，脾胃之气尚未虚脱，但陷下耳。用六君加姜、桂，不念（即廿的大写，指二十。编者注）剂而愈。（胡慎柔医案·虚劳例）

❖ 周慎斋治一人年老，因入房，忍而不泄，小便不利，诸药不效。此肾虚而气滞血凝也。用土牛膝捣汁，酒服二碗。小便出物长三寸、长六寸者二虫而愈。（周慎斋医案·痉）

第五章

淋证医案

概　述

《临证指南医案》

❖ 淋有五淋之名，浊有精浊、便浊之别，数者当察气分与血分，精道及水道，确认何来。大凡秘结宜通，滑脱当补。痛则为淋，不痛为浊。若因心阳亢而下注者，利其火腑；湿热甚而不宣者，彻其泉源。气陷用升阳之法，血瘀进化结之方。此数端，人所易晓也。独不知厥阴内患，其症最急，少腹绕前阴如刺，小水点滴难通，环阴之脉络皆痹，气化机关已息。先生引朱南阳方法，兼参李濒湖意，用滑利通阳，辛咸泄急，佐以循经入络之品，岂非发前人之未发耶？若夫便浊之恙，只在气虚与湿热推求。实者宣通水道，虚者调养中州。若虚实两兼，又有益脏通腑之法。精浊者，盖因损伤肝肾而致，有精瘀、精滑之分。精瘀，当先理其离宫腐浊，继与补肾之治。精滑者，用固补敛摄，倘如不应，当从真气调之。景岳谓理其无形，以固有形也。然此症但知治肝治肾，而不知有治八脉之妙。先生引孙真人九法，升奇阳，固精络，使督任有权，漏危自已。可见平日若不多读古书，而临症焉知此理？若不经先生讲明，予今日亦不知此方妙处。又尿血一症，虚者居多，若有火亦能作痛，当与血淋同治。倘清之不愈，则专究乎虚。上则主于心脾，下则从乎肝肾，久则亦主于八脉。大约与前症相同，要在认定阴阳耳。

邵新甫（卷三·淋浊）

《古今医案按》

❖ 常记小便不利者有三，不可一例而论。若津液偏渗于肠胃，大便泄泻而小便涩少，一也，宜分利而已；若热搏下焦津液，则热涩而不行，二也，必渗泄则愈；若脾胃气涩，不能通利水道，下输膀胱而化者，三也，可顺气令施化而出也。

……平素膏粱，湿热内蓄，不得施化，膀胱窍涩，是以起数而见少也。当须缓之泄之，必以甘淡为主。（卷第六·五淋）

《清代名医医案精华》

❖ 肺为水之上源，气化不及州都，阳明湿热，下流于肾，便不能畅。湿火无从宣泄，频发作痛，血不化精，精不化气，膀胱气亦不化。（王九峰医案精华·淋浊）

《宋元明清名医类案》

❖ 淋属肝胆，而酒性湿热之气，肝胆先受。（叶天士医案·淋浊溺血）
❖ 膏淋、血淋同病，未有不因乎虚，亦未有不因乎热者。热如化尽，则膏淋之物，必且下而不痛，始可独责乎虚。（曹仁伯医案·小便）

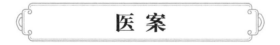

医 案

《名医类案》

❖ 程明祐治昌江一人新娶，夏日患淋浊涩痛，投药清利，遂苦楚眼痛，再服泻心凉肝，口苦下泄。久之，盗汗潮热。程诊之，脉缓弱无力，左涩而微。曰：脉之缓而弱，脾虚也，涩而微者，血不足也。投以益元气、养血之剂，病良已。（卷九·淋闭）

❂ 程沙随苦血淋，百药无效，偶阅《本草》，因见白冬瓜治五淋，于是日煮食之，至七日而愈。（卷九·淋闭）

❂ 韩悉（疑为韩懋。编者注）治一人淋，素不服药。教以专啖粟米粥，绝他味，旬余减，月余痊。（卷九·淋闭）

❂ 韩州同年（古代官名。编者注）四十六，仲夏，色欲过度，烦热作渴，饮水不绝，小便淋沥，大便秘结旧刻误通行，唾痰如涌，面目俱赤，满舌生刺，两唇燥假热症，遍身发热，或时身如芒刺而无定处，两足心如火烙，以冰折之作痛真寒，脉洪而无伦。此肾阴虚，阳无所附而发于外，非火也果真火症，焉能作痛，况脉洪无伦耶。盖大热而甚，寒之不寒，是无水也，当峻补其阴。遂以加减八味丸料一斤，内肉桂一两，以水顿煎六碗，冰水浸冷与饮，半响，已用大半，睡觉而食温粥一碗，复睡至晚，乃以前药温饮一碗，乃睡至晓，食热粥二碗，诸症悉退。翌日，畏寒足冷至膝诸症仍至，或以为伤寒。薛曰：非也，大寒而甚，热之不热，是无火也，阳气亦虚矣。急以八味一剂服之，稍缓，四剂，诸症复退。大便至十三日不通，以猪胆导之，诸症复作，急用十全大补，方应。（卷二·火热）

❂ 薛立斋治钦天薛循斋，肾脏风疮……三年之后，小便淋漓，茎中涩痛，此阴痿思色，精不出而内败，用前丸（指金匮肾气丸。编者注）及补中益气，加麦冬、五味子而痊。（卷八·肾脏风疮）

❂ 滑伯仁治一妇病，难于小溲，中满喘渴，一医投以瞿麦、栀、苓诸滑利药，而秘益甚。诊其脉，三部皆弦而涩，曰：经云，膀胱者，州都之官，津液藏焉，气化则能出矣。谓水出高源者也，膻中之气不化，则水液不行，病因于气，徒行水无益也。法当治上焦。乃制朱雀汤雄雀肉一只，赤小豆一合，人参一两，赤茯苓一两，大枣肉一两，小麦一两，紫石英一两，紫菀五钱，远志五钱，丹参五钱，甘草三钱，和匀为粗末，每服三钱，水煎，食远温服。河间朱雀丸：茯神二两，沉香五钱，朱砂五钱，参汤下倍以枳、桔，煎用长流水，一饮而溲，再饮气平，数服病已。东垣案渴，此案不渴，分在气在血。合前东垣案看之，方知其妙。（卷九·淋闭）

❂ 黄明之，六月中小便淋，茎中痛不可忍，相引胁下痛。以川楝子、生甘草一钱，元胡索七分，人参五分，茯苓四分，琥珀、泽泻、柴胡、当归梢各三分，作一服，名曰：参苓琥珀汤。用长流水三盏，煎至一盏，温服，空

心食前，大效此方可法。（卷九·淋闭）

❁ 江篁南治一人，年三十余，患淋数年，每饮酒或劳役即发，小溲红，日夜数十行，点滴频数且痛，素嗜酸，久药不效。诊左手，浮小而快，右沉大近涩，曰：此气血虚也。经曰：膀胱者，津液之府，气化出焉。今病气虚，不惟不能运化蒸溽，而亦气馁不能使之出也。经又云：血主濡之，血少，则茎中枯涩，水道不利，安得不淋。况多服通利，血愈燥，气愈伤矣。又素嗜酸，酸入于胃，其气涩以收，上之两焦，弗能出入也。不出则留胃中，胃中和湿，则下注膀胱之胞，胞薄以濡，得酸则缩卷，约而不通，水道不行，故癃而涩。《内经》曰：酸多食之，令人癃是也。为用大补汤加牛膝煎服，数剂稍愈，乃制八味丸，除附子加黄芪，更以生甘草、川楝子、人参、玄胡、茯苓，相间服而愈。魏玉璜按：此全袭石山、谦甫两案为一。（卷九·淋闭）

❁ 江应宿奉叔父方伯之滇南，抵任月余，叔父患痰嗽气喘，不能伏枕，腰痛，大便秘，小溲淋沥，胸膈痞闷，呕吐清水，召官医十余曹，治之罔效。素有痰火哮喘病，每遇天寒，或饮食起居失宜，即举发，动经旬余，不药亦愈。本欲不服药，则痞闷，二便胀急难当，命宿诊之。六脉缓弱无力，右为甚缓为脾脉，虚而协湿，故宜利小便而投四苓、二陈，即告之曰：叔父非往昔痰火，此属内伤。盖因科场选士，劳倦伤脾，兼以长途雨露受湿，湿伤脾，脾气虚，则肺金失养，清浊相干，阴阳反作。经曰：浊气在上，则生腹胀，故痞满而呕清水，宜分利阴阳不得专执升清之说，渗湿利水因喘而痞，宜利小便。进四苓散加陈皮、半夏、竹茹，一剂而大小便通利，呕水亦止，是夜伏枕安卧。次早换六君子加当归、阿胶、牛膝、麦冬、五味，诸症悉除。但觉倦怠，时吐稠浊痰一二口痰滞肺上窍，宜泻下窍膀胱。再单用六君倍加参、术，少佐贝母、升麻、麦冬、五味，补脾土调理。叔父笑曰：汝十年之后，当以医显，吾几违首邱之愿。遂上疏弃官而归，途中日进前药一服，共服参斤余，抵家，平复如初。（卷三·咳嗽）

❁ 吕沧州治一妇，年盛嗜酒，且善食，忽疾作，肌肉顿消骨立。诊其脉，则二手三部皆洪数，而左口尤躁疾。曰：此三阳病，由一水不能胜五火，乃移热于小肠，不癃则淋。其人曰：前溲如脂者已数日。语未竟，趋入卧内溲，及索其溺器以视，则如饪金置烈火，涌沸不少休。吕以虎杖、滑

石、石膏、黄柏之剂清之，病稍却，而涌沸犹尔也，继以龙脑、神砂末，蘸之以稗柿，食方寸匕，沸辄止。（卷五·便浊）

❀ 少微述季父守信州时，年五十余，值忧劳，患身热作呕月余，脱肉破䐃，小便淋沥，白如膏饴。官医凌生检一按，名曰膏淋，用六君加远志，一服有奇功，果依方一七而起。（卷九·淋闭）

❀ 石山治一人，形肥苍白，年五十余，病淋，沙石涩痛。医用五苓，或琥珀、八正散之类，病益加。汪诊脉皆濡弱而缓近缺，曰：此气血虚也。经曰：膀胱者，津液之腑，气化出焉。今病气虚，不惟不能运化蒸溽，而亦气馁不能使之出也。经又云：血主濡之，血少则茎中枯涩，水道不利，安得不淋。医用通利，血愈燥，气愈伤矣。遂用大补汤，加牛膝煎服，月余病减。仍服八味丸，除附子，加黄芪，服半月余安。（卷九·淋闭）

❀ 司马李梧山，茎中作痛，小便如淋，口干吐痰。此思色精降而内败，用补中益气、六味地黄。寻愈。（卷五·便浊）

❀ 孙琳路钤本殿前司健儿，善医。宁宗为郡王，病淋，日夜凡三百起，国医罔措。有荐之者，光宗时在东宫，亟召之至。孙求二十钱买大蒜、淡豉、蒸饼，三物烂研，合和为丸，令以温水下三十丸。且曰：今日进三服，病当退三分之一，明日再进如之，三日则病除。已而果然。奏官右列，或问其说，孙曰：小儿何缘有淋，只是水道不通利，蒜、豉皆通利，无他巧也。（卷九·淋闭）

❀ 唐与正治吴巡检病不得前溲，卧则微通，立则不能涓滴，医遍用通小肠药不效。唐因问吴常日服何药？曰：常服黑锡丹。问何人结砂？曰：自为之。唐洒然悟曰：是必结砂时铅不死，硫黄飞去，铅砂入膀胱，卧则偏重，犹可溲，立则正塞水道，以故不能通。令取金液丹三百粒，分为十服，煎瞿麦汤下之，膀胱得硫黄，积铅成灰，从水道下，犹累累加细砂，病遂愈。《夷坚志》

夫硫黄之化铅，经方所载，苟不察病源，而以古方从事，未见其可也。（卷九·淋闭）

❀ 王仲阳治一士人弱冠未婚，病遗沥日久，每作虚寒脱泄治之，益甚。王诊得六脉弦数，难记至数，形骨立不能支。王曰：此三焦不利，膀胱蓄热，为五淋也。患者曰：膏血砂垢，每溺则其痛不可言。乃用《局方》五淋散加山栀子、赤芍药、川木通、瞿麦穗、蛔皮、衣草、滑石末作大剂，入灯心二十茎，煎服，五七日痊愈。无奈频发，既而九日便溲俱不通，秘闷欲死。王即令用细灰于患人连脐带丹田，作一泥塘，径如碗大，下令用一指厚灰，四围高起，以新汲水调朴硝一两余，令化，渐倾入灰塘中，勿令漫溢。须臾，大小便迸然而出，溺中血条皆如指大，若非热解气使，则其如龟窍之小，何由连出三四日恶物，复得回生。再令服黄连解毒丸，前后二三载，不下三四斤矣，至今安然不发。（卷九·淋闭）

❖ 吴茭山治一妇患淋沥，数而疼痛，身烦躁。医以热淋治之，用八正散、连子饮，服之愈剧。吴诊脉沉数无力沉数为热在血，无力为虚在气，总归虚热，不得用八正散，知气与火转郁于小肠故也。遂与木通、楼槁节、车前子、淡竹叶、麦冬、灯心、甘草梢、大腹皮之类，服之而安。盖小肠乃多气少血之经，今病脉系气郁，反用大黄、栀、芩味厚苦寒之药，故寒极伤气，病转加矣。殊不知血中有热者，乃有形之热为实热也。气中有热，乃无形之热为虚热也同一热也，而分在气在血，血中之热为实，气中之热为虚，大有至理，可悟建中老人治疸之法，凡气中有热者，当行清凉薄剂，无不获效。更分气血多少之经，须辨温凉厚薄之味，审察病机，斯无失也。（卷九·淋闭）

❖ 吴茭山治一妇人，久患白带，瘦削无力，倦怠欲睡，腰酸腿痛，饮食无味，面黄，日晡烦热，小便淋沥，以归身、茯苓各一钱，炒芍药、地骨皮、白术、川芎、人参各八分，黄芩、鹿角胶各一钱，其胶若湿者，入五茶匙，炙甘草、熟地黄、车前子各五分，枣二枚，入水煎服，数服而愈八珍配苓、胶、车前、骨皮，精妙。后治数妇皆验。（卷十一·带下）

❖ 一妇年五十，患小便涩，治以八正散等剂，小腹胀急不痛治里不效，身如芒刺。朱（本案出自《丹溪治法心要·卷五》，江氏误为朱丹溪案。编者注）以所感霖淫雨湿，邪尚在表此症脉必浮濡而不数。不然身如芒刺，属湿火居多，何以断之为湿邪在表耶？立斋一案，时或身如芒刺，亦作湿治。因用苍术为君，附子佐之。发表，一服即汗，小便随通汗法。（卷九·秘结）

❖ 一妇人久疟，疟作则经不行，形虚脉大，头痛懒食，大便泄泻，小便淋漓，口干唇裂，内热腹膨，皆元气下陷，相火合病壮火食气，用补中益气汤治之，寻愈。惟不时头痛，乃加蔓荆子而痛止，又兼用六味丸而经行。（卷三·疟）

❧ 一妇人小腹胀痛，小便如淋，此毒结于内，先以神效瓜蒌散二剂，少愈，更以薏苡仁汤而安。（卷十·肠痈）

❧ 一老妇素味厚，吐脓已愈，但小便淋沥，用补中益气加麦冬、五味及加减八味丸而愈。膏粱之人，初起清胃散亦可用。（卷十·胃痈）

❧ 一老人背发疽，径尺，已与五香十宣散数十贴，呕逆不睡，素有淋病，急以参芪归术膏，以牛膝汤入竹沥饮之，淋止思食，尽药四斤，脓自涌出而愈。（卷十·背痈疽疮）

❧ 一男子足跟作痛，热渴体倦，小便如淋。误用败毒散，致头痛恶寒，欲呕不食，咳嗽吐痰。薛用十全大补汤、加减八味丸各五十余剂而愈。（卷十·脚跟疮）

❧ 一男子醉后入房，囊肿大如斗，小腹胀闷，小便淋赤，发热口渴，痰涎壅盛，命在须臾，此肾水虚弱，阴亏难降，津液浊败，用六味丸料加车前、牛膝作饮，下滋肾丸，诸症顿退。再加五味、麦冬，二剂而愈。（卷十·囊痈）

❧ 一人脑患疽，发热口渴。医用苦寒药，脓水益多，发热益甚，面目赤色，唇舌燥裂，小便淋痛，昼夜不眠阴虚，死在反掌。请薛治之，乃以加减八味丸料从治，加参、芪、归、术、麦冬、甘草，煎服之。熟睡半日，觉来诸症悉退，不数剂而疮愈。薛曰：病虽愈，当固其本元。彼不经意，且不守禁。（卷十·脑项疽）

❧ 一人年三十，形色颇实，初因舟行过劳受热，咳嗽不已，续又病疟，素有热淋，服药或作或辍。汪诊之，脉皆濡弱近缓，左尺略快，曰：此热伤气也。肺为气主，气伤，肺亦伤矣，故发咳嗽。其疟亦因热而作，今用人参钱半，白术、麦冬、茯苓各一钱，归身、知母各七分，青皮、黄柏、甘草各五分，煎服而安。九月，复舟行过劳伤热，其疟复作，或一日一发，或二日三日一发，或连发二日无期而发，虚可知，医治不效，仍用前方煎服而安。（卷三·疟）

❧ 一儒者，发热无时旧刻脱无时二字，饮水不绝，每如厕，小便涩痛，大便牵痛，此精竭复耗所致。用六味丸加五味，及补中益气，且其自守谨笃，寻愈。若肢体畏寒，喜热饮食，用八味丸。（卷五·便浊）

❧ 一儒者……后因赴选劳役，咳嗽吐脓，小便滴沥，面色黄白，此脾土

不能生肺金，肺金不能生肾水，用补中益气、六味地黄而愈。（卷十·肺痈）

❖ 一子年十六，生七个月，得淋病，五七必一作，其发则大痛，水道方行，下如漆和粟者，一盏方定。脉之轻则涩，重则弦，视其形瘦而长，青而苍。意其父必服固下部药，遗热在胎，留于子之命门而然。遂以紫雪和黄柏末丸梧子大，晒极干，汤下百丸，半日，又下二百丸，食压之。又半日，痛大作，连腰腹，水道乃行，下漆和粟者碗许，痛减十之八。后与陈皮一两，桔梗、木通各半两，又下合许而安。父得燥热，尚能病子，况母得之者乎。（卷十二·胎毒）

❖ 鄞县尉耿梦得妻，苦砂石淋十三年，每溺时，器中剥剥有声，痛楚不堪。一医命采苦杖根，俗呼为杜牛膝者，净洗碎之，凡一合，用水五盏，煎耗其四，而留其一，去滓，以射、乳香末少许，研调服之，一夕愈。《本事方》（卷九·淋闭）

❖ 虞恒德治一人，三月间得伤寒证，恶寒发热，小便淋涩，大便不行。初病时，茎中出小精血片，如枣核大，由是众医皆谓房事所致，遂作虚证治，而用补中益气等药，七八日后，热愈甚用补而热愈甚，当思转矣，大渴引饮，胃中满闷，语言错乱。召虞诊视。六脉俱数甚，右三部长而沉滑，左手略平，亦沉实而长。虞曰：此大实大满证，属阳明经，宜大承气汤。众皆惊愕，虞强作大剂，连进二服，大泻后，热退气和而愈。十日后，因食鸭肉太多，致复热，来问虞，教用鸭肉烧灰存性，生韭汁调下六七钱，下黑粪一碗许而安。（卷一·伤寒）

❖ 《元戎》（指王好古《医垒元戎》。编者注）载：一人小溲不通，一切利小溲药不效，以其服附子太过，消尽肺阴，气所不化。师用黄连芩解毒而得通（《医垒元戎》原文：小便不通，一切利小便药不效，以其服附子太过，消尽肺阴，气所不化，师用黄连芩解毒而得通。编者注）。（卷九·淋闭）

❖ 职方王的塘，背疽溃后，小便淋沥，作渴引饮，烦热不寐，疮口焮赤如灼，时或小便自遗溃后不寐自遗，虽焮赤，亦属无根之火，此肾虚之恶症。用加减八味丸加麦冬、五味，数剂而痊。（卷十·背痈疽疮）

❖ 张文学道卿，传治血淋方：独蒜一枚，山栀子七枚，盐少许，三物共捣如泥，贴患人脐上。所亲患血淋二年余，殊甚，诸医治之罔效。一日张过视，漫试以前方，即时去紫黑血片碗许，遂愈。（卷九·淋闭）

《续名医类案》

❖ 从兄尔祝得淋疾，日数十溲，略滞黄，服五苓散稍愈。因腹中未快，多服利药，三五日后忽见血星，医以八珍散治之，不应。询其便后，时有物如脓，小劳即发。诊得六脉俱沉细，右尤甚，此中气不足也。便后脓血，精内败也。《经》云：中气不足，则溲便为之变。宜补中益气汤加顺气之药，以滋其阳，六味地黄丸，疏内败之精以补其阴王士雄按：补中益气升阳之剂而曰滋，六味渗涩互用而曰疏败精，不无语病。更加五味子敛耗散，牛膝通脉络，数剂而安。（卷二十·淋浊）

❖ 冯楚瞻治李参领年将六旬，患淋两载。有时频利且速，有时点滴难通，急痛如割，肥液如脂如膏，或成条紫血，日夜不堪，时欲自尽。询所服，有一医立通利、止涩二方，便频则用止涩，秘塞则用通利此辈伎原只如此。乃服通利，则频数无度矣。服止涩则结滞难通矣。按其脉两寸甚洪，余皆无力，独肝肾更甚。曰：肝主疏泄，肾主闭藏，今肝肾俱病，各废乃职，利则益虚其虚，涩则愈增其滞，惟调补肝肾自愈。用八味加麦冬二钱、升麻八分、红花四分，重用人参煎服。使清者升，浊者降，瘀者化。中气既足，肝肾既调，开合自然得所矣。后以生脉饮送八味丸，服于空心，发归脾加减，服于午后，全安。（卷二十·淋浊）

❖ 黄元吉年六十余，因丧明（指丧子。编者注）畜（通蓄。编者注）外家（指已婚男子在家庭以外另成的家。编者注）妾，患小便淋涩。春间因颠仆昏愦遗溺，此后遂不时遗溺，或发或止。至一阳后其症大剧，昼则苦于不通，非坐于热汤，则涓滴不止。夜则苦于不禁。其脉或时虚大，或时细数，而左关独弦，此肾气大亏，而为下脱之兆也。乃与地黄饮子，数服溺涩少可，遗亦少间。后与八味丸去丹皮、泽泻，加鹿茸、五味、巴戟、远志，调理而安。（卷二十·淋浊）

❖ 康侯云：治暑气在内，小便血淋，用白虎汤加麦冬煎，屡取其效。此亦有理。《志雅堂杂抄》（卷二十·淋浊）

❖ 李时珍治一男子病血淋，痛胀祈死。李以藕汁、发灰每服一钱，服三日而血止痛除。《本草纲目》（卷二十·淋浊）

❖ 李士材治严邑宰患淋经年，痛如刀锥。凡清火疏利之剂计三百帖，病势日甚。脉之两尺数而无力，是虚火也。缘泥痛无补法，愈疏通则愈虚，愈虚则虚火愈炽。遂以八味地黄料加车前、沉香、人参，服八剂痛减一二，而频数犹故。前医复云：淋症作痛，定是实火，若多温补，恐数日后，必将闷绝，不可救矣。彼疑而问李，李曰：若不宜温补，服药后病势必增。今既减矣，复何疑乎？朝服补中益气汤，晚服八味丸，逾月而疾去其九。便倍用参、芪，十四日霍然矣。（卷二十·淋浊）

❈ 闵少江年高体丰，患胞痹十三年，历治罔效。凡遇劳心嗔恚，或饮食失宜，则小便频数滴沥，涩痛不已。夜略交睫，即渗漉而遗，觉则阻塞如前。服人参、鹿茸、紫河车无算，然皆无碍。独犯丹皮、白术即胀痛不禁香燥之药，误投杀人，世罕知也。张（指清初著名医家张璐。编者注）诊之曰：病名胞痹俗名尿梗病。惟见于《内经》。由膏粱积热于上，作强伤精于下，湿热乘虚聚于膀胱。《素问》云：胞痹者，少腹膀胱按之内痛，若沃以汤，涩于小便，上为清涕。详其文则知膀胱虚滞，不能上吸肺气，肺气不清，不能下通水道，所以涩滞不利。得汤热之助，则小便涩滞微通。其气循经蒸发，肺气暂开则清涕得以上泄也。因与肾沥汤方服之，其效颇捷。原其寝则遗溺，知肝虚火扰，疏泄失宜。所以服丹皮疏肝之药则胀者，不胜其气之窜，以击动阴火也。服白术亦胀者，不胜其味之浊，以壅滞湿热也。服人参、鹿茸、河车无碍者，虚能受热，但补而不切于治也。更拟加减桑螵蛸散，用羊肾汤泛丸，庶有合于病情。然八秩之年，犹恃体丰，不远房室，药虽中窍，难保其不复也。

俞东扶曰：窘则淋涩，寐则溺遗，原与不禁有别，故以胞痹症治。其论药病不合处，理精义确。后来叶氏处方，最讲此旨。再其治黄元吉、亢仁轩案，病情同而治法不同，用药俱有妙解。能细细参之，庶不犯枳、朴、归、苓到手便撮之诮。（卷二十·淋浊）

❈ 沈朗仲治王雨泉，壮年气弱，溺后精水淋滴不断，服六味丸不应，易八味丸反加涩痛。两尺脉数而气口虚大，此土虚不能堤水也。与补中益气加麦冬、五味，十剂而痊。《张氏医通》（卷二十·淋浊）

❈ 沈明生治唐玉如，夏间患血淋，数日淋止发呃，举体振动，声大且长。或与开胃消痰益剧，勺粒不入，已两日夕。又欲进丁香、柿蒂，且加姜、桂、参、芪。诊之乃阴衰火炎症也。盖劳役而兼房帏，时际炎歊，水不制火，血虚而气上冲，是以胀满不食，呃逆不已，今六部脉洪数，颜如煤焰，大便六七日不行，小水滴沥不快。《经》云：诸逆冲上，皆属于火。先哲云：呃满须看前后部，肾虚不能纳气归元，故呃声长大，从丹田出，丁香、柿蒂可妄投耶。乃先用胆导，得垢数枚，觉两足微暖，此逆气下达也。即以六味汤料，稍减山药、萸肉，入黄连、栀子、车前、牛膝，薄暮煎服，不夜分呃全愈矣。明晨进粥，滞色渐清。夫呃症有寒热之分，呃声有上下之别，今以劳剧之体，血淋后见之，是不由胃而由于肾也，六脉洪数，大小便不利，是不由于寒而由于热也。真水耗于平日，火症萃于一时，虚则肝肾不能纳气，自下焦上逆为声，非中焦热邪之比。其腰疼颜黑，俱属可虞。幸得两足温，得补而哕止，乃壮水制阳光之明验，亦坎离既济之佳征也。依方调理半月全瘳。（卷十四·呃逆）

❖ 侍卫金汉光，年逾花甲，初夏误饮新酒致病，前则淋沥涩痛，后则四痔肿突，此阴虚热陷膀胱也。先与导赤散，次进补中益气，势渐向安。惟孔中涩痛未除，或令进益元散三服，遂致遗溺不能自主。授剂不应，直至新秋，脉渐软弱。因采肾沥之义，以羖羊肾制补骨脂，羊脬制菟丝子，浓煎桑根皮汁制螵蛸，连进三日，得终夜安寝，涓滴靡遗矣。（卷二十·淋浊）

❖ 太史沈韩倬患膏淋，小便频数，昼夜百余度。昼则滴沥不通，时如欲解，痛如火烧。夜虽频进，而所解倍常，溲中如脂如涕者甚多。服清热利水药半月余，其势转剧，面色萎黄，饮食兼退。脉得弦细而数，两尺按之益坚，而右关涩大少力。此肾水素弱，加以劳心思虑，肝木乘脾所致。法当先实中土，使能堤水，则阴火不致下溜，清阳得以上升，气化通而瘀涩瘳矣。或曰：邪火亢极，又用参、芪补之，得毋助长之患乎？抑知阴火乘虚下陷，非开提清阳不应，譬之水注，塞其上孔，倾之涓滴不出，所谓病在下取之上。若清热利水，气愈陷，精愈脱，而溺愈不通矣。遂与补中益气汤，用人参三钱，服二剂。痛虽少减，而病者求速效，或进四苓散加知母、门冬、沙参、花粉，甫一剂彻夜痛楚。于是专服前方，兼六味丸，用紫河车熬膏代蜜调理。服至五十剂，参尽斤余而安。

俞东扶曰：治淋如文垣诸案，经也。此案之治法，权也。经权合宜，皆审脉以为辨。审得明白，病自显然。推之望闻问切，素称四诊，可见四件都要细审也。（卷二十·淋浊）

❖ 孙文垣治张溪亭乃眷，喉中梗梗有肉如炙脔，吞之不下，吐之不出，鼻塞头晕，耳常啾啾不安，汗出如雨，心惊胆怯，不敢出门，稍见风则遍身疼火盛而郁者，多畏风畏寒，小腹时痛，小水淋涩而疼皆郁火为患，脉两尺皆短，两关滑大，右关尤搏指。孙曰：此梅核症也。以半夏四钱、厚朴一钱、苏叶一钱、茯苓一钱三分、姜三片，水煎，食后服。每用此汤调理多效。（卷十四·膈）

❖ 王肯堂治外兄贺晋卿，因有不如意事，又当劳役之后，忽小腹急痛欲溺，溺中有白物如脓，并血而下，茎中急痛不可忍，正如滞下后重之状，日夜十数行，更数医不效，乃作瘀血治。令以牛膝四两，酒浸一宿，长流水十碗，煎至八碗，再入桃仁一两，去皮，炒红花二钱五分，当归一两五钱，木通一两，生甘草二钱五分，苎麻根二茎，同煎至二碗去渣，入琥珀末二钱，麝香少许，分作四服，一日夜饮尽，势减大半。按《素问·奇病论》云：病有癃者，一日数十溲，此不足也。今瘀血虽散，宜用地黄丸加菟丝、杜仲、益智、牛膝之属，补阴之不足，以杜复至。因循未修治，遂不得全愈。或闭或通，一夜数十起，溺讫痛甚。竟服前丸，及以补肾之药入煎剂，调理而安。（卷二十·淋浊）

❖ 吴光禄闭精行房，患白浊，茎中痛如刀割，自服泻火疏利之剂不效，改服补肾之剂又不效。李诊之曰：精久蓄，已足为害，况劳心之余，水火不交，坎离频用也有语病。用萆薢分清饮加茯神、远志、肉桂、黄连，四剂即效。兼服补中益气一二剂而愈。（卷二十·淋浊）

❖ 萧万舆治郑友患淋经年，屡治罔效。曰：淋症有虚实寒热之殊，今君年未三旬，元气充实，因修途劳役，饮食不调，复喜火酒，脾受湿气。时当炎令，丁火司权，丙火协应，故心移热于小肠，五火因而内灼，上则肺燥口渴，下则肾燥淋结。前服八正、五淋，只专治淋，而未知清水上源，滋益肺金，故不效。以二陈、小柴胡，加龙胆草、知母、木通、麦冬。王士雄按：此法谓之清湿火则可，何尝润上下之燥哉！一剂减，数剂全瘳。（卷二十·淋浊）

❖ 新安富室有男子淋溺不止者，渐痿黄，诸医束手，孙卓三治之亦弗效。偶隐几坐，以手戏弄水灌，后孔塞，则前窍止，开则可通。脑后一穴，为灸火至三炷立愈。《江西通志》（卷二十·淋浊）

❖ 薛立斋治一妇人，患小便淋沥，内热体倦。以为肝火血少，脾气虚

弱，用八珍、逍遥二散，兼服月余而小便利，又用八珍汤而气血复。（卷二十·淋浊）

❖ 叶朝议亲人患血淋，流下小便在盆内，凝如蒟蒻，久而有变如鼠形，但无足耳，百治不效。一村医用牛膝根煎汁，日饮五服，名地髓汤，虽未即愈，而血色渐淡，久乃复旧。

后十年病沙石胀痛，用川牛膝一两，水二盏，煎一盏，温服。（卷二十·淋浊）

❖ 一妇患此（指叶朝议亲人患血淋。编者注）十年，服之得效。土牛膝亦可，入麝香、乳香尤良。《本草纲目》（卷二十·淋浊）

❖ 一妇人患淋久，诸药不效。其夫夜告予。予按既效方治诸淋，用剪金花十余叶煎汤，遂令服之。明早来云：病减八分矣，再服而愈。剪金花一名禁宫花，一名金盏银台，一名王不留行。王执中《资生经》《本草纲目》（卷二十·淋浊）

❖ 一妇人素善小便淋沥不利，月经不调半载矣。或两胁胀闷，或小腹作痛，或寒热往来，或胸乳作痛，或咽喉噎塞，或两脚筋牵，或肢节结核，面色青黄不泽，形气日瘦，左关弦洪，右关弦数。此郁伤肝脾，血虚气滞为患。朝用加味归脾汤，以补脾气、解脾郁、祛肝火，夕用滋肾丸、生肝散，滋肾水以生肝血，抑肝火舒筋膜。兼服月余而愈。（卷二十·淋浊）

❖ 一妇人小便淋涩，小腹胀闷，胸满喘急，诸药不应。以为转筋之症，用八味丸一服，小便如涌而安。（卷二十·淋浊）

❖ 一妇人因忿怒，身发疙瘩，憎寒发热。此肝火，用小柴胡汤加山栀、黄连，治之而愈。

后口苦胁痛，小便淋漓，复用前药，遂痊愈。（卷三十五·疙瘩）

❖ 一男子病淋，张令顿食咸鱼，少顷大渴，又令恣意饮水，然后以药治淋立通。淋者无水，故涩也。（卷二十·淋浊）

❖ 一人年二十三岁，病膏淋三年矣。医不能效，多作虚损，补以温燥，灼以针艾，无少减。张（指张从正。编者注）曰：惑蛊之疾也，亦曰白淫，实由少腹寓热，非虚也，可以涌以泄。其人以时暑，惮其法峻，不决者三日。浮屠一僧曰：予以有暑病，近觉头痛。张曰：亦可涌，愿与君同之，毋畏也。于是涌痰三升，色如黑矾汁，内有死血并黄绿水，又泻积秽数行，寻

觉病去。方其来时，面无人色，及治毕，次日面如醉。虑其暑月路远，又处数方，使归以自备云。（卷二十·淋浊）

❖ 一少年劳心色欲过度，患小便淋沥胀疼，且二便牵痛，其脉两寸沉微，左关甚弱，右关滑，两尺弦涩。乃心肺之气不足，而下陷于肝肾，肝肾之气又不足，所以不能疏泄闭藏。中气既虚，则清阳不升，中宫郁滞，蒸为湿热，渗入膀胱，乃似淋非淋，二便牵痛，如大瘕泄也。令早服六味丸加黄柏、制附子，使寒热互为向导，以去湿热，疏通郁结，以扶其元气。晚用补中益气，去陈皮、柴胡，加茯苓、防风，酒炒其渣，临晚煎服探吐，遂愈。（卷二十·淋浊）

❖ 张飞畴治田孟先，久患膏淋，溲中有块如橘核状，外裹血膜，中包黄水。乃醉后入房，酒湿流入肾脏所致。遍服利水固精药不应。溽暑中忽然憎寒发热，喘促闷乱，腰背烦疼，脉见浮濡沉细，是淋久阴伤，暑气袭虚之证。先与生料六味加川萆薢作汤下消暑丸，次用前汤送木车猪苓丸，八服诸症霍然。（卷二十·淋浊）

❖ （张飞畴）又孝廉蔡允恭，严冬患浊，小腹结硬，大发寒热，巅痛自汗。脉得左大右涩，两尺紧细，乃风痰毒邪入犯厥阴之经。与当归四逆汤煎服，覆汗而热除。即以前方去通草、姜、枣，加蝎稍、陵鲤、甲、麝脐丸服之，令作汗，数日便消痛止。但浊犹未净。或令嚼生银杏而愈。世人言银杏涩精。殊不知其专涤败浊也。（卷二十·淋浊）

❖ 张路玉治内阁文湛持，夏月热淋。医用香薷饮、益元散，五日不应，淋涩转甚，反加心烦不寐。诊之，见其唇赤齿燥，多汗喘促，不时引饮，脉见左手虚数。知为热伤元气之候。与生脉散，频进代茶，至夜稍安。明日复苦溲便涩数，然其脉已和，仍用前方，不时煎服，调理五日而痊。（卷二十·淋浊）

❖ 朱司马六间，年五旬，艰嗣，不慎酒色，饮食起居失宜，面目青黑，怒则晕，大便秘塞脱血，小便淋血如割，屡服清火通淋之剂，反增剧。脉沉迟，两尺兼涩。此肾水枯竭，不能滋生肝血，遂致虚火上炎，移热二肠，迫血下行，因而隧道枯涩，妨碍升降，故每欲便，疼塞难堪。须用甘温之品，滋益化源，补养肝木，使阴血盛则津液充，而淋秘自解矣。以补中益气汤去柴胡倍人参加牛膝，少加肉桂，及加减八味丸，入人参、苁蓉、远志，服月

余渐愈。（卷二十·淋浊）

《古今医案按》

❀ 东宿曰：族侄孙伍仲，三十岁，善饮好内，小便血淋疼痛。予以滑石、甘草梢、海金沙、琥珀、山栀、青蒿，以茅草根煎膏为丸。每晨灯心汤送三钱而愈。后五年，因子迟，服补下元药过多，血淋又发，小便中痛极，立则不能解，必蹲下如妇女状，始能解出，皆大血块，每行一二碗许，诸通利清热药，遍尝不应。脉俱洪数。予以五灵脂、蒲黄、甘草梢各二钱，小蓟、龙牙草各三钱。二帖而痛减半，血仍旧，改用瞿麦、山栀、甘草梢各二钱，茅根、土牛膝、车前草叶各三钱，生地、柴胡、川柏、木通各一钱。四帖痛全减，血全止，惟小便了而不了，六脉亦和缓不似前矣。后以四君子，加葛根、青蒿、白芍、升麻、知、柏，调理万全。

俞震按：上条不用补，次条不用养阴，认证最清。设效立斋、景岳，狃于归脾汤、补中益气、六味、生脉者，必为二证之戈矛矣。（卷第六·五淋）

❀ 罗又治刘太保淋疾，刘问曰：近夏月来，同行人多有淋证，气运使然，抑水土耶？罗曰：此间别无所患，独公有之，殆非气运、水土使然。继问公近来多食何物，曰：宣使赐木瓜百余对，遂多蜜煎之，每客至，以此待食，日三五次。曰：淋由此也。《内经》曰：酸多食之，令人癃，夺饮则已。曰：酸味致淋，其理安在？曰：小便主气，《经》云酸入于胃，其气涩以收，上之两焦，弗能出入也。不出则留胃中，胃中和温，则下注膀胱之胞，胞薄以懦，得酸则缩蜷，约而不通，水道不行，故癃而涩，乃作淋也。果如言而愈。（卷第六·五淋）

❀ 薛立斋治大尹刘天锡，内有湿热，大便滑利，小便涩滞，服淡渗之剂，愈加滴沥，小腹腿膝皆肿，两眼胀痛。此肾经虚热在下焦，淡渗导损阳气，阴无以化。遂用地黄、滋肾二丸，小便如故。更以补中益气加麦冬、五味，兼服而康。

俞震按：服利药既多，脉微弱如线，法必宜补矣。犹兼延胡、赤芍、木通、赤苓、山栀等利血利水药者，以其证仍痛甚也。可见淋证宜利者多，惟薛案所叙病因病情，必该用所用三方。其合滋肾丸者，以小便仍涩滞也。若果阳虚脉微，又当用金匮肾气丸，与知、柏不宜。至如叶氏治淋，有虎杖、麝香、大黄、牵牛、两头尖、威喜丸、连、柏、胆、荟、参、茸、八味等方，较薛氏法多而且备矣。（卷第六·五淋）

❖ 一放出宫女，年逾三十，两胯作痛，肉色不变，大小便中作痛如淋，登厕尤痛。此瘀血渍入隧道为患，乃男女失合之证也，难治。后溃不敛，又患瘰疬而殁。此妇在内久怀忧郁，及出外为人妾，又不如愿，致生此疾。可见瘰疬流注，乃七情气血损伤，不可用攻伐，皎然矣。按《精血篇》云：女人天癸既至，逾十年无男子合，则不调。未逾十年思男子合，亦不调。不调则旧血不出，新血误行，或渍而入骨，或变而为肿，或虽合而难子。合多则沥枯虚人，产多则血枯杀人。（卷第九·女科）

❖ 又治李寅斋，患血淋，几二年不愈。每发十余日，小水艰涩难出，窍痛不可言。将发，必先面热牙疼，后则血淋。前数日饮汤水，欲温和；再二日欲热；又二日，非冷如冰者不可，烦渴之甚，每连饮井水二三碗。其未发时，大便燥结，四五日一行，发则泻而不实。脉左寸短弱，关弦大；右寸下半指与关皆滑大，两尺俱洪大。据此中焦有痰，肝经有瘀血也。向服滋阴降火，及淡渗利窍之剂，皆无效。且年六十有三，病已久，血去多，何可不兼补治？当去瘀生新，提清降浊。用四物汤，加土牛膝，补新血；滑石、桃仁，消其瘀血；枳实、贝母，以化痰；山栀仁，以降火；柴胡，升提清气。二十帖而诸证渐减，再以滑石、知母、黄柏各一两，琥珀、小茴、肉桂各一钱五分，元明粉三钱，海金沙、没药各五钱，茅根汁熬膏为丸。每服一钱，空心及晚，茅根汤送下而愈。（卷第六·五淋）

❖ 张路玉治太史沈韩倬，患膏淋，小便频数，昼夜百余次，昼则滴沥不通，时如欲解，痛似火烧，夜虽频进而所解倍常，溲中如脂如涕者甚多。先曾服清热利水药，半月余，其势转剧，面色萎黄，饮食艰进。张诊之，脉得弦细而数，两尺按之益坚，而右关涩大少力。此肾水素亏，加以劳心思虑，肝木乘脾所致。法当先实中土，使能堤水，则阴火不致下溜，清阳得以上升，气化通而疼涩瘳矣。若用清热利水，则气愈陷而精愈脱，溺愈不通耳。乃定补中益气汤，用人参三钱。服二剂，痛虽少减，而病者求其速效，改进四苓散加知母、门冬、沙参、花粉。甫一服，彻夜痛苦倍甚。于是专服补中益气兼六味丸，用紫河车熬膏代蜜调理，服参尽斤余而安。

俞震按：淋证，如孙东宿之治法，经也。此二案之治法，权也。经权合宜，皆审脉以为辨。庄子曰：匠石觉而诊其梦。梦何以诊？诊之为言审也。向来但云诊脉，未达诊字之义。不知善诊，即是善审，审得明白，病自显然。推之望闻问切，素称四诊，可见四件都要细审也。（卷第六·五淋）

❀ 中书右丞合刺合孙病，小便数而少，日夜约二十余行，脐腹胀满，腰脚沉重，不得安卧。至元癸未季春，罗谦甫奉旨诊之，脉沉缓，时时带数。常记小便不利者有三，不可一例而论。若津液偏渗于肠胃，大便泄泻而小便涩少，一也，宜分利而已；若热搏下焦津液，则热涩而不行，二也，必渗泄则愈；若脾胃气涩，不能通利水道，下输膀胱而化者，三也，可顺气令施化而出也。今右丞平素膏粱，湿热内蓄，不得施化，膀胱窍涩，是以起数而见少也。当须缓之泄之，必以甘淡为主。遂用茯苓为君；滑石甘寒，滑以利窍，猪苓、琥珀之淡，以渗泄而利水道，三味为臣；脾恶湿，湿气内蓄，则脾气不治，益脾胜湿，必用甘为助，故以甘草、白术为佐；咸入肾，咸味下泄为阴，泽泻之咸以泻伏水，肾燥，急食辛以润之，津液不行，以辛散之，桂枝味辛，散湿润燥，此为因用；故以二物为使。煎用长流甘澜水，使下助其肾气。大作汤剂，令直达于下而急速也。两服减半，旬日良愈。

俞震按：前两案论治淋道理，最为明白晓畅。后两案乃淋证别因，虽由问而知之，而唐公之灵悟，更不可及。（卷第六·五淋）

《清代名医医案精华》

❀ 败精宿于精关，宿腐因溺强出，新者又瘀在里。经年累月，精与血并皆枯槁，势必竭绝成劳不治。医药当以任督冲带调理。亦如女人之崩漏带下，医者但知八正分清，以湿热治，亦有地黄汤益阴泄阳，总不能走入奇经。

鹿茸、龟甲、当归、杞子、茯苓、小茴、鲍鱼。（叶天士医案精华·淋浊）

❀ 丹溪谓五淋症湿热阻窍居多。三年前曾有是病，月前举发，竟有血块窒塞，尿大痛不能溺出。想房劳强忍，败精离位，变成污浊瘀腐。且少腹坚满，大便秘涩，脏气无权，腑气不用。考濒湖《发明篇》中，有外甥柳乔之病，与此适符。今仿其义，参入朱南阳（即宋代名医朱肱。编者注）法。

两头尖、川楝子、韭白、小茴、桂枝、归尾，冲入杜牛膝根汁。（叶天士医案精华·淋浊）

❖ 肝主筋，肾主骨。阴器者，宗筋之所聚。男子天癸未至，强通其精，异时必有难名之病。今患腰酸痛，宗筋短缩，大便结涩，小便淋沥，足腿消烁，筋肉拘挛，无非肝亏肾损所致。按脉沉细而兼微数，乃精不营筋，又有伏火，《内经》所谓"发为筋痿，及为白淫"者是也。治宜滋肾舒肝，使精血渐充，则筋骨亦渐和柔。但幻症日久，非一朝一夕之功，幸弗期速效。

熟地、归身、牛膝、肉桂、黄柏、线鱼胶、续断、钩钩（即钩藤。编者注）。（叶天士医案精华·淋浊）

❖ 男子血淋成块，尿出痛，医治一年罔效。夫淋属肝经郁火，湿热皆有是病。思少壮情欲勉强，必致败精凝窍，精腐变瘀，理固有诸。用虎杖散法，服五六日，痛减血少，晨溺尚有血丝，此盖窍中有未尽之败浊，宜通不宜涩。

人中白、琥珀、沉香、白牵牛、川柏，韭菜汁丸。（叶天士医案精华·淋浊）

❖ 疟疾停药，日有向愈之机。胃困则痞闭，不欲食，今虽未加餐，已知甘美，皆醒之渐也。童真无下虚之理。溲溺欲出，尿管必痛，良由胃津肺汁，因苦辛燥热烈气味，劫夺枯槁，肠中无以运行。庸医睹此，必以分利。所谓泉源既竭，当滋其化源，九窍不和，都属胃病。

麦门冬、甜水梨皮、甜杏仁、蔗浆。（叶天士医案精华·疟疾）

❖ 阴精上承者寿，阳火下陷者危。血淋久而成形窒痛，烦心，心火直升。老人阴精已惫，五液化成败浊；阻窍不通。欲泄必痛，得泄痛减，即"痛则不通，痛随利缓"之理。故知柏、六味及归脾、逍遥之属，愈治愈剧，其守补升补滋浊涩药，决不中病。用琥珀痛减，乃通血利窍之意，然非久进之方，以不伤阴阳之通润立方。

生地、益母草、女贞子、阿胶、琥珀、稽豆皮。（叶天士医案精华·淋浊）

❖ 郁损心阳，阳坠入阴，为淋浊。由情志内伤，即为阴虚致病。见症乱治，最为庸劣。心藏神，神耗如愦，诸窍失司，非偏寒偏热药治，必得开爽，冀有向安。服药以草木功能，恐不能令其欢悦。

人参、桔梗、乌药、木香、天冬，夜服白金丸。（叶天士医案精华·郁）

❀ 大营煎之养血，白螺丸之祛痰，营血渐生，宿痰渐化，脉络通调，痛何由生？精血充满，痰无以生。痛已年余，近时又复作，此精血未能充足，痰饮犹存，蔽障经中，气为之阻。自述病时小便如淋，乃痰隔中州，升降失司。拟养阴络，古之成法，药机合宜，原方增损。

熟地、洋参、草果、益智仁、陈皮、甘草、当归、姜黄、半夏、元胡、白螺壳、山栀、姜、枣。（王九峰医案精华·痰饮）

❀ 肺为水之上源，气化不及州都，阳明湿热，下流于肾，便不能畅。湿火无从宣泄，频发作痛，血不化精，精不化气，膀胱气亦不化。服药少效者里气虚不能化邪，再拟萆薢分清饮。

萆薢、茯苓、草梢、菖蒲、益智、乌药盐水炒。（王九峰医案精华·淋浊）

❀ 溺血则血去无痛，有痛乃血淋也。病起两月，小便艰涩，点滴不已，服导赤八正即止。至五月小溲时如稀痰，其病如故。服药两剂，稀痰已止，管痛亦减。现在溲出湿浊，便仍作痛，肾囊左边亦然。两腿及腰，动则不利，时而恶寒，肝肾两亏，湿热不化，火掩精窍，谨赠持重两字，不动欲火乃佳。

茯神、儿参、栀子、柴胡、薄荷、於术、归身、丹皮、生地、白芍、草梢、童便。（王九峰医案精华·淋浊）

❀ 气虚下坠，则溺有白色，溺管疼痛，溲后有血，形如肉丝，舌中露光，肾之阴亏，肝之阳旺，血不化精，精不化气，以三才封髓加减。

生地黄、儿参、党参、山药、升麻、柴胡、归身、橘皮、天冬、川柏、稻草。（王九峰医案精华·淋浊）

❀ 痰饮、痹症、淋浊，皆寒湿为病，误与补阴，以致湿邪胶痼沉着，急难清楚。前与开痹和胃，现虽见效不少，究系湿为阴柔之邪，久为呆补所困，难以旦晚奏功也。

飞滑石、桂枝、生苡仁、姜半夏、猪苓、小枳实、云苓皮、泽泻、晚蚕沙、川萆薢、广皮（即陈皮。编者注）、车前子。（吴鞠通医案精华·淋浊）

❀ 血淋太多，先与导赤不应，继以脉弦。细询由怒而起，转方与活肝络。

新绛纱、归鬚、片姜黄、旋覆花、香附、苏子霜、降香末、郁金、丹皮炭、桃仁泥、红花。（吴鞠通医案精华·淋浊）

❀ 痛者为淋，不痛者为尿血。溺血半年，有时成块阻塞。脉沉细带数，左部较弦，阴虚君相之火，下移小肠，逼于营分。拟养阴清肝，以和营分。

阿胶、茯神、旱莲、生地、龟板、粉甘草、北沙参、天麦冬、血余炭、丹参、丹皮、藕。（马培之医案精华·淋浊）

❀ 血不养经，气入于络，左右环跳之酸，牵及跨缝，肩胛经络之酸，连及睾丸。湿火下注，淋久不息，阴津暗耗，阳气受伤。中焦尚有湿痰，噫嗳泛呕酸水，关脉滑，寸脉紧。当通血脉，兼利气络。

归鬚、白芍、忍冬藤、川断、牛膝、杜仲、丝瓜络、橘络、延胡、金铃、草梢、左金丸。（金子久医案精华·小便）

《宋元明清名医类案》

❀ 八旬又四，下元虚惫，膀胱不开，溺淋窒痛。肾藏之阳，通纳皆少，惟峻补元海，可冀小效。至于全好，恐难深许。

当归、鹿茸太温、茯苓、柏子仁、苁蓉灭阳、杞子、熟地、牛膝宜佐生津理气，以利升降。（叶天士医案·淋浊溺血）

❀ 常熟三十二眷。寡居无欢悦之念，肝胆中气火郁勃，直上直下，莫能制伏，失其疏泄之用，小溲成淋。谓肝脉环绕阴窍，用龙胆泻肝法此木郁土中，随阳明之气而下陷也。有升降而无出入，须设法横疏以平其势，岂可以霜雪直压，病暂缓而生气大伤，其后必更有降无升，岂非大逆。

龙胆草、黄芩、栀子、当归、生地、柴胡、泽泻、木通、甘草、车前子。（叶天士医案·经闭不调）

❀ 腐精瘀血，阻闭溺窍为痛，似淋非淋，久则阳维脉伤，寒热起，五液枯耗为便难，乃虚症也。

鹿茸、淡苁蓉、柏子仁、枸杞子、沙蒺藜、茯神、当归。

接服：盐水炒骨脂、淡苁蓉、沙蒺藜、茯神、枸杞子、厚杜仲、鹿茸、龟板。

丸方：河车胶、沙蒺藜、龟板、水煮熟地、枸杞、麋茸、茯神、苁蓉九方可用。（叶天士医案·淋浊溺血）

❖ 患溺血症，已三月矣。前用升补法不应，右脉虚涩无神，左关独弦是有瘀。茎中作痛，下多血块是有瘀，形色憔悴，又多嗳气。据脉论症，乃肝脾积热也。肝热则阴火不宁，而阴血自动。以血为肝脏所藏，而三焦之火，又寄养于肝也，故溺血茎中作痛。脾热则湿气内壅，而生气不伸，以脾为湿土之化，而三焦之气，又运行于脾也，故时时嗳气，形色憔悴此案不似先生手笔。法当益肝之阴，则火自平；利脾之湿，则气自和据脉证，当是气虚而有血瘀，宜清肝健脾，生津活血。

生地、白芍、萆薢、丹皮、甘草、车前方轻清甚合，但少逐瘀之品。已成之血块，何由自化。

继用逍遥散加车前此证正宜加血余。（叶天士医案·淋浊溺血）

❖ 久劳郁勃，夏季尿血，延及白露，溺出痛涩，血凝成块，阻著尿管。夫淋症方书列于肝胆部，为有湿热阻其宣化气机，故治法苦辛泄肝，淡渗通窍，施于壮实颇效。今望八老翁，下焦必惫，况加精血自败，化为瘀浊。真气日衰，机窍日闭。诊候之际，病人自述梦寐若有交接，未尝遗泄，心阳自动，相火随之。然清心安肾等法，未能速效，暂以清营通瘀宣窍之剂究竟精血何以自败，心阳何以自动，此必津少而血燥也。心肝主血，血燥则无以养神，而推行不利，清营最合。

天冬、生蒲黄、龙胆草、龟板、生地、阿胶、丹皮、焦黄柏梦交不泄，是厥气客于阴器也，病在经络，不在心肾，犹为易治。（叶天士医案·淋浊溺血）

❖ 淋属肝胆，而酒性湿热之气，肝胆先受。滓汁次及肠胃，湿甚热郁，溺窍怎阻，茎管窄隘，久病积热愈深，不受温补淋本无温补法，有热散法，当忌酒肉厚味。分利虽投，不能却病，从《经》义苦味祛湿，参以解毒酒毒热积，内膜必伤，太苦太辛，不宜肆用，其鸡距、葛花、天花粉，虽是例药，却宜略佐。

料豆皮、牡丹皮、黑山栀、芦荟、龙胆草、真青黛、金银花、胡黄连。（叶天士医案·淋浊溺血）

❖ 淋症愈后半年，交五六月复发，虽系肝胆郁热，亦必是暑邪内蕴，六腑皆为之不利，胸腹如闷，溺色赤混如血。宜先清热，宣腑阳，然后再调本病。

卷心竹叶、寒水石、车前子、牛膝根、广橘红、黑山栀、川郁金、滑石。（叶天士医案·淋浊溺血）

❀ 忍精而溺，尿管闭塞，此淋症也。古云：痛则不通。用《千金方》法。

杜牛膝、麝香三分研细调入。（叶天士医案·淋浊溺血）

❀ 浊腻膏淋日下，最易损人津液，络脉遂槁，况八脉隧道纡远，泛然补剂，药力罔效。《难经》谓：十二经属通渠旋转，循环无端。惟奇经如沟渠满溢，流入深河，不与十二经并行者也。树根草皮，此症亦难奏效。须用血肉填补固涩，庶可希其获效此必肾虚或浊已愈，乃可用此填补。若初起，必有致病之因。且有久浊亦湿痰下注者，吾每以疏络导痰，强肝健脾，取效甚捷。

鹿茸、河车、人参、蒸黑於术、茯苓、湘莲、缩砂、雀卵，茹茴，乌贼骨。雀卵、河车膏为丸何不即用经方？（叶天士医案·淋浊溺血）

❀ 曾治成老人，阴痿思色而精不出，小便涩痛如淋。余以八味地黄丸料加车前、牛膝而安。后遇大、小便牵痛，愈痛愈便，愈便愈痛，以此方服之最神。（齐友堂医案·小便不通）

❀ 又治一人，小便淋漓不通。予以六味丸料倍茯苓、泽泻而通。（齐友堂医案·小便不通）

❀ 膏淋、血淋同病，未有不因乎虚，亦未有不因乎热者。热如化尽，则膏淋之物，必且下而不痛，始可独责乎虚。

大补阴丸加瓜蒌、瞿麦、牛膝、血余。

柳宝诒按：议论隽爽，方亦切实。

再诊：所下之淋，薄且少矣。而当便之时，尚属不利，既便之后，反觉隐痛，肢膝不温，脉小弦，唇红嗌干，热未全消，虚已渐著。

瓜蒌瞿麦去附汤加麦冬、萆薢、黑栀、猪脊筋。

柳宝诒按：便后隐疼，膝冷咽干，皆虚象也。似当兼用滋养。（曹仁伯医案·小便）

❀ 蒋左，血不养经，气入于络，左右环跳之酸，牵及胯缝，肩胛经络之酸，连及睾丸。湿火下注，淋久不息，阴津暗耗，阳气受伤。中焦尚有湿痰，噫嗳泛呕酸水。关脉滑，寸脉紧。当通血脉，兼利气络。

归须、白芍、忍冬藤、川断、牛膝、杜仲、丝瓜络、橘络、延胡、金铃、草梢。左金丸。（金子久医案·小便淋浊）

❀ 尹左，君相之火下注，膀胱之湿随注，气化失司，酿成淋浊。经有一月，色甚带黄，败浊流入气络，睾丸为之偏大。左关尺脉弦紧。治法清湿通络。

知母、黄柏、龙胆、木通、草梢、赤苓、橘络、车前、海金沙、川连、两头尖、竹叶。（金子久医案·小便淋浊）

❀ 老人，因疝疼二十年，多服苍术、乌、附等药，疝稍愈。又患淋十余年，其间服硝、黄诸淋药，不效。忽项右边发一大疽，连及缺盆，不能食，淋痛愈甚，叫号困惫。时当六月，脉短涩，左微似弦，皆前乌、附积毒所致。凝积滞血，蓄满膀胱，脉涩为败血，短为血耗。忍痛伤血，叫号伤气，知其溺后有如败脓者，询之果然。遂先治淋，令多取土牛膝根茎叶浓煎汤，并四物汤大剂与之。三日，痛与败脓渐减；五七日，淋止，疮势亦定。盖四物能生血也。但食少，疮未收敛，四物加参、芪、白术熬膏，以陈皮、半夏、砂仁、木香煎取清汁，调膏与之。遂渐能食，一月疮安。

俞震按：土牛膝汁治血淋最效，以其能疏通滞血也。脉涩者，更宜之。丹溪合四物同用，因脉兼短耳。即不短，亦宜之。涩为血瘀，亦主血虚也。（朱丹溪医案·五淋）

❀ 一男子，患淋久，囊大如球，茎如槌。因服利药多，痛甚，脉微弱如线。以参、芪、归、术加桂、元胡各一钱，木通、山栀、赤芍、赤茯苓、甘草梢等药，一服痛稍减，二服小溲利，四服愈。（朱丹溪医案·五淋）

❀ 立斋曰：余奉侍武庙汤药，劳役过甚，饮食失节，复兼怒气，次年春，茎中作痒，时出白津，时或痛甚，急以手紧捻乃止。此肝脾之气虚也，服地黄丸及补中益气，加黄櫱（即黄柏。编者注）、柴胡、山栀、茯苓、木通而愈。

丁酉九月，又因劳役，小便淋沥，茎痒窍痛，仍服前汤（指补中益气汤。编者注）加木通、茯苓、胆草、泽泻，及地黄丸而愈。（薛立斋医案·前阴病）

❀ 脉来软数无力，证本藏阴有亏。阴亏有二，有阴中之火亏，有阴中之水亏。少年真阴不固，肾兼水火之司，水不生木，肝病传脾，火不生土，脾传及肺。《经》以中气不足，溲便为之变。肾开窍于二阴，肾虚则水反为湿，脾虚则土不制水，小水如膏糊，乃水液之浊，非白浊可比。宗气无根，虚里穴动，肾为先天，脾为后天，脾土之健运，赖肾火之充盈，肾中火不上蒸，中土何由健运？土虚不能交通心肾。

熟地、云茯苓、柏子仁、杏仁、芡实、远志、黄柏、附片、金樱子、草薢、麦冬、五味子。鹿角胶收膏。（王九峰医案·淋浊）

❖ 肾开窍于二阴，前有淋浊之新恙，后有肠红之旧疾，皆由于阴虚而有湿热也。寓育阴于利水清热之中，猪苓汤合加味槐花散主之。

茯苓、猪苓、阿胶、生地、槐米、枳壳、六一散、血余炭、侧柏炭。

柳宝诒按：两证贯串一线，用药自然亲切。（王旭高医案·小便）

❖ 小便淋浊，茎管痛不可忍，自用五苓、八正、草薢分清饮等淡渗，愈利愈痛。细询病情，则房事不遂而成。余曰：溺管与精管异途，此症当通精管为是。用虎杖散。

杜牛漆、丹皮、归横须、降香末、琥珀、两头尖、桃仁泥、麝香。（吴鞠通医案·淋浊）

❖ 血淋多年不愈，起于惊闪。现在痛甚，有妨于溺。溺则痛更甚，且有紫血条，显系瘀血之故，法当宣络。再久病在络，又定痛亦须络药。盖定痛之药，无不走络，走络之药，无不定痛，但有大络、别络、腑络、脏络之分，此症治在阴络。左脉沉弦而细，所谓沉弦内痛是也。

杜牛膝、桃仁、归横须、降香末、琥珀、两头尖、丹皮炭、口麝（即麝香。编者注）。（吴鞠通医案·淋浊）

❖ 祝芝岗秀才，每喜酒后御女，行三峰采战，对景忘情之法（即道家有关房事之术。编者注），致成血淋。自仲夏至岁杪未愈，便下或红或紫，中有块如筋膜状，或如苏木汁色，间有小黑子。三五日一发，或劳心或劳力，或久立坐亦发，百治不效。东宿观其色白而清，肌肉削甚。诊其脉左寸沉弱，关尺弦细，右寸略滑。据此，必肺经有浊痰，肝经有瘀血。总由酒后竭力纵欲，淫火交煽，精离故道。不识澄心调气，摄精归源之法，以致凝滞经络，流于溺道，故新血行至被阻塞，而成淋浊也。三五日一至者，盈科（通窠，盈科是指超过空窠能容纳的程度。编者注）则溢耳。先与丹参、茅根浓煎服。小便以瓦器盛之，少顷即成金色黄沙，乃用肾气丸加琥珀、海金沙、黄櫱，以杜牛膝叶捣汁熬膏为丸调理。外以川芎三钱，当归七钱，杜牛膝草根煎服。临发时用滑石、甘草梢、桃仁、海金沙、麝香为末，以韭菜汁、藕汁调服。去其凝精败血，则新血始得归原，而病根可除矣。三月全愈。

俞震按：前案云：何不可兼补治？而所谓补者，不过四物汤耳，其余则皆消瘀及清利药也。次方知、櫱各一两，小茴、肉桂各钱半，即滋肾丸意。而重用滑石、元明粉、没药、海金沙为佐，茅根汁为丸，仍是清利兼消瘀。以六旬之老，二年之久，治法如此，信乎血淋之宜通不宜补矣。后案用肾气丸，加黄櫱、琥珀、海金沙，以杜牛膝汁熬膏为丸，是于温补下元药中，佐清利湿热，疏通瘀窍之法，较前案稍异。而煎方之芎、归、杜牛膝，末药之滑石、金沙、桃仁、麝香、韭汁、藕汁仍是行瘀通窍，并无参、芪、熟地等药，大旨约略可见。（孙东宿医案·淋浊）

❖ 族侄孙伍仲，三十岁，善饮好内，小便血淋疼痛。予以滑石、甘草梢、海金沙、琥珀、山栀、青蒿，以茅草根煎膏为丸。每晨灯心汤送三钱而愈。后五年，因子迟，服补下元药过多，血淋又发，小便中痛极，立则不能解，必蹲下如妇女状，始能解出，皆大血块，每行一二碗许。诸通利清热药，遍尝不应。脉俱洪数。予以五灵脂、蒲黄、甘草梢各二钱，小蓟、龙牙草各三钱。二贴而痛减半，血仍旧，改用瞿麦、山栀、甘草梢各二钱，茅根、杜牛膝、车前草叶各三钱，生地、柴胡、川櫱、木通各一钱。四贴痛全减，血全止，惟小便了而不了，六脉亦和缓不似前矣。后以四君子加葛根、青蒿、白芍、升麻、知、櫱，调理万全。

俞震按：次条不用养阴，认证最清。设效立斋、景岳，狃于归脾汤、补中益气、六味、生脉者，必为二证之戈矛矣。（孙东宿医案·淋浊）

第六章

白浊医案

概 述

《古今医案按》

❖ 凡患浊者，窍端时有秽物粘渗不绝，甚则结盖。溺时必先滴出数点而后小便随之，小便却清。惟火盛则色黄，亦不混浊。古书乃云溺面如油，光彩不定，溺脚下澄，凝如膏糊，此是膏淋与下消证，非白浊也。白浊之因，有欲心萌而不遂者；有渔猎勉强之男色者；有醉酒及用春方以行房，忍精不泄者，皆使相火郁遏，败精瘀腐而成。故白浊多有延成下疳重候，岂溺病乎？《内经》谓水液混浊，皆属于热，热甚则为赤浊；或白浊久而血不及化为精，亦变赤浊，此则危矣。治法不外养阴清热，佐以坚肾利水。盖癸窍宜闭，壬窍宜通也。初起者，当兼疏泄败精之品，如滑石、冬葵子、牛膝、萆薢之类；日久者，当兼补元实下之品，如人参、熟地、湘莲、芡实之类，亦无甚艰难。（卷第六·便浊）

《续名医类案》

❖ 不知带浊之病，多由肝火炽盛，上蒸胃而乘肺。肺主气，气弱不能散布为津液，反因火性迫速而下输膀胱之州都，本从气化，又肝疏泄，反禀其令而行，遂至淫淫不绝。（卷二十·淋浊）

《名医类案》

❖ 盖人禀受不同，虚劳小便白浊，阴脏人，服橘皮煎，黄芪建中汤，获告愈者甚众。至于阳脏人，不可用暖药，虽建中汤不甚热，然有肉桂，服之稍多，亦反为害，要之用药，当量其所禀，审其冷热，而不可一概用也。（卷五·劳瘵）

《临证指南医案》

❖ 白带、白浊、白淫三种，三者相似，而迥然各别。白带者，时常流出清冷稠粘，此下元虚损也。白浊者，浊随小便而来，浑浊如泔，此胃中浊气渗入膀胱也。白淫者，常在小便之后，而来亦不多，此男精不摄，滑而自出也。秦天一（卷九·淋带）

医 案

《名医类案》

❖ 丹溪治张子元，气血两虚，有痰，痛风时作，阴火间起，小便白浊，或赤带下。用青黛、蛤粉、樗皮、滑石、干姜炒、黄柏炒，为末，神曲糊丸，仍用燥药。（卷五·便浊）

❖ 南安太守松江张汝弼，曾患渴疾白浊，久服补肾药，皆不效。一日，遇一道人，俾服酒蒸黄连丸，其疾顿瘳。其制法：以宣黄连一斤，去须，煮酒浸一宿，置甑上累蒸至黑，取出晒干，为细末，蜜丸桐子大。日午临卧，酒吞三十丸，脏毒下血者，亦治。（卷五·便浊）

❖ 司厅张检斋阴囊肿痛，时发寒热，若小腹作痛，则茎出白津。用小柴胡，加山栀、胆草、茱萸、芎（即川芎。编者注）、归而愈。（卷八·前阴病）

❖ 一妇，年近六十，形肥味厚，中焦不清，积为浊气，流入膀胱，下注白浊，浊气即是湿，痰。用二陈汤，加升麻、柴胡、苍术、白术。四贴，浊减半，觉胸满，因升麻、柴胡升动胃气，痰阻满闷，用二陈加炒曲、白术，以泄其满。素无痰者，升动不闷，兼以青黛、樗皮、蛤粉、黄柏炒、干姜、滑石，为末，炒神曲糊丸服之。（卷五·便浊）

❤ 一进士周素有疝痔，劳则小腹上疠作痛，茎出白津，痔则肿痛，若饮食劳倦，则发寒内热，体倦吐痰，服十全大补，诸症皆愈。犹欲速效，乃易药攻之，肌体骨立。薛用补中益气、地黄丸，元气渐复。（卷八·痔）

❤ 一男，小便日数十次，如稠米泔，色亦白，神思恍惚，瘦悴食减，以女劳得之，服桑螵蛸散，未终剂，寻愈。安神魂，定心志，治健忘，小便数，补心气。其方：螵蛸、远志、菖蒲、龙骨、人参、茯神、当归、龟甲醋炙各一两，为末，每服二钱，夜卧，人参汤调。《本草衍义》（卷五·便浊）

❤ 一人因湿气，两胁疼痛，腰脚亦痛，白浊。渗湿汤加参、术、木通、泽泻、防己、甘草、苍术、苍耳、黄柏、知母、牡蛎、龟板、川归、白芍、地黄等分，煎服愈。（卷二·湿）

❤ 祝显一患伤风，小便白浊无度。小柴胡汤加黄柏、知母、白术、芍药、当归各一钱，莲肉去心皮一钱，秋石八分。（卷一·伤风）

《续名医类案》

❤ 杜举人名京，年逾三十阴囊湿痒，茎出白物如脓，举则急痛，此肝疝也，用龙胆泻肝汤而愈。有阴茎肿，或缩，或挺，或痒，亦以此药治之。（卷二十·疝）

❤ 龚子才治一男子，茎中痛，出白津，小便闭，时作痒。用小柴胡加山栀、泽泻、木通、炒连（即炒黄连。编者注）、胆草、茯苓，二剂顿愈，又兼六味地黄而痊。（卷二十·淋浊）

❤ 蒋仲芳治梁敬州，年六十余，浊三年矣，淡渗、寒凉、温补俱不效。诊之六脉俱微，惟左寸带数。此因心火不降，致脾胃之气不升，浊物因而下渗，法当养心升补，若用本病药无益也。用丹参、茯神、远志、枣仁、山萸、山药、黄芪、白术、升麻、柴胡、甘草、陈皮、姜、枣煎服三剂，其浊倍至。询其体健否。曰：如故。曰：若便所出尽为津液，其体必愈甚。今浊增而体健，知浊物积于其中，为药所迫而出耳。清者既升，浊者自降。再服二剂，而病如失矣。投之果然。使无定见，再易一方，宁能愈乎？（卷二十·淋浊）

❖ 李士材治李郡侯白浊，服五苓散数剂无功。诊之，两尺大而涩，是龙火虚火，精瘀窍道。用牛膝、茯苓、黄柏、麦冬、山药、远志、细生甘草，十剂而安。（卷二十·淋浊）

❖ 立斋治光禄柴黼庵因劳，赤白浊如注，用归脾汤而愈。司厅张检斋小腹不时作痛，茎出白淫。作小柴胡、山栀、龙胆草、山茱、芎、归而愈。（卷二十·淋浊）

❖ 少宰汪涵斋患头晕白浊，用补中益气汤，加茯苓、半夏，愈而复患腰痛，用山药、山萸、五味、萆薢、远志顿愈。又因劳心，盗汗，白浊，以归脾汤加五味而愈。（卷二十·淋浊）

❖ 司厅陈石镜久患白浊，发热体倦，用补中益气加炮姜，四剂白浊稍止。再用六味地黄丸兼服，诸症悉愈。（卷二十·淋浊）

❖ 陆祖愚治韩舜臣，年近三旬，夏月远归，连宵多事，卧当风凉，致成疟疾，间日一发。自以为虚而投参附，凡用参二三钱，及五钱者数十剂。一医用参一两、附三钱，又八剂。服参约及二斤，其病寒轻而热重，偶于静坐时觉阳道微湿，以纸拭视，如浆糊一点，白而光亮，讶为滑精渗漏。若此无怪大剂补养无效，决死无疑。及诊视，正当悲哀之后，面赤如妆，六脉洪滑而数。曰：脉候无事，不必张皇。令将溺器涤净。次早诊之，脉略和，而仍滑大。令倾溺器，中有白腻稠粘约半碗许。乃曰：当此短夜，去已如许之多，则从朝至暮，自当加倍。此是白浊，非滑精也王士雄按：此症误投温补，设无白浊，以为去路，则早殆矣。试思少壮之时，每交感输泄之精，能有几何？病者始大悟。乃用萆薢分清饮：川萆薢、石菖蒲、益智、乌药、茯苓、甘草四剂，其症减半。又以二陈汤加升麻、柴胡、苍术、白术十余剂，浊净而疟亦止。夫奇经之脉，督行于背脊，任行于腹外，冲行于腹中。溺出于前，自膀胱而来，精出于后，自夹脊肾脏而来，男浊女带，自胃家傍冲而下。盖冲为血海，其脉起于脬中。丹溪曰：胃中浊液下流，渗入膀胱。曾询患浊者，小水或浑或清。其浊或随溲溺而下，或不时淋沥，可见与膀胱竟不相干。又见患此症者，经年累月，饮食照常，起居如故，非胃家湿热而何。此君加之以劳顿醉饱，阴虚贪凉而得，故得补益甚。丹溪曰：二陈汤加升麻，能使大便润而小便长，前后二方昔贤所验，第后人未知用耳。

王士雄按：精与溺原分二道，所云良是。至胃浊不由膀胱而出，自胃傍冲而下。然则汤饮入胃，独不可傍冲而下乎？不知带浊之病，多由肝火炽盛，上蒸胃而乘肺。肺主气，气弱不能散布为津液，反因火性迫速而下输膀胱之州都，本从气化，又肝疏泄，反禀其令而行，遂至淫淫不绝。使但胃气湿热，无肝火为难，则上为痰而下为泻耳。古今医案，于带浊二门，独罕存者，亦以未得其旨而施治无验也。至单由湿热而成，一味凉燥，虽药肆工人，亦能辨此。观其父肖愚一案，治吴南邱之子，亦痊且浊，以二妙散取效，即其症也。（卷二十·淋浊）

❖ 萧万舆治一健卒，年甫三旬，素善饮，喜啖辛香，病浊窍痛。以二陈汤加芩、连、胆草、赤芍、车前，二剂即止。如实证本不难治，若概施补必变生他症。（卷二十·淋浊）

❖ 《衍义》治一人，大肠寒清，小便精出，诸热药服及一斗二升，未效。后教服赤石脂、干姜各一两，胡椒半钱，同为末，醋糊为丸如梧子大，空心及食前米饮下五七十丸，终四剂遂愈。《医学纲目》（卷七·泄泻）

❖ 一男子茎中作痛，或筋急缩，或作痒，白物如精，随溺而下，此筋疝也。并用龙胆泻肝汤，治之皆愈。张子和曰：遗溺闭癃，阴痿胕痹，精滑白淫，皆男子之疝也，不可妄归之肾冷。若血涸不月，月罢腰膝上热，足蹩嗌干，瘕闭，小腹有块，或定或移，前阴突出，后阴痔核，皆女子之疝也。但女子不谓之疝，而谓之瘕。（卷三十五·下疳）

❖ 一儒者身发疙瘩，时起赤晕，憎寒发热。服疠风之药，眉落筋挛，后疙瘩渐溃，日晡热甚，肝脉弦洪，余脉数而无力，此肝经血虚风热也。先以小柴胡合四物汤，加丹皮、酒炒黑栀，再与加味逍遥散，加参、术、钩藤，服两月，疮悉愈，而眉渐生。后因怒复作，用小柴胡汤，加芎、归、钩藤、木贼而愈。后劳役发热，误用寒剂，不时身痒，日晡赤晕，早与补中益气汤，加五味、麦冬、山药，午后与加减八味丸寻愈。

后食炙煿等物，仍发疙瘩，小便白浊，关脉滑大有力，用补中益气汤加山栀，诸症悉退。（卷三十五·疙瘩）

❖ 漳庠林震伯素善饮，因修途劳顿，饥饱失时，复冒暍病白浊，经年不瘥。察前治非辛热即凉泻，或滋补壅塞，遂至小腹胀闷，或气喘拒食，六脉滑数无力。此中宫虚热，津液下陷，膀胱气化不能分泌。以归脾汤去木香，加炒山栀、半夏、车前、黄连，七剂而浊止便清，神思清爽矣。（卷二十·淋浊）

《古今医案按》

❖ 丹溪又治一人，便浊半年，或时梦遗形瘦，作心虚治。以珍珠粉丸（出自《保命集》卷下。由黄柏一斤新瓦上烧令通赤为度、真蛤粉一斤组成。上为末，滴水为丸，如梧桐子大。每服一百丸，空心温酒送下。主治白淫、梦泄、遗精及滑出而不收。编者注）合定志丸，服之愈。（卷第六·便浊）

❖ 丹溪曰：一妇年近六十，形肥味厚，中焦不清，积为浊气，流入膀胱，下注而成白浊。浊气即是湿痰。用二陈汤加升、柴、苍白术，四帖，浊减半，觉胸满，因升、柴升动胃气，痰阻而满闷耳。用二陈加炒曲、白术、香附以泄其满。素无痰者，升动亦不闷也。继以青黛、樗皮、蛤粉、黄柏、干姜、滑石为末，神曲为丸，服之全安。（卷第六·便浊）

❖ 嘉善一张姓少年，春间患寒热如疟，始用发散，继用养阴，已愈矣。越数日，疟又作，且兼白浊不止。用小柴加首乌、生地、丹皮、萆薢等，不应。又数日，寒热渐重，不能起坐，口渴烦躁，舌赤唇焦。一老医用白虎汤，而热益甚，发晕、昏沉几死，热气冲开二三尺，两目赤肿，目眵胶闭，舌红且干，唇焦面赤，两足如烙。惟大便泄泻，脉虚而软。余友沈尧封兄用人参二钱、熟附子三钱、茯苓五钱、白芍一钱五分，一剂而热少定，遂连服十余日，惟以牡蛎、牛膝、枸杞、生地出入加减。粥进热退，诸证去其六七矣。忽然腹痛大作，连泻二三十次，烦渴又作，懊憹迷闷不安，举家骇泣。沈曰：无恐。此久积之寒饮，因脾得参、附之力以运动之，饮乃大下也。夏用附子五钱，干姜二钱，苓、芍、炙草，数剂而安。又用参、术平补，全愈。

俞震按：选疟疾诸案虽不多，然皆精深高妙，可以启发后学。若浅近之法未载，略为补之。古云：日作者轻，间日者重，此不可拘。若日作而寒热之时短，势又不甚，则诚轻。倘势甚，而时又长，反不如间日者尚有休息之一日也，何可云轻？惟疟发渐早为易痊，渐晏为未止，乃一定之局。间有不一定者，如发渐早而热退之时如旧，则其寒热加长矣。愈长则正气愈虚而加剧，不得引《内经》其气上行九日，出于缺盆之中为证也。又有发渐晏而热退之时如旧，则其寒热渐短矣。愈短则邪气愈衰而自止，不得引昔贤自阳之阴者难愈为证也。隔二日曰三阴疟，较诸疟为最重。有二三年未愈者，亦有二三月即愈者，只看其寒热之轻重短长，以辨其病之浅深。然三阴疟无骤死之理，反不比日作与间日者有骤死之人也。此皆就予生平所验而言之。大抵疟疾因风寒者，多初起无汗，必该发散，羌、苏、防、葛之类。若有汗，则用桂枝、白芍；兼见热象，则桂枝柴胡各半汤。深秋初冬，寒重无汗，口不渴，脉不数者，麻黄汤小剂用之；兼见热象，则加石膏，即越婢法也。表证而挟里证，有痰食者，加入朴（即厚朴。编者注）、半（即半夏。编者注）、麦芽之类。向有无痰不成疟、无食不成疟二说，未可全废。疟疾因于暑者，必热多寒少，有汗口渴，桂枝白虎汤、竹叶石膏汤酌用。暑兼湿，则苍术白虎汤、桂苓甘露饮酌用。以上皆疟疾之表证药。而疟发每多呕逆痞闷，又须以草果、知母、藿香、枳（即枳实。编者注）、朴、白蔻、姜汁、干姜、竹茹、芦根等，审其寒热加入。亦统属疟疾之实证药也。若素虚人，或病后、疮后、产后，不可一例论。古云：无汗要有汗，散邪为主。有汗要无汗，扶正为先。汗之一端，尚且严为分别，岂以虚证虚脉而可虚其虚乎？补中益气汤、人参养营汤、参茸归桂饮、理中、八味、真武等方，择其脉证相合者用之。盖温补温通、补脾补肾，方义微别耳。惟是大虚必挟寒，昔贤谓治久疟用补者，少加附子，其效如神。故虚疟之用桂、附，与三阴疟之用丁香，俱有奇功可据也。然或虚疟不见寒证，却有热象，脉弦数或洪数者，势难投以温药，则甘寒生津，如蔗浆、秋露水、梨藕汁；壮水制火，如二地、二冬、阿胶，以及生脉散、何人饮，又堪供我驱策矣。复有虚实参半之热证，则小柴胡原方、人参白虎汤、半夏泻心汤、黄连汤，可以奏功。若虚实参半而寒者，较易治，毋庸再赘。但寒热二字，全在凭之以脉。纵使热多，甚至但热无寒，而脉细软者，当以虚治，不得轻用白虎；寒多，甚至但寒无热，而脉洪实者，当以热治，不得便用姜、桂，此妙诀也。夜疟皆云邪入血分，当用血药以提其邪，说固可通。景岳归柴饮、鼓峰香红饮二方俱佳。然初起在夜，嗣后不早不晏，始终发于夜者是也。设趱前渐近日昃，缩后已至日出，皆不得谓之夜疟矣。禁法与截法不同。禁是外为镇压，其法甚多，效者亦多，即祝由之一类。然轻者效，重者不效，三疟全不效。比之打仗，掠其残兵耳。设用药中綮，何籍此乎？截是服药以截止，常山截三疟有奇效，截止后须谨慎调摄，否则复发增重。用砒者亦然，然砒必大吐，恐至伤人。其间日与日作者，原不须截。欲截则露姜饮最佳，虚加人参尤妙。缪仲淳谓疟由于暑，暑得露而解也。予考古法，要冷饮以存露性。今怕冷饮，隔汤炖温犹可，若着火则露性全失矣。《临证指南》以秋露煎药，非也。外有胆汁二姜丸、蒜烧醨草果蒸参、常山炒参诸方，以及景岳云小柴胡汤加常山二钱，截疟知神，皆在乎人之善用耳。疟母必用鳖甲煎丸，丸中除去人参为大谬。或以参汤送之，汤力已过，丸力才行。譬如悍卒，无良将统驭，步伐岂能整齐？又按：此丸偏于寒削，若阳虚者不宜。惟仲淳疟母丸，重用参、桂为宜。三疟虽属三阴，亦只要辨明寒热虚实，而应以温凉补泻。若谓阳经轻浅之方，治之无益，必以仲景治三阴之法为根蒂，似属高谈，实门外汉也。总之，医者多读书，多阅历，病者能调摄，能谨慎，斯四难并二美合矣。（卷第三·疟）

❀ 潘见所弱冠，患白浊，医治三年不愈。其脉两寸短弱，两关滑，两尺洪滑。孙东宿曰：君疾易愈，第待来春之仲，一剂可瘳，而今时不可。因问何以必待来年？孙曰：《经》云升降浮沉必顺之，又云天时不可伐。君脉为湿痰下流证也。洪大而见于尺部，是阳乘于阴，法当从阴引阳。但今冬令为闭藏之候，冬之闭藏，实为来春发生根本。天人一理，若不顾天时，而强用升提之法，是伐天和而泄元气。根本既亏，来春何以发生？闻言不信，别寻医药，仍无效。至春分，东宿以白螺蛳壳火煅存性四两，牡蛎二两，半夏、葛根、柴胡、苦参、川柏各一两面糊丸，早晚服，名曰端本丸。不终剂而痊愈。

俞震按：医书向有精浊、溺浊之分。以予验之，浊必由精，溺则有淋无浊也。凡患浊者，窍端时有秽物粘渗不绝，甚则结盖。溺时必先滴出数点而后小便随之，小便却清。惟火盛则色黄，亦不混浊。古书乃云漩面如油，光彩不定，漩脚下澄，凝如膏糊，此是膏淋与下消证，非白浊也。白浊之因，有欲心萌而不遂者；有渔猎勉强之男色者；有醉酒及用春方以行房，忍精不泄者，皆使相火郁遏，败精瘀腐而成。故白浊多有延成下疳重候，岂溺病乎？《内经》谓水液混浊，皆属于热，热甚则为赤浊；或白浊久而血不及化为精，亦变赤浊，此则危矣。治法不外养阴清热，佐以坚肾利水。盖癸窍宜闭，壬窍宜通也。初起者，当兼疏泄败精之品，如滑石、冬葵子、牛膝、草薢之类；日久者，当兼补元实下之品，如人参、熟地、湘莲、芡实之类，亦无甚艰难。兹选四案，湿痰湿热居其二，盖恐人只守定治肾一法耳。夫湿痰湿热，似非精病。不知湿热内侵肾脏，则精不清而为浊。生生子案，及世人用腐浆冲滑石，或白果浆者，去其湿热，精自固也。湿痰下注肾脏，则精不宁而为浊。丹溪首案，及李士材治武科张姓案，消其湿痰精自驻也。若系溺病，何以不用淋证门石苇散、八正散等方耶？即日久而元气下陷，有用补中益气汤者，亦以元气得补，才能升举其精，不使渗漏耳。惟夏月冒暑便浊，用辰砂六一散；及筋疝之白物如精，随溲而下，用龙胆泻肝汤，二条方是溺病，然与赤白浊情形原有别也。（卷第六·便浊）

❀ 孙东宿曰：吴东星冒暑应试，落第而怏怏，因成疟，自中秋延至十月，疟虽止而腰痛甚，且白浊，咳嗽，肌肉大削。药剂乱投，如大羌活汤、地黄汤，及连、柏、桂、附、参、茸等皆用过，痛剧欲死，叫撼四邻。予脉之，左弦细，右滑大，俱六至，口渴溺赤。予知其昔患杨梅疮，余毒尚伏经络，适因疟后，气血不足，旧毒感动，故痛而暴也。以归、芍、甘草、牛膝、苡仁、木通、白鲜皮、钩藤，用土茯苓四两煎汤代水煎药，数服而痛止嗽缓。乃以酒后犯房，次日腰如束缚，足面亦疼，左眼赤，小水短，足底有火，从两胯直冲其上，痛不可言，予前方去木通、白鲜、土茯苓，加石斛、红花、生地、黄柏。调理三日，证无进退。时值祁寒，因大便燥结，误听人用元明粉，一日夜服至两许，便仍不行，而腰痛愈猛，两足挛缩，气息奄奄，面色青惨，自觉危急。诊之，六脉俱伏，痛使然也。予曰：君证虽热，便虽燥，但病不在肠胃，而在经络筋骨间，徒泻肠胃何益？且闭藏之月，误泻则阳气亏乏，来春无发生根本矣。今四肢拘缩，腰胯痛极者，由天寒而经络凝涩也。寒主收敛，法当温散寒邪之标，使痛定，然后复治其本。乃用桂心、杜仲、炙甘草、苍术、破故纸、五加皮。连与二剂，痛定而四肢柔和，饮食始进。予曰：标病已去，顾今严寒不可治本，须俟春和为君拔去病根。渠不信，任他医用滋阴降火，久而无效。至次年三月，予乃以煨肾散进，大泻五六度，四肢冰冷，举家大恐。予曰：病从此去矣。改进理脾药数帖，神气始转，腰胯柔和，可下床举步矣。盖此系杨梅疮余毒伏于经络，岂补剂所能去哉？予故先为疏通湿热，方用补剂收功也。后仍以威灵仙末子二钱，入猪腰子内煨熟食之。又泻一二度，病根尽拔。改用熟地、归、芍、苡仁、牛膝、黄柏、丹参、龟板，调理全安。

俞震按：此案病情反复，孙公能随其病机曲折以赴之。就所录者已有七次治法，惟始终汇载，方知其中间有效有不效，而终底于效，乃可垂为模范。苟逸其半而存其半，则不知来路之渊源，未明结局之成败，何以评骘其

是非乎？因不禁慨然于《临证指南》矣。（卷第七·腰痛）

❖ 一男子，茎中痛，出白津，小便秘，时作痒，用小柴胡加山栀、泽泻、炒连（即黄连。编者注）、木通、胆草、茯苓，二剂顿愈。又兼六味地黄丸而瘥。

俞震按：立斋诸案，治法详备，可补东垣、丹溪之未逮。且以补药解郁平肝，又开一局。盖院使擅长于补，其用参、芪、归、术，如布射僚丸，百发百中也。末案纯用清理，又知其非一味蛮补者。（卷第八·前阴病）

《清代名医医案精华》

❖ 案牍神耗，过动天君，阳隧直升直降，水火不交，阴精变为腐浊。精浊与便浊异路，故宣利清解无功。数月久延，其病伤已在任督。凡八脉奇经，医每弃置不论。考孙真人九法专究其事，欲涵阴精不漏，意在升固八脉之气，录法参末。

鹿茸、人参、生菟丝子、补骨脂、韭子、舶茴香、覆盆子、茯苓、胡桃肉、柏子霜，蒸饼为丸。（叶天士医案精华·淋浊）

❖ 由淋痛，渐变赤白浊。少年患此，多有欲心暗动，精离本宫，腐败凝阻溺窍而成，乃有形精血之伤。三年久病，形消肉减，其损伤已非一脏一腑。然补精充髓，必佐宣通为是。自能潜心安养，尚堪带病延年。

熟地、生糜角、苁蓉、远志、赤苓、牛膝。（叶天士医案精华·淋浊）

（编者注：本案文前秦氏省去"徐"字。）

❖ 白浊乃胃中湿浊，下趋膀胱，半年未止，有时堵塞马口（指尿道口。编者注），小溲时清时赤，肚腹不畅，耳鸣腰背作酸，脾肾不足，肝火不平，肠胃湿邪未尽。拟和中化浊，兼清肝火。

北沙参、半夏、萆薢、苡仁、陈皮、料豆、当归、枳壳、泽泻、淮山药、络石藤。（马培之医案精华·淋浊）

《宋元明清名医类案》

❖ 便浊精浊，两者迥殊。据述素有梦遗，浊发遗止，则知精浊矣。分清饮、八正散，治浊套药，与此无涉。当固补下焦，不必分利*宜清肝热，而固心气*。*此案方论，皆未甚合*，拟方：侧柏叶、川芎、桃仁、生龙骨、菟丝子、煅牡蛎。*脉滑数而实者，加胆草。*

熟地、远志、沙蒺藜、线鱼胶、山萸肉、覆盆子、菟丝饼、生龙骨、茯苓块。（叶天士医案·淋浊溺血）

❖ 曾治门人王臣杰，受业未几，患白浊，伊岳知医，与之调理，一载无效。转加吐血，饮食俱困，胀闷不安，伊师代为请治。余细察之，病在太、少二阴，斯时不为之扶脾固肾，一味克削，致犯肾肝。余述丹溪云：肾主闭藏，肝主疏泄，脾主化导。今脾、肾、肝三经失职，而误用茯苓、去白陈皮，泄其精气，开其孔道，以致玉关不禁，精无统摄。又妄谓为火，肆用寒凉，孤阳将绝之候，何可及也？其父变色曰：如先生之言，此子危矣。余曰：以脉决之。按之沉小而微。乃曰：王氏有福，乃郎之症虽险，幸脉微小，天犹或永其寿，尔勿扰，吾与治之。遂与黄芪、白术各五钱，砂仁八分，炒黑姜二钱，炙草、白蔻各一钱。煎服一剂，而人事稍定。连服数剂，而血顿止，饮食渐进，精神益增。又与补中益气汤、归脾汤，生脾血，滋化源；兼服六味地黄丸，壮水之主。逾月脾胃顿强，精神倍长。乃父喜形于色，其后每见，恭敬有加焉。（齐友堂医案·失血）

❖ 形伟体丰，脉得小缓。凡阳气发泄之人，外似有余，内实不足，水谷之气，不得阳运，酿湿下注而为浊，病已三四年矣。气坠宜升阳为法，非比少壮阴火自灼之病。

菟丝子、茴香、车前子、韭子、蒺藜、茯苓、覆盆子、蛇床子。黄鱼骨捣丸，每服五钱。

柳宝诒按：此证当以脾土为主，但与温养下元，尚非洁源清流之道。

又按：此与相火下注者不同，故用药如是。（尤在泾医案·小便）

❖ 一人，病怔忡善忘，口淡舌燥，多汗，四肢疲软，发热，小便白而浊。众医以内伤不足，拟进茸、附等药未决。脉之虚大而数，曰：是由思虑过度，厥阴之火为害耳。夫君火以名，相火以位，相火代君火行事者也。相火一扰，能为百病，百端之起，皆由心生。越人云：忧愁思虑则伤心。其人平生志大心高，所谋不遂，抑郁积久，致内伤也。服补中益气汤、朱砂安神丸，空心进小坎离丸，月余而安。

俞震按：怔忡本非重病，而居官者多患之，因劳心太过，或兼惊忧所致。治法不外养血安神、补元镇怯，然亦难效。莫若抛弃一切，淡然漠然，病自肯去。老子曰：内观其心，心无其心。广成子曰：毋劳尔形，毋摇尔精，毋使尔思虑营营，岂惟却病，并可长生。（滑伯仁医案·怔忡）

第七章

阴茎病变医案

第 一 节
阳痿医案

概 述

《临证指南医案》

❖ 男子以八为数，年逾六旬，而阳事痿者，理所当然也。若过此犹能生育者，此先天禀厚，所谓阳常有余也。若夫少壮及中年患此，则有色欲伤及肝肾而致者，先生立法，非峻补真元不可。盖因阳气既伤，真阴必损，若纯乎刚热燥涩之补，必有偏胜之害，每兼血肉温润之品缓调之。亦有因恐惧而得者，盖恐则伤肾，恐则气下，治宜固肾，稍佐升阳。有因思虑烦劳而成者，则心脾肾兼治。有郁损生阳者，必从胆治。盖经云：凡十一脏皆取决于胆。又云：少阳为枢。若得胆气展舒，何郁之有？更有湿热为患者，宗筋必弛纵而不坚举，治用苦味坚阴，淡渗去湿，湿去热清，而病退矣。又有阳明虚则宗筋纵，盖胃为水谷之海，纳食不旺，精气必虚，况男子外肾，其名为势，若谷气不充，欲求其势之雄壮坚举，不亦难乎？治惟有通补阳明而已。华岫云（卷三·阳痿·劳心过度）。

《续名医类案》

❖ 王节斋曰：男子阴痿不起，古方多云命门火衰，祖气虚弱，固有之矣，然亦有郁火盛而致痿者。《经》云：壮火食力气。譬如人在夏暑而倦怠，遇冬寒而坚强。予尝亲见肾经郁火而有此症，令服黄柏、知母清肾火之药而

效。故须审察，不可偏认为火衰。（卷十九·前阴）

《古今医案按》

❖ 俞震按：巢氏《病源》以肾间动气为人之根本。故老年而能御女，七十岁至八十岁犹生子者，其动气之禀于生初者独厚也。厚则刚，阳自不痿，生子之时，已是大寿，至不能生子而死，谅必又有数年，岂非耄耋乎？亦有六十岁左右即阳痿者，必不能至大寿，须任其自然，绝意淫欲，尚可延龄。设以兴阳药内服外洗，求为御女之事，不数年而死矣。又如壮年无病而阳痿，其人多夭；少年虚损而阳痿，其死立至。皆由肾间动气早衰也。动气即命门真火，所以生长元气，煦燠元阴，故气曰阳气，精曰阳精，其盈亏俱得于先天。盈者虽斫丧而无伤，亏者虽葆养而不足，并非药石所能扩充。（卷第八·阳痿）

医　案

《续名医类案》

❖ 龚子才治刘小亭，年四十无子，阳事痿弱，精如冰冷。求诊，两寸脉洪，两尺沉微无力，此真元衰惫，平素斫丧过度所致。以固本健阳丹，加人参、附子、枸杞、覆盆子各二两，制一料服尽，觉下元温暖。如前又制一料服至半料而止，果孕生一子。后传之于刘柏亭、刘敏庵，服之俱得子。（卷二十三·求子）

❖ 陆养愚治王庚阳，中年后患手足拘挛，屈伸不利，以风湿治，不效，自制史国公药酒，服之亦不效。脉之左手细数，重按则驶，右手稍和，重按亦弱，询其病发之由，告曰：始偶不谨而冒寒，便发寒热口苦，筋骨疼痛，服发散药，寒热除而口苦疼痛不减，至月余，先左足拘挛，难以屈伸，渐至右足亦然，又渐至两手亦然，手更振掉不息，医数十人，不外疏风顺气，及行气行血而已，数月前少能移动，而振动疼痛不可忍，今虽不能移动，幸不振掉疼痛。曰：若不疼痛，大事去矣。曰：不移动则不疼痛。若移动极其酸痛。曰：幸尚可药，此筋痿症也。少年房帏间，曾有所思慕而不得遂愿否？曰：早年一婢，其色颇妍，因昵之，拙荆觉而私黜他方，后极想念，半年间欲事反纵，后患遗精白浊，今阳事久不起矣。曰：《内经》痿论中一条云：肝气热，则胆泄口苦筋膜干，筋膜干，则筋急而变，发为筋痿。由思想无穷，所愿不得，意淫于外，入房太甚，宗筋驰纵，发为筋痿，及为白淫。又曰：筋痿者，生于疾使内也。盖思愿不遂，遇阴必恣，风寒乘虚袭之而不觉，至中年后血气既衰，寒变为热，风变为火、消精烁髓而病作。医又以风热之经治之，重耗其血，筋无所养，不能束骨而利机关，宜其病转剧也。所幸饮食未减，大便犹实，盖痿症独取阳明，阳明盛则能生气生血，未为难治。用当归、地黄、参、芪、白术、丹皮、黄柏、青蒿、山萸、枸杞、牛膝，少加秦艽、桂枝、羌活、独活，煎服。又以紫河车、鹿角、龟板、虎胫骨熬膏酒服两许，调治一月而愈。（卷十三·痿）

❖ 沈明生治丁又铭食后动怒，复受风邪，恶寒发热，连日委顿。咸谓停食感冒耳。曰：寒以时而来，热得汗而解，脉弦且数，虽素未患疟，疟从此开。已而果然。与清脾饮加减，寒热渐轻，但茎卵日缩，有类阳痿，甚忧。曰：无虑也。此非伤寒厥阴危症，亦非阳衰者比，乃阳明热极不润宗筋，所谓诸痿生于肺热。若谓为虚而补之误矣。乃用芩、栀等剂，久而茎卵如故，疟亦止。惟便秘日久，然不胀不疼，此疟时多汗，汗多则津液燥，而肠胃涸。俟饮食渐进，参术滋补，气血充而便自行，勿亟也。或诊之，谓邪气方实，安得用补。及今下之，尚可为也。与承气汤服半日许，便不行而茎缩。再延诊，仍与调补，数日进参二两余，去宿垢甚多而全愈。矗于是症得三益焉。于其初也，可验疟于受邪之始。于其中也，知痿不尽由阳事之虚王节斋之详矣。其末也，知便秘有服参术乃通，不可遽然攻下。若下之不当，虽硝黄亦不能荡涤，徒令真元耗损。在经固有明训，而世但知坚者削之，未详塞因塞

用之法耳。（卷七·疟）

❖ 吴桥治胡翳卿，胡喜诙谐，故与桥习。胡以久不宜子，请壮阳方。桥诊曰：公寸脉洪，尺中沉涩，火炎而不降，水涸而不升，水火不交，是曰未济。法宜滋阴补肾，庶几相济相生。使复壮阳，则火益炎而水益涸，咳血呕血，将不可谋，殆矣。胡大笑曰：吾五十而善饭，不异丁年，何病？徒以阳痿精滑，愿得方药壮之。且吾服滋阴药，如奉漏卮无益。桥曰：技止此尔。胡后遇国人老而举子者，得壮阳方，至留都，亟服之，咳而失音，已复咳血，久之肉削，大溲浸动，则遣使逆桥，桥谢不暇。病深请告归。即召桥，叹曰：不用公言至此矣。幸脉不数，声不喑，骨不蒸，血不咳，独大溲日三四行尔。桥曰否：夫数者、喑者、蒸者、咳者，则阳火未息，犹可鼓而行之。今熄矣，即炉鞴无及也。无何而绝。

冯楚瞻曰：五脏之精华，输归于肾，故《经》曰：五脏盛乃能泻，是五脏各有精，随所用而灌注于肾，岂止肾所脏而已哉？然精生于血，血少精何以生？夫心主血，故曰无子责乎心，发白责乎肾。是以重嗣育者不独补肾，尤宜养心。不但养心，更宜调和五脏，使五脏精气常盛，而后肾家之充溢裕如也。设五脏燥槁不荣，将何物以输归于肾，而为嗣绪之本乎？

余故制养心育脾，和肝清肺，滋肾补荣益卫膏滋丸，与八味丸兼服。一补先天之不足，一助后天之发生，将见血气日长，螽斯衍庆，自可必也。方用嫩黄芪四两，蜜水拌炒，同人参补气以为君。当归身酒拌炒三两，养血宜血调和荣分以为臣，酸枣仁炒熟捣碎五两，宁心益肝兼养脾土以为臣。熟地六两，滋水润燥，与白术同用，则白术补脾气，熟地滋脾阴，亦以为臣。于潜白术，人乳拌透，晒干炒黄四两，专补脾元以为臣。远志肉用甘草浓汁煮去辣水二两，养心神，生脾土，下济肾气，使真精藏固，用以为佐。麦冬同老米炒燥去米三两，保护肺金，以济白术之燥，用以为佐。白芍蜜酒拌炒二两四钱，甘寒入脾，酸敛入肝，既佐当归以和肝荣，复佐白术以养脾阴，用以为佐。杜仲酒拌炒三两，接引诸药，深达至阴之所，川续断酒拌炒三两，熟地补肾精，杜仲补肾气，续断专调理于骨节筋络之间，用以为使；川牛膝酒拌蒸三两，焙干，引诸药强壮下元，用以为使。莲子三斤，清水煮汁三十余碗，去渣入前药，煎取头二汁，去渣熬膏。以人参二两，茯苓、茯神各三两，研细末和前膏为丸。临卧白汤送下四钱。

沈尧封曰：求子全赖气血充足，虚衰即无子。故薛立斋云，至要处在审男女尺脉。若右尺脉细，或虚大无力，用八味丸；左尺洪大，按之无力，用六味丸。两尺俱微细，或浮大，用十补丸。此遵《内经》而察脉用方，可谓善矣。然此特言其本体虚而不受胎者也。若本体不虚，而不受胎者，必有他病。缪仲淳主风冷乘袭子宫，朱丹溪主冲任伏热，张子和主胸中实痰，丹溪于肥盛妇人主脂膜塞胞，陈良甫于二三十年全不产育者，胞中必有积血，主以荡胞汤。诸贤所论不同，要皆理之所有，宜察脉辨症施治。荡胞汤在《千金》为妇人求子第一方，孙真人郑重之。

王士雄按：荡胞汤，虽有深意，其药太峻，未可轻用。惟保胎神祐丸，善舒气郁，缓消积血，不但为保胎之良药，亦是调经易孕之仙丹。每日七九频服甚效。余历用有验，因附录之。白茯苓二两，于潜术米泔浸一日，黄土炒香一两，益母草净叶去梗一两，真没药瓦上焙干去油三钱。右为末蜜丸桐子大，每服七九，白滚水下。若胎动一月可服三五次。不可多服一九，至嘱。（卷二十三·求子）

《古今医案按》

❖ 叶天士先生治嘉善周姓，体厚色苍，患痛风，膝热而足冷，痛处皆肿，夜间痛甚。发之甚时，巅顶如芒刺，根根发孔觉火炎出，遍身躁热不安，小便赤涩，口不干渴，脉沉细带数。用生黄芪五钱，生於术三钱，熟附子七分，独活五分，北细辛三分，汉防己一钱五分，四剂而诸证皆痊，惟肿痛久不愈，阳痿不举。接用知（即知母。编者注）、柏（即黄柏。编者注）、虎膝、龟板、苁蓉、牛膝，不应。改用乌头、全蝎各一两，穿山甲、川柏各五钱，汉防己一两五钱，麝香三钱，马料豆生用二两，茵陈汤泛丸。每服一钱，开水下而全愈。

俞震按：此与《指南》所载治鲍姓周痹，用蜣螂、全蝎、地龙、穿山甲、蜂房、川乌、麝香、乳香，以无灰酒煮黑大豆汁法丸者，各有妙义，非浅见寡闻者所能窥测。后张路玉案用安肾丸，亦有巧思。又与叶案之蠲痛丹、木防己汤诸方，可谓同工异曲。（卷第八·痛风）

❖ 一少年新婚，欲交媾，女子阻之，乃逆其意，遂阴痿不举者五七日。以秃笔头烧灰，酒下二钱而起。

俞震按：巢氏《病源》以肾间动气为人之根本。故老年而能御女，七十岁至八十岁犹生子者，其动气之禀于生初者独厚也。厚则刚，阳自不痿，生子之时，已是大寿，至不能生子而死，谅必又有数年，岂非耄耋乎？亦有六十岁左右即阳痿者，必不能至大寿，须任其自然，绝意淫欲，尚可延龄。设以兴阳药内服外洗，求为御女之事，不数年而死矣。又如壮年无病而阳痿，其人多夭；少年虚损而阳痿，其死立至。皆由肾间动气早衰也。动气即命门真火，所以生长元气，煦煖元阴，故气曰阳气，精曰阳精，其盈亏俱得于先天。盈者虽斫丧而无伤，亏者虽葆养而不足，并非药石所能扩充。乃《扁鹊新书》载王超老淫故事，而云保命之法，灼艾第一，丹药第二，附子第三，此说荒唐，断不可信。又考宗筋聚于前阴，前阴者，足之三阴及阳明、少阳、冲、任、督、跷九脉之所会，而九脉之中，阳明为之长。《内经》云：阳明者，五脏六腑之海，主润宗筋。所以胃强善啖之人，其于欲事必强，反是则痿而不举，或举而不坚，是胃气能为肾气之助。古云精生于谷，又云男子精盛则思色，其道理可喻矣。《新书》之言，不过如宋人揠苗耳，况丹药之害，可胜言哉！（卷第八·阳痿）

❖ 张景岳曰：余尝治一强壮少年，遭酷吏之恐，病似胀非胀，似热非热，绝食而困。众谓痰火，宜清中焦。余诊之曰：此恐惧内伤，少阳气索而病及心肾大亏证也。遂峻加温补，兼治心脾，一月而愈。愈后虽形健如初，而阳寂不举。

余曰：根蒂若斯，肾伤已甚，非少壮所宜之兆。速宜培养心肾，庶免他虞。彼不肯信，未及半载，竟复病而殁。

可见恐俱之害，其不小者如此。（卷第八·阳痿）

❖ 周慎斋治一人，年二十七八，奇贫鳏居，郁郁不乐，遂患阳痿，终年不举。温补之药不绝，而证日甚，火升于头，不可俯，清之降之皆不效，服建中汤稍安。一日读本草，见蒺藜一名旱草，得火气而生，能通人身真阳，解心经之火郁。因用斤余，炒香去刺成末，服之效，月余诸证皆愈。（卷第八·阳痿）

《清代名医医案精华》

❖ 鼻血痔血，肺胃大肠之虚燥也。数年来虽有作止，然血既时去，气必易滞，眩晕昏瞀，疲软气乏，便结，心精不足，阳道不旺，此皆阳明之为病。盖阳明虚则水谷之精微不能灌输诸藏，且无以束筋骨而利机关也。兴利必先除弊，以清肺胃大肠为先。

西洋参、石决明、知母、霜桑叶、麦门冬、穞豆衣、槐米、柿饼、小生地、炒丹皮、黑芝麻。（张千里医案精华·便血）

❖ 精也者，神依之如鱼得水，气依之如雾覆渊，先天氤氲而无形，后天有形而不见。男女媾精，万物化生，自然之气，生子必寿。养先天，炼后天，水升火降则为和。今见色勃举，自然自如，不可徒恃于阳，燥热竭阴，致有损元之弊。非徒无益，而又害之。

巴戟、于术（即白术。编者注）、洋参、覆盆子、益智仁、青皮、鲤鱼子、鹿角胶、胡桃、芡实、黄鱼胶、桑椹子、山萸肉、杞子（即枸杞子。编者注）、车前、熟地、苁蓉、茯苓、菟丝子、山药，蜜为丸。（王九峰医案精华·阳痿）

❖ 思为脾志，心主藏神，神思过用，病所由生。心为君主之官，端拱无为，相火代心司职，曲运神机。劳动相火，载血上行，下为遗泄，因循失治，病势转深。更加虚泻上越眩晕等症，诸风掉眩，皆属于肝，面色戴阳，肾虚故也。不能久立行久者，肝主筋，肾主骨，肝肾不足以滋营筋骨也。眼花耳鸣者，肾气通于耳。肝开窍于目，水亏不能上升于耳，血少不能归明于目也。胸背间隐痛如裂者，二气无能流贯，脉络不通也。呕吐黄绿水，肝色青，脾色黄，青黄合色则绿，乃木乘土位之征也。前阴为宗筋之会，会于气街，而阳明为之长。心肝不足，冲脉不充；宗筋不振，阴筋不兴。滋阴降火，苦坚之法，最是良谋。惜少通以济塞之品，以故无效。不受温补热塞之剂者，盖壮年非相火真衰，乃抑郁致火不宣扬。膻中阴暝，离光不振也。相火不足，治宜益火之源，以消阴翳。相火不宣，则宜斡旋肝气，以畅诸经，譬如盛火蔽彰，微透风则翕然而鼓矣。

黑归脾汤加沉香、琥珀、黄柏、元参，蜜丸。（王九峰医案精华·阳痿）

❖ 真阳气弱，不荣于筋则阴缩，不固于里则精出，不卫于表则汗泄。此三者每相因而见，其病在三阴之枢，非后世方法可治。古方八味丸（即金匮肾气丸。编者注），专服久服，当有验也。

八味丸。（尤在泾医案精华·内伤）

《宋元明清名医类案》

❖ 曾治成老人，阴痿思色而精不出，小便涩痛如淋。余以八味地黄丸料加车前、牛膝而安。后遇大、小便牵痛，愈痛愈便，愈便愈痛，以此方服之最神。（齐友堂医案·小便不通）

❖ 曾治江西徐茂松，患阳痿，来寓谓余曰：愚贸叙郡，以勤劳获蝇头利，三十方娶妻，未数月而阳忽痿，饮食无味，精神衰减，松虽不肖，亦知不孝有三，无后为大，如此景况，命恐不保，焉望嗣乎？敢求先生怜治。余遂与之酌一方：芪、术各五钱，姜、桂、附、半各二钱，砂、蔻、吴萸、川椒各一钱。服一剂，阳物出而不举。又服一剂，举而不坚。改用干熟地一两，白术五钱，山萸、杜仲、枸杞各四钱，远志、巴戟、苁蓉、茯神各三钱，熬汁冲香甜肉桂末一钱。服一剂而阳起，三剂而阳强矣。此方用热药于补水之中，则火起而不愁炎烧之祸，自然煮汤可饮，煮米可食，断不至焦釜沸干，或虞暴碎也。继服强阳壮精丹，用干熟地、嫩北芪各一斤，当归、白术各八两，巴戟天八两，麦冬、柏子仁、覆盆子、枸杞子、虎胫骨、嫩鹿茸、附子、肉桂各四两，白蜜为丸。服一料而阳强势举，饮食健旺，步履如旧，连生二子。（齐友堂医案·阳痿）

❖ 瘅证多种，黑者属肾，肾气过损者曰女劳黑瘅。今肌肤舌质尽黑，手指映日俱黯。强壮之年，肾阳早已不举，体虽丰腴，腰软不耐久坐，脉弱神疲，纳减足冷，显属肾脏伤残太甚，尚谓北路风霜所致乎？昔有人患此，遍处医治，皆曰风毒，后遇顾西畴道破证名，宗湿热流入肾经主治，试以此证较之，证虽同而虚实又异矣。现届深冬，姑先治本，需春暖阳和，再商他法。

血余、猪油熬至发枯，取油盛贮，一切食物中，可以用油者俱用之。

煎方：制附子、炒枸杞、炒黄柏、菟丝子、茯苓、牡蛎、茵陈、杜仲、熟地。

再诊：前方已服二十余剂，肌肤之黑半化，其势渐转阴黄。形神大振，胃纳加餐，且可耐劳理事矣。春令虽交，和暖未回，再拟补养脾肾，耐性摄养为属。

人参、沙苑、山药、杜仲、熟地、茯苓、白术、茵陈、杞子、续断、菟丝、泽泻。

柳宝诒按：此方中亦当再添温润之药。

三诊：肤色花斑，证转阴黄，较之黑瘅，浅一层矣。培植脾肾之药，已进四十余剂，形神色脉，俱属平善。节令将交惊蛰，春暖之气已和。治当开泄腠理，以涤肤斑。《内经》云：必先岁气，毋伐天和。《易》曰：待时而动，何不利之有？拟宗仲圣茵陈四逆法加减，三剂即停，接服丸药耳。黑色退尽之时，当在夏初。

制附子、白术、赤小豆、麻黄、炒黄柏、茵陈、连皮苓。

柳宝诒按：此证非冬时，亦当先以温煦脾肾为主，务使身中阳和之气，渐渐煦动，然后投以此剂，方能奏效。接服丸方未见，拟八味丸去黄（即山茱萸。编者注）、桂，加术、柏。此病证情颇奥，治法亦奇。（张仲华医案·黄瘅）

❖ 嘉兴朱宗周，以阳盛阴亏之体，又兼痰凝气逆。医者以温补治之，胸膈否（通痞。编者注）塞，而阳道痿。群医谓脾肾两亏，将恐无治，就余于山中。余视其体丰而气旺，阳升而不降，诸窍皆闭，笑谓之曰：此为肝肾双实症。先用清润之品加石膏，以降其逆气；后以消痰开胃之药，涤其中宫；更以滋肾强阴之味，镇其元气，阳事即通。五月以后，妾即怀孕，得一女。又一年，复得一子。惟觉周身火太旺，更以养阴清火膏丸为常馔，一或间断，则火旺随发，委顿如往日之情形矣。而世人乃以热药治阳痿，岂不谬哉！

王士雄按：今秋藩库吏孙位申，积劳善怒，陡然自汗凛寒，脘疼咳逆，呕吐苦水。延余诊之，脉弦软而滑，形瘦面鼍，苔黄不渴，溲赤便难。以二陈去甘草，加沙参、竹茹、枇杷叶、竹叶、黄连、蒌仁为剂。渠云阳痿已匝月矣，恐不可服此凉药。余曰：此阳气上升，为痰所阻，而不能下降耳。一服逆平痛定，呕罢汗止，即能安谷。原方加人参，旬日阳事即通，诸恙若失。（徐灵胎医案·痰）

❖ 人年四十，阴气自半，从古至今如是。惟尊体独异者，盖以湿热素多，阳事早痿耳。近又患臂痛之证，此非医书所载之夜卧臂在被外招风而痛，乃因久卧竹榻，寒凉之气，渐入筋骨，较之被外感寒偶伤经络者，更进一层。所以阳气不宣，屈伸不利，痛无虚日，喜热恶寒。仲景云：一臂不举为痹。载在《中风门》中，实非真中，而为类中之机，岂容忽视。现在治法，首重补阳，兼养阴血，寓之以祛寒，加之以化痰，再通其经络，而一方中之制度，自有君臣佐使焉。

熟地、当归、白芍、虎掌、阿胶、半夏、橘红、枳壳、沉香、党参、於术、茯苓、熟附、炙草、风化硝、桂枝、羌活、绵芪、姜黄、海桐皮。

共为末，用竹沥、姜汁和蜜水泛丸。

柳宝诒按：立方清切周到，可法可师。（曹仁伯医案·痿痹）

第二节
阳强医案

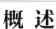

概　述

《宋元明清名医类案》

❖ 盖人之气禀各殊，亢阳之害，与纵欲同，非通于六经之理，与岐黄之奥者，不足与言也。

王士雄按：纵欲固伤阴，而亢阳亦烁阴。知、柏泻肾者，泻肾火之有余，而保其不足之水也。（徐灵胎医案·亢阳）

医 案

《名医类案》

❖ 一人玉茎硬，不痿，精流不歇，时如针刺，捏之则胀乃，为肾满漏疾，用韭子、破故纸各一两，为末，每三钱，日三服，即止。（卷八·前阴病）

《续名医类案》

❖ 魏玉璜曰：胡天叙年五旬，素豪饮而多思虑。自弱冠后即善病，近则两足及臂，常时痹痛，甚则肝肾之气上逆，或致晕厥，汗出不寐，齿痛龈露，夜卧阳事暴举，时时梦遗，面有油光，揩去复尔。脉之两手俱豁大，关前搏指。据症脉乃二阳之发心脾，今已传为风消矣。询其小便，云：颇清白，令以器贮，逾时观之，果变稠浆，面结腐皮，遂恐甚。告以平昔洪饮纵欲劳神，数十年所服桂附纯阳之药，不可胜计，未知尚能愈否。曰：幸未至息贲，但能断饮绝欲，多服养荣之剂，尚可为也。今病但有春夏，而无秋冬，非兼清肃之治不可。乃与生熟地、杞子、麦冬、沙参、地骨、知母、黄柏、黄连、石膏，出入增减，十余剂，诸症渐平。惟齿痛转甚，自制玉带膏贴之而愈。（卷九·消）

《临证指南医案》

❖ 娄二八。思虑太过，心阳扰动，吸伤肾阴，时时茎举。此失血皆矫阳独升，夜不得寐。归家谈笑，怡情可安。

人中白、龟腹甲、知母、黄柏。（卷二·吐血·阴虚阳升）

《古今医案按》

❖ 一人色苍黑，年五十余，素善饮，忽玉茎坚挺，莫能沾裳，不可屈腰作揖，常以竹篦为弯弓状，拦于玉茎之前。但小溲后即欲饮酒，否则气不相接。盖湿热流入厥阴经而然也，专治厥阴湿热而愈。

俞震按：此亦龙胆泻肝汤证。上案之用小柴胡加黄连者，以两胁气上冲也。下案不认作肝火湿热，洵是高手。于此见辨病宜详细，不容少涉模糊。（卷第八·前阴病）

《古今医案平议》

❖ 又 薛廉夫子，强中下消，饮一溲二，因新娶继室，真阴灼烁，虚阳用事，强阳不倒，恣肆益甚，乃至气急不续，精滑不收，背曲肩垂，腰胯疼软，足膝痿弱，寸步艰难，糜粥到口即厌，惟喜膏粱方物。其脉或数大少力，或弦细数疾，此阴阳离决，中空不能主持，而随火辄内辄外也。峻与八味肾气、保元、独参，调补经年，更与六味地黄，久服而愈。张氏《医通》

张寿颐评议：所述症情，全是亢阳无阴，大剂纯阴滋润，灌溉灵根，犹恐杯水车薪，不足以苏涸鲋，而乃曰峻与八味，岂非为《金匮》所误？即善后而用六味，亦步薛立斋之后尘耳。（第三种之第一卷·胃火）

《宋元明清名医类案》

❖ 曾治邑门陈二，患强阳不倒，延求诊治。按之右尺洪大而紧，余脉如常。视之满面红光，全无滞气，乃是肾中真阳之火飞越耳。遂与玄参三两，麦冬三两。煎好取汁一大碗，入油桂末七分，调药水服。此方妙在用玄参最重，以泄肾中浮游之火；尤妙在用桂末少许，以引其入宅，而招散其腾之火，同气相求，火自回舍；况麦冬能助肺金清肃之气下行，以生肾水，水足

而火自得其养矣。此不求倒而自倒也，他日亦可重整戈矛，再圆欢合耳。（齐友堂医案·阳痿）

第三节
阳缩／阴茎缩小医案

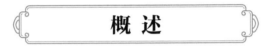

概　述

《清代名医医案精华》

❂ 真阳气弱，不荣于筋则阴缩，不固于里则精出，不卫于表则汗泄。此三者每相因而见，其病在三阴之枢，非后世方法可治。古方八味丸，专服久服，当有验也。（尤在泾医案精华·内伤）

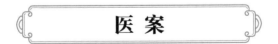

医　案

《名医类案》

❂ 太卿魏庄渠，癸卯仲冬月，耳内作痛，左尺洪大而涩。薛曰：此肾水枯竭，不能生木，当滋化源为善。彼不信，仍杂用补胃之剂。薛曰：不生肾水，必不能起。明春三月召治，则昏愦不语，颐耳之分，已有脓矣。且阴茎缩入腹内，小便无度，固辞不克。用六味丸料一盅，阴茎舒出，小便十减六七，神思顿醒。薛曰：若急砭脓出，庶延数日。不信。翌日，耳脓出而殁。（卷七·耳）

❖ 族弟因过饮梦遗，失盖感寒，病头痛发热，医用十神汤发汗不出，继投生料五积散，杂治不效。予视其面赤身热，头疼肢节痛，阳缩，气喘促，危急嘱后事。江曰：此内伤外感症也。以参、术补中，羌、防、葛、姜、葱解表，大附子少许因阳缩以回阳。薄暮一服，半更时，大汗热退制附、术和肾气，故得汗而解，即熟睡，二鼓，寤而索粥，晓更衣二度，自觉清爽，仍有头眩、口干燥，以四君加归、芍、五味、陈皮、干葛、藿香等，出入增减，数服而愈。所以知之者，切其脉两手皆沉微，而右浮滑魏玉璜按：两字、皆字，糊涂，内伤重而外感轻也。（卷二·内伤）

《续名医类案》

❖ 范文学治孙振麟，于大暑中患厥冷自利。六脉弦细苁迟，按之欲绝，舌色淡白，中心黑润无苔，口鼻气息微冷，阳缩入腹，精滑如水。问其所起之由，因卧地昼寝受寒，是夜连走精二度，忽觉颅胀如山，坐起晕倒，四肢厥逆，腹痛自利，胸中兀兀欲吐，口中喃喃妄言，与湿温之症不殊。医者误以为停食感冒，与发散消导二剂，服后胸前头项汗出如流，背上愈加畏寒，下体如冷水，一日昏愦数次。此阴寒挟暑，入中手足少阴之候。缘肾中真阳虚极，所以不能发热。遂拟四逆加人参汤，方中用人参一两、熟附三钱、炮姜二钱、炙甘草二钱，昼夜兼进，三日中连进六剂，决定第四日寅刻回阳。是日悉屏姜附，改用保元，方用人参五钱、黄芪三钱、炙甘草二钱、麦冬二钱、五味子一钱，清肃膈上之虚阳。四剂食进，改用生料六味加麦冬、五味。每服用熟地八钱，以救下焦将竭之水，使阴平阳秘，精神乃治。（卷四·暑）

❖ 喻嘉言治徐岳生，躯盛体充，昔年食指因伤见血，以冷水灌之，血凝不散，肿溃出脓血数升，小筋脱出三节，指废不伸，后两足至秋畏冷，重棉蔽之，外踝仍热，内踝独觉其寒，近从踵至膝后筋痛，不便远行。医令服八味丸，深中其意。及诊，自云：平素脉难摸索，乃肝肺二部反见洪大，大为病进，时在冬月，木落金寒，尤为不宜，八味丸之桂附，未可轻服。盖筋者，肝之合也，附筋之血，既经食指外伤，不能荣养筋脉，加以忿怒，数动肝火，传热于筋，足跗之大筋，得热而短，是以牵强不便于行也。然肝木所畏者肺金，故必肺气先清，周身气乃下行，令肺脉大，则为心主所伤而壅窒，是以气不下达而足寒也。所患虽微，已犯三逆，平素脉细而今大，一逆也；肝脉大而热下传，二逆也；肺脉大而气上壅，三逆也。设以桂附治之，壅热愈甚，即成痿痹矣。故治此患，先以清金为第一义，清金又以清胃为第一义，胃不清则饮酒之热气，厚味之浊气，咸输于肺矣。药力几何，能胜清金之任哉；金不清，如大敌在前，主将懦弱，已不能望其成功，况舍清金而更加以助火烁金，倒行逆施以为治耶，必不得之数矣（魏之琇在本处略去喻嘉言《寓意草·卷三》原案部分：翁见药石之言，漫无忌讳，反疑为张大其说，而莫之信，竟服八味丸。一月后，痿痹之情悉著，不幸所言果验。乃卧床一载，必不令仆一见。闻最后阳道尽缩，小水全无，乃肺金之气，先绝于上，所以致此。明明言之，而竟蹈之，奈何奈何！编者注）。原注：后徐仍服八味，一月余竟成痿痹，卧床一载，闻最后阳道尽缩，小水全无，乃肺经之气先绝于上，所以致此。（卷十三·痿）

《古今医案按》

❖ 张路玉治金鲁公，触热劳形，醉饱不谨后受凉，遂发热头痛，胀满喘逆，大汗如蒸，面赤戴阳，足冷阳缩，脉弦数无力。曰：此伤暑夹食而复夹阴也。与大顺散一服，不应，转胀急不安。因与枳实理中，加厚朴、大黄。是夜更衣二次，身凉足暖而痊。

俞震按：此案于不谨后受凉，及戴阳，阳缩足冷，汗多且喘，最易认作阴证。其辨在发热、头痛、胀满，与阴证不合。要知不谨之前，尚有醉饱之病因也。大顺散不应，转加胀满，病情易辨矣。更衣二次而痊。设误服白通、四逆奈何？

又按：张洁古云动而得之者，为中暍，为阳证。静而得之者，为中暑，为阴证。以暑、暍二字析作两项，殊属不然。夫夏之暑暍，犹冬之寒冷也。指暍为阳，指暑为阴，亦将派冷作阳、派寒作阴耶？《内经》曰：先夏至日者为病温，后夏至日者为病暑，明以时令别其病名耳。病暑之有阴有阳，一如伤寒之有阴有阳。大顺散、冷香饮子之类，实为纳凉食冷，因避暑而受寒，固暑月之阴证也，非中暑也。所以罗谦甫治参政商公泄泻、完颜小将军斑衄二案，俱用热药，俱不名之曰中暑。吴球治暑月远行之人，直曰中寒，恐后世误以热药治暑。乃举病因以称之，诚为名正而言顺。故以动静分阴阳则可，以暑暍分阴阳则不可。惟以脉证辨阴阳，斯可矣。近阅《临证指南》每用滑石、芦根、通草、白蔻、杏仁等药。以暑气从鼻吸入，必先犯肺，故用轻清之药，专治上焦。其西瓜翠衣、鲜荷叶，及荷叶边汁、鲜莲子、绿豆皮、丝瓜叶、银花露、竹叶心等，皆取轻清以解暑邪之上蒙空窍。不犯中下二焦，殊有巧思。盖暑病必究三焦，非比伤寒、温病矣。若来复丹、大顺散，案中偶一见之，又足证暑天阳证居多，阴证原少耳。（卷第二·暑）

《清代名医医案精华》

❖ 厥阴为病，必错杂不一。疟痢之后，肝脏必虚。发症，左胁有痞，腹中块垒外坚，胁下每常汩汩有声，恶虚就实，常有寒热。胃中不知饥，而又嘈杂吞酸。脉长而数。显然厥阴阳明，湿热下渗，前阴阳缩，而为湿热症也。议用升发阳明胃气，渗泄厥阴湿热，其症自愈。

苍术、半夏、茯苓、橘红、通草、当归、柏子仁、沙蒺藜、川楝子、茴香。（叶天士医案精华·湿）

❖ 骤惊恐惧，手足逆冷，少腹气冲即厥，阳缩汗出，下元素亏，收摄失司，宜乎助阳以镇纳。第消渴心悸，忽然腹中空洞，此风消肝厥见象，非桂附刚剂所宜。

炒黑杞子、舶茴香、当归、紫石英、细辛、桂枝、牛膝、白芍、牡蛎。（尤在泾医案精华·神志）

《宋元明清名医类案》

❖ 程芷香，今春病温而精关不固，旬日后陡然茎缩寒颤，自问不支。医疑虚疟，欲投参附。孟英曰：非疟也。平日体丰多湿，厚味酿痰，是以苔腻不渴，善噫易吐，而吸受风温，即以痰湿为窠巢。乘其阴亏阳扰，流入厥阴甚易，岂容再投温补，以劫液锢邪，而速其痉厥耶？温邪阑入肝肾之阴，是以精关不固。茎缩者，肝热则玉茎易缩，长幼皆然。寒颤者，真热假寒，热深厥亦深，厚衣被而寒颤如故。午后进肃清肺胃方，以解客邪，蠲痰湿而斡枢机。早晨投凉肾舒肝法，以靖浮越，搜隧络而守关键，病果递减。奈善生嗔怒，易招外感，不甘淡泊，反复多次。每复必痉缩寒颤，甚至齿缝见紫血瓣，指甲有微红色，溺短而浑黑极臭。孟英曰：幸上焦已清，中枢已运，亟宜填肾阴，清肝热。以西洋参、二冬（即麦门冬、天门冬。编者注）、二地（即生地黄与熟地黄。编者注）、苁蓉、花粉、知、柏、连、楝、斛、芍、石英、牡蛎、龟板、鳖甲、阿胶、鸡子黄之类相迭为方。大剂连服二十余贴，各恙渐退此四损证之紧重者，治稍不善，变证纷如，便不可保。此案深可为法。（王孟英医案·春温）

❖ 咳而腹满，《经》所谓三焦咳也。苔黄干苦，卧难着枕，肢冷阳缩，股痛囊肿，便溏溺短。种种见证，都属风邪湿热，满布三焦，无路可出，是实证也，未可与虚满者同日而语。

桑皮、骨皮、苓皮、姜皮、大腹皮、姜皮、防己、杏仁、苏子、葶苈子、车前子。

柳宝诒按：湿热壅盛，脾不输运，肺不肃降，故立方专用渗利疏化，仿五皮五子法。（曹仁伯医案·肿胀）

❖ 脉沉迟，肿胀腹满，茎缩溺不利，起于上年冬底，痰饮咳嗽气逆，不得卧。误认肾虚水泛之恙疗治，遂致增剧难调。

勉拟进浚川丸，以通水道久病能用浚川是肾本不虚，但脾肺寒湿耳，得小便频利，冀其势缓宜略加鼓舞肺气药，子和浚川散大黄、郁李仁、甘遂、芒硝、牵牛。此称浚川丸，或当时药肆缓有制成此丸，抑或先生取丸以之，而改此耳。（叶天士医案·肿胀）

❖ 勉强摇精，致阳缩囊纵，不但形弱伛偻，肛门脐窍，皆为收引，咽喉牵绊，自此食物渐渐减少。由精血之伤，有形最难自复。少、厥两阴脉循喉咙，开窍于二阴，既遭损伤，其气不及充注于八脉，见证皆拘束之状。上年进柔剂阳药，服后头巅经脉皆胀，耳窍愈鸣。想是藏阴宜静，试以乘舆身怖，必加局促不安，宜乎升阳之动，药不灵矣。太柔静亦恐无功，此直不治之症耳。夫少阴内藏，原有温蒸诸法，厥阴相火内寄，恶暖喜凉。仿丹溪潜阳法，仍候高明定议。原书此案复出于祁正明案中，今删祁存此。

元武板（即龟板。编者注）、知母、茯苓、秋石、生地、阿胶、远志炭、柏子仁。原书祁案有黄柏，云食前逾时服，此不治之证也。韩飞霞有鹿峻丸，或可幸效。然非可猝办也。近日西人有鲨鱼肝油，极补精血，与此证甚合。（叶天士医案·幼损）

第四节
阴茎挺长医案

医 案

《名医类案》

❖ 丹溪治一人年少，玉茎挺长，肿而痿，皮塌常润，磨股不能行，二胁气上冲。先以小柴胡加黄连，大剂行其湿热，次又加黄柏，降其逆上之行，挺肿渐收及半，但茎中有一坚块未消，遂以青皮为君，佐以散风之剂，为末服之，外以丝瓜汁调五味子末一作五倍子，傅之而愈外治法佳。（卷八·前阴病）

❖ 傅滋治一人能大餐，食肉必泄，忽头肿，目不可开，膈如筑，足麻至膝，恶风，阴器挺长，脉左沉重取不应，右短小，却和滑。令单煮白术汤，空心服，探吐之魏玉璜按：阳明风热症也，以盛于上，故宜吐之。后以白术二钱，麻黄、川芎各五分，防风三分，作汤，下保和丸五十丸，吐中得汗，上截居多，肿退眼开，气顺食进。以前方去麻黄、防风，加白术三钱，木通、甘草各五分，下保和丸五十丸，五日而安。（卷四·肿胀）

第五节
阴茎肿医案

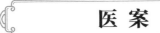

医 案

《名医类案》

❖ 丹溪治一人年少，玉茎挺长，肿而痿，皮塌常润，磨股不能行，二胁气上冲。先以小柴胡加黄连，大剂行其湿热，次又加黄柏，降其逆上之行，挺肿渐收及半，但茎中有一坚块未消，遂以青皮为君，佐以散风之剂，为末服之，外以丝瓜汁调五味子末一作五倍子，傅之而愈外治法佳。（卷八·前阴病）

❖ 一男子阴肿大如升，核痛，医莫能治。捣马鞭草涂之而愈。（卷八·前阴病）

❖ 一人茎头肿大如升，光如水泡，以二陈加升麻、青黛、牡蛎，二剂而愈。（卷八·前阴病）

❖ 一人在山亭裸体而卧，其阴茎被飞丝缠绕，阴头肿欲断，以威灵仙捣汁，入水浸洗而愈。（卷八·前阴病）

❖ 汪石山治一人肥短紫淡，年逾三十，因劳感湿，两腿膝间结核痛甚。医用蒜片艾灸，又针大敦肝穴、三阴交脾穴，又以药水洗之，遂致阴囊肿胀如升，茎皮肿如水泡。复进人参败毒散，皆不中病。汪诊之，脉皆濡缓而弱，略快濡缓弱为阳为虚，快为热，宜石山之变例治也。若见弦数大之脉，又当别论，不可执此一案为法也。曰：此湿气乘虚而入，郁而为热，成结核也。理宜补中行湿，可免后患。月余，左腿内臁，厥阴经分，肿痛如碗，恶寒发热，复用蒜灸。六日后，肿溃脓出，体倦，头面大汗，手足麻木，疮下又肿如碗，寒热大作，始信。用人参三钱，黄芪三钱，白术钱半，归身尾、牛膝、茯苓各一钱，青皮、黄柏各七分，甘草节五分，煎服五六贴。左额羊矢穴分肿痛，长五寸许，亦作寒热。医谓补塞太过，欲改前方。彼不信，锐意服前药月余，肿皆脓溃，成痂而愈。惟左脚委中，筋急短缩，艰于行步，彼以为躄。汪曰：脓血去多，筋失所养故也。药力足日，当不躄矣。果验。后觉阴囊肿缒，他医加茴香、吴茱萸治疝等药不效。汪适至彼，令守前方，减去治疝等药，加升麻一钱，服一二贴，囊即缩。彼愿详言之，汪曰：经云：营气不从，逆于肉理，乃生痈肿。又云：受加持虚。盖谓气馁行迟，血少留滞，则阻逆肉理，乃作痈肿也。久则郁而为热，化肉腐筋而成脓矣，肿在厥阴，虽曰多血，亦难供给，日之所耗，夜之所损。故邪乘虚，留结不散，如持虚器而受物也。身之气血，如风与水，风疾水急，则颓陂溃堤，莫之能御，风息水细，则沙障石壅，多所阻碍矣。故今补其气血，使气壮而行健，血盛而流通，又何肿之不散，结之不行哉。彼曰：理也。（卷九·痈肿）

《续名医类案》

❖ 窦材治一人，忽遍身拘急，来日阴囊连茎大肿如斗，六脉沉紧，此阴疽也。幸未服解毒凉药，若服之，则茎与睾丸必皆烂去而死。急令服救生汤五钱，又一服全安。（卷三十三·囊痈）

❖ 葛氏云：比见人患茎头肿攻下，疮欲断者，以猪肉汤渍洗之，并用黄连、黄柏末涂之。又方：蜜煎甘草末涂之。《千金方》（卷十九·前阴）

❖ 靳阁老子阴茎肿痛，服五苓散等药不应。诊其脉左关弦数，此肝经积热而成。以小柴胡汤送芦荟丸，一服势去三四，再服顿愈。（卷十九·前阴）

❖ 一男子阳事肿痛，小便如淋，自汗甚苦，或尿血少许，尺脉洪数，按之则涩。先用清心莲子饮，加牛膝、山栀、黄柏、知母、柴胡数剂，更以滋肾丸一剂而痊。《玉机微义》曰：如自汗，小便自少。若再利之，则荣卫枯竭，无以制火，而烦热愈甚。当俟热退汗止，小便自行也。兼此症，乃阳明经病，大忌利小便。（卷三十五·下疳）

《宋元明清名医类案》

❖ 湖北黄爱棠观察，三阴结谓之水，三阴者，太阴也，手太阴肺，足太阴脾。脾虚不能制水，水为泛滥，肺痹不克化水，水失通降，遂致两足浮肿，肿势已至膝盖，按之没指，窅然有痕，水溢肌肤，不得徒溺下达，小便不甚畅利。脾病及肺，肺病又及乎肾，肾主纳气，肺主降气，脾主义气，失降失养，而复失纳。气无归束，加以水邪阻遏，气道更失宣通，似乎气短，似乎太息，能坐不能卧，或侧或仰，气分皆为不顺。惟合诸脉象，沉庄尺部，根蒂尚无大损。而喘促旧根，乘机发动，不可不未雨绸缪，矧汗多纳少，尤属喘象所忌。现在调理大法，核要在"气"之一字。降肺气以通膀胱，培脾气以筑堤防，纳肾气以固基础，气平则水自平，气行则水自行，于虚实两面，均有关涉。录方候政。

生於术、生淮膝、炙苏子包、全福花（即旋覆花。编者注）、木防己、云茯苓、炙款冬、紫石英、熟附片、广蛤蚧、法半夏、新会皮、通天草（即荸荠地上部分。编者注）、磨冲沉香。

复方：病情辗转，已经三月有余。初由感冒起，因肺主皮毛，风寒外侵，必先犯肺；脾司仓廪，饮食内滞，必先伤脾。现在外邪业已清，内病纷沓。肺主气化，既失宣通，脾主湿土，又属卑监，遂改痰湿化水，水邪横溢，两足浮肿，肿而且亮，小溲欲解不利。《经》不云乎，五气所病，下焦溢为水。水病关系，责诸肺脾，尤当责渐于肾。肾不纳气，气少归束，似嘘似喘，仰卧侧卧，皆为不舒，行动即为出汗，吐痰又复粘白。脉不迟不数，六部一律，为右手较形滑大。病属阴邪，反见阳脉，最防损及根蒂，传为阳脱之变。昨进真武法，尚无大疵。昔贤谓：热之不热，是无火也。再从前法增减，录方候政。

熟附片、生淮膝、云茯苓、炙苏子、东白芍、法半夏、全福花、蛤蚧尾、生於术、光杏仁、紫石英、化橘红、沉香磨冲、野赤豆。另煎吉林参五分随服。

复方：气为水母，水之不行，必由气之不调。《金匮》五水之外，华氏之论十水，本有气水之名。水积于下，足胫浮肿，已至膝盖，气逆于上，呼吸不顺，似乎喘促。考水肿门中，最忌五伤，心伤则缺盆平，肾伤则足心平，肺伤则背部平，肝伤则唇为黑，脾伤则脐为突。现在肿势漫延，虽渐及阴茎，而或减或甚，诸伤均属未见。惟气分不平，颇为关系，一则旧有喘症，恐从此复萌，一则年高病久，恐逢节反复。今诊脉情，左手尚属平静，右部来去虽匀，一刹那间，略有三五不调。此系喘象所禁，当早为维持。拟调中而摄上下，治气为主，治水亦即在其中。录方候政。

高丽参、安肉桂、云茯苓、汉防己、蛤蚧尾、熟附片、法半夏、东白芍、鹿角霜、葫芦巴、生淮膝、陈皮、沉香。

复方：两足浮肿偏右，缄孔流水，水邪略有出路，肿势尚不加增。惟气分不和，仍难安卧，大便如常，小溲依然少利，汗出不多，恶热口渴，稍稍引饮。脉左部滑大渐平，转为细软，右部举按难寻，较昨则见平稳，间或三五不调。以脉合症，肿势尚不吃紧，所关系者，仍在气机不顺。然喘证有虚有实，不可不辨。与肿相因而发者，属实居多，即《经》所谓不得卧，卧则喘者，水气客之也。与肿分途而发者，属虚居多，即《经》所谓秋脉不及，则令人喘，呼吸少气也。实者主治在肺，肺气降，则能化水。虚者主治在肾，肾气旺，则不积水。治喘即所以治肿，可不言而喻。而诸湿肿满，皆属于脾，调中仍不可少。录方候政。

高丽参、淡附片、生於术、冬瓜子皮、蛤蚧尾、安肉桂饭丸吞、汉防己、东白芍、元金斛（即石斛。编者注）、生淮膝、云茯苓、新会皮、红枣，磨冲沉香。

复方：考喘门中，较轻者，有三种焉。一曰少气，少者不足之谓也；一曰短气，短者不长之谓也；一曰逆气，逆者不顺之谓也。今按尊恙，年高病久，呼吸不和，颈脉引动，艰于着枕，隐几而卧，已非一日，四肢或凉或温，汗出或多或少，每逢登圊劳动，诸恙交集。最关系者，脉今不如昨，右部较大，左部举之有余，按之不足，来去至数参差，近乎三五不调，虽非鱼翔，亦非虾游，而脉症互显属阳气大亏，似乎不仅少而短，短而逆也。矧夙有喘促，近有浮肿，此病关键，尤宜注意。夫喘属气病，肿属水病，调理之法，当分标本。如升于上，高原受凌，肺气不降而为喘，当逐水为主，水下则气自平，从标治也；水积于下，封藏早亏，肾气不纳而为喘，当调气为主，气旺则水自化，从本治也。录方候政。

高丽参、生於术、光杏仁、盆秋石、淡附片、仙半夏、云茯苓、化橘红、蛤蚧尾、川贝母、元金斛、东白芍。

另以毛鹿角劣（疑为尖。编者注）四分，安肉桂末四分，两末研末和匀，米糊为丸。随药同服。丸者缓也，《经》云：补上制以急，补下治下制以缓。丸能直达下焦，与汤药并用，以冀肾阳复位，不为外越。寻常回阳之品，恐难弋获，故取鹿角之血肉有情之品，入肾扶阳，佐以安肉佳导龙归海，无非防虚脱起见。

复方：肺为气之主，肾为气之根，肺主出气，肾主纳气。出气太多，则呼为之长；纳气不足，则吸为之短，呼吸不调，斯喘象作焉。向有咳嗽，平常不大发动，每逢冬季即作，痰沫涌吐，甚则喘促。考痰从肺生，饮从肾生，薄者为饮，厚者为痰。饮不得从下达，小溲失畅，水道不利，外溢为肿。痰不得从上出，咳吐甚少，气道为阻，内逆则喘。现在肿势未加，由胫至膝，按之仍属窅然，至霄破溢水，系水之出路，无足重轻。所关系者，仍在脉象，左部略和，左部又有参差，来去至数，未能应弦合节，且两手三候中之沉候，似较滑大。不足之证，而见有余之脉，是谓反常。拟方即候政行。

生绵芪、盆秋石、宋半夏、云茯苓、蛤蚧尾、淡附片、川贝母、葫芦巴、北沙参、生淮膝（怀牛膝。编者注）、汉防己、鹿角霜。

另服高丽参五分，并沉香末同服。用安肉桂四分研末，入药随服。

复方：四肢属脾，又为诸阳之本；鼻窍属肺，又居五行之中。四肢不暖，脾气之弱可知，鼻准发凉，肺气之虚可想。肺主卫，卫外无权，向来入冬感寒，即为咳喘。脾主土，土不制水，此次自夏徂秋，久为浮肿。然肿势不增不减，尚不十分关系。所吃紧者，总在于喘之分标本，其标在肺，其本在肾，标病多实，本病多虚。喘之关乎肺者，痰饮内阻，风寒外袭，不过肺气失宣，因而成喘，虽重仍轻，即旧病之实症也。喘之关乎肾者，呼气较长，吸气较短，由于肾气不纳，逼而为喘，虽轻亦重，即现病之虚症也。合之脉情，今日又有变动，左部滑大之象，似乎较平，而三五不调，仍所不免，且右部亦有参差，症情有进无退，须加意护持。录方候政。

高丽参、蛤蚧尾、生於术、东白芍、淡附片、宋半夏、元金斛、云茯苓、盆秋石、川贝母、葫芦巴、化橘红、毛鹿角末。

肉桂末饭丸随服。

门人溥泉按：此方服后，四肢仍然不暖，可加川桂枝六分、淡干姜六分、五味子四分，最为确当。余曾治拱埠胡姓，用此方获愈，特记录之。（陈莲舫医案·足肿）

第六节
阴茎疼痛医案

医　案

《续名医类案》

❖ 府庠李达卿，素肾虚发热，久服知柏之类，形体渐瘦，遗精白浊，晡热吐痰。此肾水亏损，虚火内炽，用补中益气之类，加五味、麦冬。前症将愈，又别用清热凉血之剂，饮食少思，唾痰不止。此脾虚复损，不能摄涎归源，仍用前汤加茯苓、半夏而愈。后入房头晕吐痰，腰骨作痛，大小便道牵痛，此精已耗而复竭所致，危殆之症也。遂朝用前汤加麦冬、五味，夕用六味丸料，加五味、萆薢，五十余帖，诸症顿退。

后又入房，阴囊阴茎作痛，别用淡渗之剂，阴囊内溃。乃用补阴托里之剂，出脓甚多。喜肿消痛止，竟不善调养，致大便不通，小便如淋，痰涎上涌。此肾虚之症复作矣，诚为可虑。有保其可生者，用礞石滚痰丸、牛黄清心丸之类，吐痰愈加。曰：非惟无益，保其生而反促其危矣。辞不治，果殁。（卷三十三·囊痈）

❖ 一男子茎中作痛，或筋急缩，或作痒，白物如精，随溺而下，此筋疝也。并用龙胆泻肝汤，治之皆愈。张子和曰：遗溺闭癃，阴痿脬痹，精滑白淫，皆男子之疝也，不可妄归之肾冷。若血涸不月，月罢腰膝上热，足躄嗌干，癃闭，小腹有块，或定或移，前阴突出，后阴痔核，皆女子之疝也。但女子不谓之疝，而谓之瘕。（卷三十五·下疳）

❖ 马元仪治尤悔（疑为尤怡之误。编者注）侄，患阴茎作痛，痛甚而愦，遂昏迷不醒，几阅月。诊其两脉浮虚浮而涩，浮为气虚，涩为精伤，阴阳两虚之候，得之尤思劳郁而伤中也。《经》云：润宗筋者，又阳气，精则养神，柔则养筋。今恝郁劳倦，气血两伤，故令作痛。以当归补血汤加人参、炙草，调养气血，桂心、秦艽、红花，宣通血脉，一剂而痛止。复诊两脉沉微，连进大剂参附，诸症已平。惟彻夜不寐，用归脾汤调理而安。（卷十九·前阴）

《古今医案按》

❖ 薛立斋治庶吉士刘华甫，茎中作痛，或出白津，或小便秘涩。先用小柴胡加山栀、泽泻、黄连、木通、胆草、茯苓二剂，以清肝火，导湿热，诸证渐愈。因劳倦，忽寒热，用补中益气汤治之而安。又用六味丸以生肝血，滋肾水，诸证全愈。（卷第十·外科）

❖ 一男子，茎中痛，出白津，小便秘，时作痒，用小柴胡加山栀、泽泻、炒连、木通、胆草、茯苓，二剂顿愈。又兼六味地黄丸而瘥。

俞震按：立斋诸案，治法详备，可补东垣、丹溪之未逮。且以补药解郁平肝，又开一局。盖院使擅长于补，其用参、芪、归、术，如布射僚丸，百发百中也。末案纯用清理，又知其非一味蛮补者。（卷第八·阳痿）

❖ 曾治雷监生，患茎中痛，或小便作痒出白津。余用逍遥散加半夏、茯苓、山栀、泽泻、木通、龙胆草，煎服二剂而痊。继服六味地黄丸壮水，永不再发。（齐友堂医案·遗精）

❖ 阴茎作痛，痛甚而愦，诊两脉浮虚而涩，浮为气虚，涩乃精伤，阴阳两虚，得之忧思劳郁而伤中也。《经》云：阳明为气血之海，主润宗筋。又阳气者，精则养神，柔则养筋。今多悒郁，则气必伤，又任劳倦，则血必耗，气血两伤，宗筋失润，故令作痛。治以当归补血汤加减。此心肾之病也。心不得遂，则肝郁而气窜入肾，发为疝痛，下极而上，故愦而见心病矣。案中引经，于病情不甚贴切。

人参、甘草、秦艽、桂心（即肉桂。编者注）、红花。继用归脾汤调理。（叶天士医案·疝）

第七节

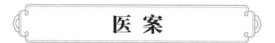

阴茎内痒医案

医 案

《续名医类案》

❖ 高兵部连日饮酒，阴茎并囊湿痒，服滋阴药不应。谓前阴者，肝经络脉也。阴器纵挺而出，素有湿，继以酒，为湿热合于下部，引而竭之，遂以龙胆泻肝汤及清震汤治之而愈。若服此药不应，宜补肝汤，或四生散治之。（卷四·湿）

❦ 一男子因劳茎窍作痒，时出白物，发热口干。以清心莲子饮，治之而安。（卷三十五·下疳）

❦ 一小儿十五岁，遍身似疥，脓水淋漓，身热口热口干，形体骨立四年矣。此肾疳之症也，用六味丸而愈。后阴茎作痒，小便澄白，疥疮如大风，用芦荟四味肥儿丸，诸症渐愈，又用大芜荑汤而全安。（卷三十·疳疮）

《古今医案按》

❦ 休宁西山金举人，病小腹痛甚，百药不效。一医为灸关元十余壮，次日茎中淫淫而痒，视之有虫出，以手扯去之，虫长五六寸，连日出虫七条，痛不复作。初甚惊恐，旋即绝迹。此因其人善饮御内，膀胱不无湿热，遇有留血瘀浊，则附形蒸化为虫矣。虫为艾火所攻，势不能容，故从溺孔而出也。以是知痨虫、寸白虫，皆由内之湿热蒸郁而生，非是外至者也。（卷第六·虫证）

❦ 一儒者，茎中作痒，发热倦怠，外皮浮肿，二年矣。此肝肾阴虚，用八珍加柴胡、山栀及六味丸而愈。有兼阴毛间生虫作痒，以桃仁研烂涂之。（卷第十·霉疮）

❦ 余奉侍武庙汤药，劳役过甚，饮食失节，复兼怒气，次年春，茎中作痒，时出白津，时或痛甚，急以手紧捻乃止。此肝脾之气虚也，服地黄丸及补中益气，加黄柏、柴胡、山栀、茯苓、木通而愈。

丁酉九月，又因劳役，小便淋沥，茎痒窍痛，仍服前汤（指六味地黄丸及补中益气汤。编者注）加木通、茯苓、胆草、泽泻及地黄丸而愈。（卷第八·前阴病）

第八章

阴囊睾丸病变医案

第一节
❖ 阴囊肿痛医案 ❖

医 案

《名医类案》

❖ 司厅张检斋阴囊肿痛，时发寒热，若小腹作痛，则茎出白津。用小柴胡，加山栀、胆草、茱萸、芎、归而愈。（卷八·前阴病）

《宋元明清名医类案》

❖ 汪氏甥，素有疝证，发则囊如盛二升粟，憎寒壮热。或与小茴香、青皮、葫芦巴等服之，囊肿赤而痛甚，势将成痈。次日仍与前药，诊之脉数大无伦，面赤黯，亟用熟地二两、杞子一两、川楝一枚，一剂而愈。后与人哄，巅顶著棒，闷绝而苏。次日阴囊肿大如疝，发时于是颠痛甚，则囊痛减；囊痛甚，则颠痛减，寒热往来，专科递治无效。盖厥阴肝脉，下络篡上行颠，故上下相连，而其痛则互为消长也。与前方数剂，上下皆愈。凡疝治之失宜，过服辛香燥烈之剂，遂成劳损者伙矣。（魏之琇医案·疝气）

第二节
阴囊瘙痒医案

医 案

《续名医类案》

❖ 杜举人名京，年逾三十阴囊湿痒，茎出白物如脓，举则急痛，此肝疝也，用龙胆泻肝汤而愈。有阴茎肿，或缩，或挺，或痒，亦以此药治之。（卷二十·疝）

《宋元明清名医类案》

❖ 一人，年十九，面白质弱。因劳思梦遗，遂吐血碗余。自是微咳倦弱，后忽身发大热，出疹。疹愈，阴囊痒甚，搓擦水流，敷以壁土，囊肿如盏大，遂去土。以五倍子涂少蜜，炙燥为末敷之，遂愈。（汪石山医案·咳嗽）

第 三 节
阴囊燥裂医案

医 案

《续名医类案》

❖ 黄锦芳治李某脚气，痛不可着手，烧热异常，且阴囊燥裂，痒不可当。左手脉极弦极数，左手稍逊。饮食如故，但不时悬饥，夜则烦躁不宁，二便不甚疏通，此内火发动，而外为风邪所郁也。不可用辛燥追风逐湿之药，宜大泻肝胆，则脚痛自定。用泻青汤投之，取其内有胆草等泻厥阴之火，防风除外受之风，大黄除肠胃内闭之热，一服而减，再服便通而愈。令服六味丸，滋阴以善其后。（卷十九·脚气）

第四节
囊痈医案

医 案

《续名医类案》

❖ 沈明生治给谏姜如农长君勉中，患衄不已，去血盈斗，一月后衄止，复患囊痈，六脉如丝，精神困惫，始犹健饮，渐至馆粥不入。先后医友但云：虚而当补，莫测病根所在，于是参芪不效，桂附随之，愈补而形愈虚，愈温而气愈弱。最后沈至，时届冬至矣。据脉与症，亦谓当温无疑，独念桂、附太热，姑用补中益气，尝之毫无进退。忽悟吾亦蹈其误矣。夫食虽不入，而大便秘结，症类虚寒，而口渴喜饮，盖衄之来，本因邪火上炽，乃遽用血脱益气之法，衄虽止而热不下，发为囊痈。既溃，疡科又泥寒药不能收口之戒，亦务温补。周旋左右者，目击病人尪羸，又闻众口称虚，强令进食，以久卧床蓐之体，恣啖肥甘，不为运化，是以药食并壅，内热外寒，此病中之病，初非衄与痈所致；宜其愈补而愈不灵也。先哲云：脉浮者谷不化。又云：大实有羸状，误补益疾，其斯之谓与。遂力主清润疏解，以硝、黄为前矛，而大便立通，以芩、芍为后劲，而饮食渐进，如丝之脉，一钱添长，久冷之躯，一阳来复，不惟衄血不作，且令疮口易收。孰谓从脉可以舍症，不思而得病情哉。向非翻然易辙，转败为功，人惟知补之不效而已，又安知效之不在补也。此事难知如此。（卷十二·衄血）

第五节
睾丸肿胀医案

医 案

《名医类案》

❖ 副枢张息轩病伤寒，逾月，既下而内热不已所谓过经不解，胁及小腹偏左满，肌肉色不变。医以为风矢所中，膏其手摩之，浃四旬所，其毒循宗筋，流入于睾丸，赤肿若匏子，疡医刺溃之，而左胁肿痛如故有形可象，来召吕（即吕沧洲。编者注）诊。吕以关及尺中，皆数滑而且芤，因告之曰：脉数不时则生恶疮，关内逢芤则内痈作，季胁之肿，痈作脓也。《经》曰：痈疽治之不得法，顷时回死，下之慎勿晚。乃用保生膏作丸，衣之以乳香，而用硝黄作汤以下之，下脓如糜，可五升许，明日再圊，下余脓，立瘥。（卷一·伤寒）

❖ 一富翁素强健，忽病喘满，不咳不吐痰，病日久，腿脚阴囊尽水肿合治江东商案看之，知腿脚阴囊水肿，乃痰使之，倚卧肩息困极。王曰：非水症也，但胸膈有败痰，宜服滚痰丸。患者曰：非四五人扶持，莫能登溷，遂已之。至于针刺放水，备尝诸苦，年余渐瘥，忽吐臭痰，患人抚床大声曰：果如前言，吾不智，以致久患，今则痰败，必成肺痈，急请王来，遂制龙脑膏一剂，服未尽而愈。方出《养生主论》（卷三·痰）

《续名医类案》

❖ 王思中治一人患疮疹，阴囊肿胀，如斗升，不能跬步。王曰此疮蛊也。就外科剂中加麦秆四十九茎，遂消。《吴江县志》（卷三十五·疮疖）

❖ 一膏粱之客，阴囊肿胀，小便不利，此中焦积热，乘虚下注。先用龙胆泻肝汤加黄柏、牛膝，四剂渐愈。后用补阴八珍汤，加柴胡、山栀而愈。

后不守禁忌，前症（指阴囊肿胀。编者注）复作，仍用补阴八珍汤、补中益气汤、六味丸而痊。（卷三十三·囊痈）

❖ 赵养葵自患阴丸一枚肿如鸭卵，遂以湿症治之不效。细思之，数日前从定海小船回，有湿布风帆在坐下，比上岸始觉。以意逆之，此感寒湿在肾丸也。乃用六味地黄此洁净府例，加柴胡、肉桂、吴萸各一钱，独活五分，一服热退，再服肿消。后有患偏坠者，此方多效，亦惟寒湿者宜之。若厥阴燥火郁结者不宜服。此去吴茱萸、肉桂，加黄柏，则得之矣。何不可服之有？司命者其审诸。（卷四·湿）

《古今医案按》

❖ 一男子，阴肿大如升，核痛，医莫能治，捣马鞭草涂之而愈。（卷第八·前阴病）

《清代名医医案精华》

❖ 狐疝原属肝经之湿，随气下陷，脾阳必衰。而今夏多食冷物，阳气又被所遏，苔白不干，指冷脉小，右睾丸胀大，当以温散。

大顺散加当归、木香、荔枝核。（曹仁伯医案精华·疝气）

《宋元明清名医类案》

❀ 常州尹文辉嗜火酒，能五斤。五月间，入闽中，溪水骤涨，涉水至七里，觉腹痛甚。半月后，右丸肿大，渐如斗形。闽中医者，与肝经之剂，乃温热之品，半载无功。归而就商于李士材，李曰：嗜火酒则湿热满中，涉大水则湿寒外束。以胃苓汤加栀子、黄柏、枳壳、茴香，十剂而略减。即以为丸，服至十五斤，全安而不发。（李士材医案·疝）

❀ 蒋子贤，年四十外。因长途劳顿兼酒色，面若薰黑，橘黄带微黑也。无力，不思食，六脉俱细，盗汗，恶心作饱。用六君加苍术一钱、肉桂二分、干姜三分，六七剂，口知味，知饥。至三十贴，面红活，但作泻未止。与以四神丸，三四服而愈。第觉左边睾丸有肿意，此脾胃健运，湿热下流之故也。不及治之，复北行，酒色两兼，且受恼怒，重发热不安。与补中益气加羌活、蔓荆，一贴。热稍退，而阴子肿大如鹅子大，左脉洪，用小柴胡汤合四物加车前。一贴不减，且溺则小便涩痛难出，口干发热。更加龙胆泻肝汤加牛蒡子，七八贴。发热退去，口干亦减，溺亦不涩，丸肿软十八，又服数剂。服活命饮加牛蒡、人参，十数剂肿消。（胡慎柔医案·杂症例）

❀ 厥阴腹痛引胸胁，便难，睾丸肿便难与前小便通调一案，互参药法。

当归须、延胡索、小茴香、桃仁泥、川楝子、官桂。（叶天士医案·狐疝）

❀ 秋季寒热滞下，总是长夏为暑湿病，盖夏令脾胃司气，治失其宜，致腹满泄泻，跗浮囊肿，皆浊邪无以走泄，阻遏流行气机使然。肿胀势减，仍不饥少食，兼吐瘀浊痰血。要知湿是阴浊，久郁于中，必从热化，初伤气分，久而入络。《病能篇》中以湿肿属脾，以脾为阴土，得阳乃运。今气困无以运行，诸经腑为窒痹，消则愈困，补则壅滞，当疏腑养脏为宜。凡腑以宣通为补。非徒偏热、偏寒治矣。

茯苓、厚朴、生谷芽、新会皮、生益智、泽泻。兼用仲淳资生丸去黄连，每早粥后复嚼一丸，约二钱。（叶天士医案·肿胀）

❀ 六月初，肿自面起，渐及腹肢茎囊，渐至食减便泄，迄今两月，舌黄有刺，脉浮而濡。《经》谓：肿自上起者，当开鬼门；肿盛于下者，当先治其上。盖言水肿之挟风者，必先发汗也。今面肿于身，是病之主症未退；而食减便泄，则脾胃之土德已薄，何以防堤泛滥？时已秋矣，肿盛必喘若咳逆，喉作水鸡声，倚息不能卧，则肺之通调水道、下输膀胱之权益弛，窃恐忧占灭顶。既形之肿固难退，退亦易复；而未形之喘必将至，至更难御。急须消患于未萌，后图崇土御水之计。

蜜炙麻黄、五味子、广皮（即陈皮。编者注）、猪苓、生姜皮、杏仁、米仁（即薏苡仁。编者注）、党参、泽泻、炙草、茯苓皮、苏叶、芦根。（张千里医案·肿胀）

❖ 嗜酒烦劳，二者皆伤阳气，阳虚者湿必胜，况酒易酿湿乎。今夏湿土司令之时，胃纳骤钝，则中阳益虚，以致足跗先肿，湿盛于下也。寝假而至肿势日上，渐及腿髀茎囊腰腹，则肿盛于下者，当先治其下也。肿盛必喘，是湿浊上干清阳也。今溺少而黄，肤腠似瘢似瘰似痱，皆湿火内蕴之的据。况舌胖大而鲜赤，阳明亦有火矣。脉沉迟。宜专以扶阳化湿，宗古人病在驱壳经隧者，毋犯脏腑之训，缓以图功。

生冬术、陈皮、大腹皮、商陆根、木防己、米仁、五加皮、潞党参、赤苓皮、甘遂末、桑皮、丝瓜络。

姚景垣评注：既曰阳虚湿胜，则商陆、甘遂总嫌太峻，且外见瘢疹形，则邪已入于肌腠，正可用越婢法，迎机导之，徒用攻下无益。

复诊：阳虚不复，恣啖生冷，中阳受伤，上逆为呃，下壅为肿，汗多食减，舌鲜苔黄，便干溺涩少而赤，脉沉微迟涩。凡阳虚者湿必胜，此物理之自然，故水肿之反复，皆当责诸阳虚也，第此中有区别焉。今阳虽虚而湿又甚，一味补阳，未免助湿。宜用通阳法以调中疏腑，冀其呃即止，肿缓退。切宜撙节饮食，毋使壅遏其式微之阳。

潞党参、法半夏、米仁、大腹皮、生冬术、陈皮、泽泻、广藿香、茯苓皮、木防己、生姜皮、丝瓜络。

三诊：饮食不节，骤伤中阳，以致呃逆。人身之阳，宜通运不宜壅遏。既阳伤呃作，则不能敷布极矣，所以水肿旧恙复作。凡水肿多门，其源不外脾肺肾，其治法不外开鬼门，洁净府，实脾温肾。今肿由下渐及于上，便涩溺少，舌鲜苔白，脉沉涩，喉间痰气有音，啖肥浓有味，而杳不思谷，其为肺失治节，胃不敷布显然。此时宜宣肺养胃，以调气化、资谷气为要。俾不致水浊上僭，清阳日室，而遽增喘逆，则可缓冀肿退。

蜜炙麻黄、杏仁、干姜、五味、西洋参、蜜炙石膏、米仁、茯苓皮、木防己、炙甘草、陈皮、枇杷叶、兰叶。

姚景垣评注：方论俱佳。（张千里医案·肿胀）

❖ 嗜饮湿热素盛，湿酿为浊，浊阻清道，先起鼻塞，经治而愈，于是湿酿成饮，饮阻肺胃，呛咳多痰。停饮在胃，中州痞阻，壅极而决，上吐下泻者屡。然虽经吐泻，而饮邪之根蒂未除，脾肺胃二脏一府之气，已是暗损。遂致痰饮化水，渗入肌肤，火必炎上，水必就下，所以先从足肿，渐及胫股、玉茎、阴囊，一皆肿胀。今则腹满脘硬，食入发喘，脉象沉弦，此痰饮而变成水气之症也。花甲之年，舌光无苔，病实正虚，恐水气逆射于肺，而致喘势暴盛。拟降肺疏胃，运脾利湿，兼进牡蛎泽泻散，使之入下。

甜葶苈、大腹皮、五加皮、生薏仁、泽泻、川朴、连皮苓、鸡内金、车前子、炒冬瓜皮。牡蛎泽泻散。（张聿青医案·肿胀）

❖ 姻戚殷之晋，年近八旬，素有肠红症。病大发，饮食不进，小腹高起，阴囊肿亮，昏不知人。余因新年贺岁候之，正办后事。余诊其脉洪大有力，先以灶灰、石灰作布袋，置阴囊于上，袋湿而囊肿消；饮以知母、黄柏泻肾之品。越三日，余饮于周氏，周与至戚，相近半里，忽有叩门声，启视之，则其子扶病者至。在座无不惊喜，同问余曰：何以用伐肾之药而愈？余曰：此所谓欲女子而不得也。众以为戏言。翁曰：君真神人也。我向者馆谷京师，患亦相似，主人以为无生理也，遂送我归，归旬日即痊。今妻妾尽亡，独处十余年，贫不能蓄妾，又耻为苟且之事，故病至此，既不可以告人，亦无人能知之者。言毕，凄然泪下。又阅五年而卒。盖人之气禀各殊，亢阳之害，与纵欲同，非通于六经之理，与岐黄之奥者，不足与言也。

王士雄按：纵欲固伤阴，而亢阳亦烁阴。知、柏泻肾者，泻肾火之有余，而保其不足之水也。（徐灵胎医案·亢阳）

第 六 节
睾丸疼痛医案

医 案

《宋元明清名医类案》

❖ 陆起潜。右阴挶患肿作痛，六脉洪数，右关尤甚。用逍遥散加川芎，二贴而愈。予曰：洪，心脉也；数者，火旺木亏之征也；而右脉盛，气有余而血不足也。肝血不足，肝木生火，故脉洪数也。而右阴挶肿痛者，以右脉甚也。挶者，肝家部分，肝木为火所烁，则筋急而拘挛肿痛也。以前汤清其热，养其血，培其根，故捷如影响也亦泻实火耳。非养阴培根也。（胡慎柔医案·杂症例）

❖ 王歧冈，年十七，读书坐久受寒，遂左边睾丸作痛。用真人活命饮加牛蒡、人参，八贴肿消。（胡慎柔医案·杂症例）

❖ 一友，年二十外。左边睾丸并腰痛，医以大黄等药与之，约六七日矣。反发热、痛甚。此寒气传于内，著而不行也。余诊之，二尺沉按弱细，余俱洪数，且有滑意。予曰：此作痛将欲成脓。用真人活命饮加人参五分、牛蒡子。一剂痛减，二剂全愈。（胡慎柔医案·杂症例）

第七节
睾丸缩小医案

医 案

《全国名医验案类编》

❖ 病者：姜孔进，年近四旬，住江西永修北乡官塘区。

病名：伤寒夹阴。

原因：其人胃寒邪微热未除，入房耗精，更使寒邪乘虚直入前阴。

证候：大寒不止，少腹极疼，腰痛而堕，睾丸缩小，冷汗遍身，膝胫拘急。

诊断：两手尺脉非常沉细，按至骨乃有一毛之延，惟寸关稍和。以脉合证，此少阴伤寒兼夹阴也。《伤寒论浅注》云：奇经冲任督三脉，皆行少腹之前，前阴受伤，故少腹痛，阴中拘挛，热上冲胸，膝胫拘急。盖由伤寒微热未除，男女交媾，邪从前阴而入也。是既感寒邪，又复耗精，宜其腰痛冷汗，阴茎拘急也。固属危证，然求医尚早，脉未尽绝，犹可于危中而得生全之路。

疗法：用黑附、黑姜为君，回阳益火以祛寒，用妇人裈裆烧灰为臣，取其能引邪仍由原路而去，肉桂为佐，俾虚火仍归原位，使以艾叶、甘草，引寒邪达外也。

处方：黑附钱半、黑姜一钱、肉桂八分、艾叶八分、甘草六分，以妇人裈裆烧灰，共水煎服。

效果：服一剂，阴茎头上微肿，病即减半。连服二剂，病痊愈。后更用附桂地黄汤加败龟板，服四剂，月余复旧矣。

何炳元按：此证似阴阳易而实非，非女劳复而却是，今用四逆汤合裈裆散加味，方较程钟龄用人参三白汤，马良伯用五苓散合猳鼠矢汤，尤为周到，所引陈修园说发明病理，语亦精凿，真苦心孤诣之佳案也。[第二卷·寒淫病案·伤寒夹阴案（内科）·燕庆祥医案]

第九章

遗精滑精
医案

第 一 节
❖ 遗精医案 ❖

概 述

《名医类案》

❖ 夫梦遗有三，有因用心积热而泄；有因多服门冬、茯神、车前、知母、黄柏冷利之剂而流泄者；有久遗，玉门不闭，肾气独降而泄者。治法：积热者，清心降火。冷利者，温补下元。肾气独降者，升提肾水，使水火自交，而坎离之位定矣。（卷五·遗精）

《续名医类案》

❖ 此症非得之房室，乃思虑太过，损其心血。心血虚则无以养其神，而心神飞越，因有梦交之事，神不守舍，则志亦不固，而肾精为之下遗。（卷二十·遗精）

❖ **龚子才总结说：**
培养精神贵节房，更祛尘虑要周防。
食惟半饱宜清淡，酒止三分勿过伤。
药饵随时应勉进，功名有分不须忙。
几行俚语君能味，便是长生不老方。（卷二十·遗精）

《寓意草》

❖ 人生有性分之乐，有势分之乐，有形体康健之乐。性分之乐，四时皆春，万物同体，虽环堵萧然，而乐在也；虽五官弗备，而乐在也；虽夷狄患难，而乐亦在也。谿山风月，有我便是主人；木石禽鱼，相亲悉为好友。何取溺情枕席，肆志淫佚也哉！即造物小儿，无所施其播弄矣。至于势分之乐，与康健难老之乐，惟福厚者，始兼有之。盖得贵之与得寿，其源若有分合两途，少年苊朴不凋，此寿基也，而嫌其精采不露；髦龀机神流动，此贵征也，而嫌其浑敦太凿。此其间半予天，半予人，而后天奉若之功，不知费几许小心，然后可凝休而永命。故在得志以后，既知此身为上天托界之身，自应葆精啬神，以答天眷。若乃女爱毕席，男欢毕输，竭身中之自有，而借资于药饵，责效于眉睫，致宵小无知之辈，得阴操其祸人之术，以冀捷获，虽前代之覆辙皆然，而今时为益烈矣！盖今者雍熙之象，变为繁促。世运已从火化，复以躁急之药济之，几何不丧亡接踵乎！此道惟岐黄言之甚悉，但仕宦家不肯细心究讨耳。其云：凡阴阳之道，阳密乃固，两者不和，如春无秋，如冬无夏，是故因而同之，是谓圣度。此段经文，被从前注解埋没，不知乃是明言圣人于男女之际，其交会之法度，不过使阳气秘密，乃得坚固不泄耳。然而阴阳贵相和，有春无秋，是无阴也；有冬无夏，是无阳也。所以圣人但调其偏，以归和同，允为交会之法度而已。夫圣人太和元气，生机自握。我观夫调琴弄瑟，孝钟伐鼓，虽闺壶之性情克谐，而况于己身之血气；礼陶乐淑，仁渐义摩，虽民物之殷阜坐致，而况于一人之嗣胤。所以凡为广嗣之计者，其用药之准，但取纯王以召和，无取杂霸以兆戾也。而经文又云阴平阳秘四字，尤足互畅其义。盖阴得其平，而无过不及，然后阳得其秘，而不走泄也。此可见阳之秘密，乃神圣交会所首重。然欲阳之秘密，即不得不予其权于阴。正以阳根于阴，培阴所以培阳之基也。今人以峻烈之药，劫尽其阴，以为培阳。益以房帏重耗，渐至髓消肉减，神昏气夺，毛瘁色夭，尚不知为药所误，可胜悼哉！向见一浙医宋姓者，在京师制成大颗弹丸，遍送仕宦，托名脐带、胎发，其实用炼过硫磺在内，服之令人阳道骤坚可喜，未几燥病百出。吾乡诸大老受其祸者，历历可指。近游鹿城，闻张鸿一孝廉，以进红铅伤脑，而日夜精流不止。盖脑为髓海，脑热而通身之髓尽奔。

究竟热未除而髓先竭，骨痿艰行矣。至娄过天如先生旧宅，见鼻中浊涕，凡落板壁者，深黄之色，透入木中，铲刷不除。询之，亦由服种子热药所致。后以伤风小恙，竟至不起。噫嘻！脑热已极，蒸涕为黄，出鼻之热，尚能透木，曾不省悟。至热极生风，尚治外而不治内也，复何言哉！吾乡刘石闾先生，服热药而病消渴，医者邓橘存，坚令服六味地黄汤千剂，果效；盖得于壮水之主，以制阳光之旨也。高邮袁体仁种子经验方，皆用阴阳两平之药，盖得于阴平阳秘之旨也。此老于医而审于药者，因并表之。又方士取黑铅之水，名为神水金丹以惑人。凡痰火之病，初得其下行之力，亦觉稍爽；而不知铅性至燥，转致劫阴，为害反大。又有用蒸脐之药，名彭祖接命之法者。夫脐为人之命根，以麝香、硫黄、附子等大热散气之药，加艾火而蒸灼，幸而不中真气，尚无大害。若蒸动真气，散越不收，扰乱不宁，有速毙耳。闻娄中老医穆云谷，常诲人曰：蒸脐一法，有损无益，断不可行。旨哉，言矣！亦并表之。

胡卣臣先生曰：艰嗣之故有五：一曰性偏刻，好发人阴私；一曰好洁，遇物多不适意处；一曰悭吝，持金钱不使漏一线；一曰喜娈童，非其所用，肝筋急伤；一曰多服热药、铄真阴而尽之。嘉言此论，曲畅经旨，以辟方士之谬，而破轻信之惑，真救世之药言！（卷四·论士大夫喜服种子壮阳热药之误）

《临证指南医案》

❀ 遗精一症，前贤各有明辨，其义各载本门，兹不复赘。大抵此症变幻虽多，不越乎有梦、无梦、湿热三者之范围而已。古人以有梦为心病，无梦为肾病，湿热为小肠膀胱病。夫精之藏制虽在肾，而精之主宰则在心。其精血下注，湿热混淆而遗滑者，责在小肠膀胱。故先生于遗精一症，亦不外乎宁心益肾，填精固摄，清热利湿诸法。如肾精亏乏，相火易动，阴虚阳冒而为遗精者，用厚味填精，介类潜阳，养阴固涩诸法。如无梦遗精，肾关不固，精窍滑脱而成者，用桑螵蛸散填阴固摄，及滑涩互施方法。

如有梦而遗，烦劳过度，及脾胃受伤，心肾不交，上下交损而成者，用归脾汤、妙香散、参术膏、补心丹等方，心脾肾兼治之法。如阴虚不摄，湿热下注而遗滑者，用黄柏、萆薢、黄连、苓、泽等，苦泄厥阴郁热，兼通腑气为主。如下虚上实，火风震动，脾肾液枯而为遗滑者，用二至、百补丸，及通摄下焦之法。如龙相交炽，阴精走泄而成者，用三才封髓丹（天冬、熟地、人参、黄柏、砂仁、甘草。编者注）、滋肾丸、大补阴丸，峻补真阴，承制相火，以泻阴中伏热为主。又有房劳过度，精竭阳虚，寐则阳陷而精道不禁，随触随泄，不梦而遗者，当用固精丸，升固八脉之气。又有膏粱酒肉，饮醇厚味之人，久之，脾胃酿成湿热，留伏阴中而为梦泄者，当用刘松石猪肚丸（白术、苦参、牡蛎、猪肚一具。编者注），清脾胃蕴蓄之湿热。立法虽为大备，然临症之生心化裁，存乎其人耳。<small>邹滋九（卷三·遗精）</small>

《王九峰医案》

❉ 思为脾志，实系于心，神思妄动，暗吸肾阴。肾之阴亏，则精不藏，肝之阳强，则气不固。心思不静，遗泄频仍。古云：有梦治心，无梦治肾。治肾宜固，治心宜清，持心息虑，扫去尘情。（中卷·遗精）

❉ 思为脾志，心主藏神，神思过用，病所由生。心为君主之官，端拱无为，相火代心司职，曲运神机，摇动相火，载血上行，下为遗泄。（中卷·阴痿）

《清代名医医案精华》

❉ 精之封藏，虽在肾，神之主宰，则在心，精之蓄泄，听命于心。心为君火，肾为相火，君火上淫，相火下应，二火相煽，烁灼真阴，精动于中，莫能自主。肾欲静而心不宁，心欲清而火不息，致令婴姹不交，夜多淫梦，精关不固，随感而遗，反复相仍。（王九峰医案精华·遗精）

❉ 先天薄弱，水不养肝，肝火易动，心相不宁……常有梦泄。（王九峰医案精华·咳嗽）

❖ 梦遗者，有梦而遗者也。比之无梦者，大有分别。无梦为虚，有梦为实。（曹仁伯医案精华·遗精）

❖ 阴有二窍，一窍通精，一窍通水，水窍开则精窍常闭。（张聿青医案精华·失血）

《宋元明清名医类案》

❖ 有梦遗精，治在心肾，乃二气不交所致。（叶天士医案·遗精）

医　案

《名医类案》

❖ 丹溪，壮年有梦遗症，每四十五日必一遗魏玉璜按：必遇立春、春分，及立夏、夏至等节，累用凤髓丹（出自《医垒元戎》：炒黄柏二两，缩砂一两，甘草半两，酒糊为丸。编者注）、河间秘真丸，效虽少见，而遗终不除。改用远志、菖蒲、韭子、桑螵蛸、益智、酸枣仁、牡蛎、龙骨、锁阳等为丸服之，寻愈。（卷五·遗精）

❖ 丹溪治一人，年二十余，夜读至四五鼓，犹未就枕，故卧，茎一有所著，精随而遗，不著则否；饮食减而倦怠，少气。夫何故？盖用心过甚，二火俱起，夜弗就枕，血不归肝，则肾水有亏，火乘阴虚，入客下焦，鼓其精房，则精不得聚藏而走失矣。因玉茎著物，犹厥气客之，故作接内（指男女同房。编者注）之梦。于是上则补心安神，中则调理脾胃，提挈其阴，下则益津，生阴固阳。不三月而疾如失（俞震《古今医案按·卷第六》也录有本案文字略有不同：丹溪治郑叔鲁，年二十余，夜读书常至四鼓，忽得疾，卧时但阴器着物便梦遗，不着则否。饮食日减，倦怠少气。盖以用心太过，二火俱起，夜弗就枕，则血不归肝而肾水渐亏火乘阴虚，入客下焦，鼓其精房，则精不得聚藏而欲走。因玉茎着物，犹厥气客之，故作接内之梦也。于是上补心安神，中调脾胃升其阳，下用益精生阴固阳之剂，不三月而疾如失。编者注）。（卷五·遗精）

❖ 江篁南治一壮年，患遗精，医用滋阴降火剂，罔效。一医用牡蛎、龙骨等止涩药，其精愈泄。又服芩、连、柏、山栀等药，百五十余贴，兼服小便二百余碗，又或作痰火治，或作湿热治，俱罔效。盖经年余矣，二月间，请江诊视，左脉浮濡无力，右寸浮散近快，两尺尤弱，不任寻按。其人头晕，筋骨酸疼，腰痛畏风，小便黄，腹中时鸣。以熟地黄、远志为君，当归身、桑螵蛸、人参为臣，石莲子肉、白茯苓为佐，石菖蒲、甘草为使。十余贴后，精固。惟筋骨犹酸，小便犹黄，腹或至晚犹鸣，煎剂再加黄柏，兼服补阴丸，加人参、鹿茸、菟丝子、桑螵蛸、茯神之类，两月而愈。

夫梦遗有三，有因用心积热而泄；有因多服门冬、茯神、车前、知母、黄柏冷利之剂而流泄者；有欠遗，玉门不闭，肾气独降而泄者。治法：积热者，清心降火。冷利者，温补下元。肾气独降者，升提肾水，使水火自交，而坎离之位定矣。（卷五·遗精）

❖ 山阴戴文圳，少年患梦遗，服固精丸而愈。用狗头骨一个，煅存性，用籼米饭为丸，如梧桐子大，朱砂、金箔为衣，每服五六十丸。（卷五·遗精）

❖ 孙斗华赴试南都，六月初旬，梦遗、畏寒、惊惧，重裘厚被，取汗过多，身热，六脉滑数无力，与清暑益气汤误，次日舌强，语言不清，如颠，目瞪不识人魏玉璜按：汗过多，身热，阳盛也。又以风药气药鼓火上行，故见症如是，与人参白虎汤加胆星、僵蚕、秦艽、天麻、姜汁、竹沥，渐愈。

数日后，舌心黑如墨，与黄连解毒汤、凉膈散、泻心汤，不退；与犀角地黄汤而愈。此暑风类中若舌心黑而投参、附，或大黄，俱不救，当思解毒。（卷一·中风）

❖ 汪石山治一人，年逾二十，季夏日午，房后多汗，晚浴又近女色，因患白浊。医用胃苓汤，加右眼作痛，用四物汤入三黄，服之睡醒，口益加苦，又加左膝肿痛。仲冬不药浊止。渐次延至背痛，不能转侧，日轻夜重，嚏则如绳束缚腰胁，病楚不堪，呵气亦应背痛，或时梦遗。次年正月，汪诊之，脉皆缓弱无力，左脉缓而略滑，曰：此脾肾病也。夫缓，脾脉也，缓弱无力，脾虚可知，左脉滑者，血热也。遂以人参、黄芪各二钱，茯苓、白术博按：汪案原无白术、归身、麦冬各一钱，牛膝、神曲、陈皮、黄柏各七分，甘草、五味各五分，煎服三十余剂，仍以龟板、参、芪、黄柏各二两，熟地、山茱萸、枸杞博按：汪案原无枸杞、杜仲、归、茯、牛膝各一两，丸服，寻愈博按：此案旧刻脱二十一字。（卷五·便浊）

❖ 汪石山治一人，年四十余，溲精（指遗精。编者注）久之，神不守合，梦乱心跳。用清心莲子饮，罔效。取《袖珍方》治小便出髓条药服之，又服小菟丝子丸，又服四物加黄柏，亦罔效。汪诊之，一日间其脉或浮濡而快，或沉弱而缓，曰：脉之不常，虚之故也。其症初因肾水有亏，以致心火亢极乘金，木寡于畏而侮其脾，此心脾肾三经之病也。理宜补脾为主，兼之滋肾养心，病可疗也。方用人参为君，白术、茯神、麦冬、酸枣仁、山栀子、生甘草为佐，莲肉、山楂、黄柏、陈皮为使，其他牡蛎、龙骨、川芎、白芍、熟地之类。随其变症而出入之。且曰：必待人参加至五钱，病脱。其人未信，服二十余日，人参每服三钱，溲精减半矣。又月余，人参加至五钱，寻愈。（卷五·遗精）

❖ 王中阳治一石工，丁年，忽病头目不利，肩背拘急，合目即便泄精，四肢沉困，不欲执作，梦寐不宁。每作虚治，罔效。王治之，使其翘足而坐，则其股足随气跳跃，如脉六动，其脉亦过位，长实有力。遂用凉膈散、青木香丸互换，疏导三五次，更服三黄丸，数日寻愈。（卷五·遗精）

❖ 吴球治一男子，因病后用心过度，遂成梦遗之患，多痰瘦削。群医以清心莲子饮，久服无效。吴诊脉紧涩，知冷药利水之剂太过，致使肾冷精遗，而肾气独降，故病益剧。乃以升提之法，升坎水以济离火，降阳气而养血滋阴，次用鹿角胶、人乳，填补精心，不逾月而愈。（卷五·遗精）

❖ 谢大尹，年四十，因房劳病咳血，头眩脚弱，口气梦遗，时或如冷水滴于身者数点。诊之，脉皆濡缓而弱，右关沉微，按之不应。曰：此气虚也。彼谓房劳咳血梦遗，皆血病也，右关沉微，亦主血病，且肥大白人，病多气虚。今我色苍紫，何谓气虚？曰：初病伤肾。经云：肾乃胃之关也，关既失守，胃亦伤矣。故气壅逆血随气逆而咳也。又经云：二阳之病发心脾，男子少精，女子不月。二阳者，肠胃也，肠胃之病，必延及心脾，故梦遗亦有由于胃气之不固也。左手关部，细而分之，虽属肝而主血，概而论之，两寸主上焦而察心肺，两关主中焦而察脾胃，两尺主下焦而察肝肾，是左关亦可以察脾胃之病也。古人治病，有凭症，有凭脉者，有凭形色者，今当凭症凭脉，而作虚治焉。遂用参、芪各三钱，白术、白芍、归身、麦冬各一钱，茯神、栀子、酸枣仁各八分，陈皮、甘草各五分，煎服。朝服六味地黄丸，加黄柏、椿根皮，夜服安神丸，年余而安。越十年致政归，再诊之，右手三部，皆隐而不见，身又无病，此亦事之异也。世谓《太素脉法》，片时诊候，能知人终身祸福，岂理也哉。（卷八·血症）

❁ 一男子，丁年梦遗，群医以珍珠粉丸，罔效。亦以远志、菖蒲等剂投之，应手而愈。（卷五·遗精）

❁ 一男子，至夜，脊心热而梦遗。用珍珠粉丸、猪苓丸，遗止。终服紫雪，脊热毕除。（卷五·遗精）

❁ 一人，年逾三十，神色清减。初以伤寒过汗，嗣后两足时冷，身多恶寒，食则易饥，日见消瘦，频频梦遗，筋骨疼痛，久伏枕榻。医用滋阴降火，罔效。汪视左脉浮虚而缓，右则浮弦而缓，此阳虚耳。病者曰：易饥、善食、梦遗，似属阴虚，若作阳虚而用参、芪，恐益予病。汪曰：古人谓脉数而无力者，阴虚也。脉缓而无力者，阳虚也。今脉浮虚弦缓，则为阳虚可知。以症论之，病属阴虚，阴虚则热发，午后属阴，则午后当遍身热发恶寒，揭胸露手，蒸蒸热闷烦躁矣。兹患是症俱无，何以认为阴虚。夫阳虚，则恶寒恶风，虽天暖日融，犹畏出门庭。今患两足时冷，身多恶寒，皆阳虚之验。又汗多亡阳，非阳虚而何？食则易饥者，非阴虚火动也，盖脾胃以气为主，属阳，脾胃之阳已虚，又泻以苦寒属阴之药，故阳愈虚而内空竭，须假谷气以扶助之，是以易饥而欲食。虽食，亦不生肌肉也。经曰：饮食自倍，肠胃乃伤。又曰：饮食不为肌肤，其此之谓欤。梦遗亦非特阴虚。经曰：阳气者，精则养神，柔则养筋，今阳既虚，则阳之精气不能养神，心以藏神，神失所养，飘荡飞扬而多梦，阳之柔气不能养筋，肝主筋以藏魂，筋失所养，则浑身筋骨，因以疼痛，魂亦不藏，故梦寐弗宁，安得而不遗乎。经曰：气固形实，阳虚则不能固，而精门失守，此遗之所以频而不禁也。经曰：肾者，胃之关也。今若助阳以使其固，养胃以守其关，何虑遗之不止。乃以参、芪各二钱，白术一钱，甘草五分，枳实、香附、山楂、韭子各五分。煎服半载，随时令寒暄升降而易其佐使，调理乃安_{旧刻脱误}。（卷五·虚损）

❂ 一人年三十一，六月中，因劳取凉，梦遗，遂觉恶寒，连日惨惨不爽，三日后，头痛躁闷_{须看三日后三字，少阴亦有头痛，分别阴阳在此}。家人诊之，惊曰：脉绝矣，议作阴症，欲进附子汤，未决。请汪（即汪机。编者注）治，曰：阴症无头痛，今病如是，恐风暑乘虚入于阴分，故脉伏耳，非绝脉也。若进附子汤，是以火济火，安能复生，姑待以观其变，然后议药。次日未末申初，果病寒少热多，头痛躁渴，痞闷呕食，自汗，大便或泻或结，脉皆濡小而快，脾部兼弦，此非寻常祛疟燥烈劫剂所能治，遂用清暑益气汤，减苍术、升麻，加柴胡、知母、厚朴、川芎，以人参加作二钱，黄芪钱半，白术、当归各一钱，煎服二十余贴而愈。（卷三·疟）

❂ 一人年三十余，尝因冒寒发热，医用发表不愈，继用小柴胡、热炽汗多，遂昏昏愦愦，不知身之所在，卧则如云之停空，行则如风之飘_{毛虚极}，又兼消谷善饥、梦遗诸症。汪观其形色类肥者，曰：此内火燔灼而然，虚极矣。切其脉，皆浮洪如指，曰：《脉经》云，脉不为汗衰者死，在法不治。所幸者，脉虽大，按之不鼓，形虽长，而色尚苍，可救也。医以外感治之，所谓虚其虚，误矣。经云：邪气乘虚而入，宜以内伤为重。遂以参、芪、归、术大剂，少加桂、附，服十余贴，病减十之二三。再除桂、附加芍药、黄芩，服十余贴，病者始知身卧于床，足履于地。自喜曰：可不死矣。服久果起。（卷二·内伤）

❂ 一人年三十余，时过于劳，呕血甚忧……月余而愈。越十余年，叫号伤气，加以过饮，病膈壅闷有痰，间或咯血，噫酸，饮食难化，小便短赤，大便或溏，有时滑泄不止，睡醒口苦，梦多，或梦遗，医用胃苓汤病甚。汪诊脉，或前大后小，或快，或缓、或细、或大、或弱、或弦，并无常度，其细缓弱时常多，曰：五脏皆受气于脾，脾伤食减，五脏俱无所禀矣。故脉之不常，脾之虚也，药用补脾，庶几允当。遂以参术为君，茯苓、芍药为臣，陈皮、神曲、贝母为佐，甘草、黄柏为使，服之泻止食进；后复伤食，前病又作。曰：再用汤服，肠胃习熟而反化于药矣，服之何益？令以参苓白术散加肉豆蔻，枣汤调下。又复伤食，改用参、术、芍、苓、陈皮、砂仁，丸服，大便即泻。曰：脾虚甚矣，陈皮、砂仁尚不能当，况他消导药乎，惟节饮食以养之，勿药可也。（卷八·血症）

❖ 一人年三十余，形色瘦黑，饮食倍进，食后吐酸，食饭干恶难吞，尝有结痰注于胸中，不上不下，才劳则头晕眼花，或时鼻衄，粪后去红或黑，午后至晚，胸膈烦热，眉心时痛，好睡，醒来口舌干苦，盗汗梦遗，脚冷，手及臀尖生脓泡疮此症有属肝脾郁结者，以加味归脾治之，同四七汤。医以四物汤凉血剂投之，不效。罗诊之，左脉小弱而数，右脉散弱而数，俱近六至虚热之病，曰：症脉皆同阴虚，作阴虚治之不效何也？此必脾虚湿郁为热而然也。今用滋阴降火，反滋湿而生热，病何由安？宜用参、芪甘温之剂，补脾去湿可焉。问曰：丹溪论瘦黑者，鼻衄者，脉数者，参、芪当禁。罗曰：医贵知变，不可执泥。《脉经》云：数脉所主，其邪为热，其症为虚能食能睡，非虚而兼郁耶？郁则致火，用药之炒，亦神矣哉，遂以人参二钱，黄芪一钱半，白术、麻黄根、生地、茯苓、麦冬各一钱，归身、川芎各八分，黄芩七分，麦芽、厚朴、黄柏、五味，加泽泻、柴胡、青皮、山栀子各七分，甘草五分，服十余贴，胸腹腰脐，生小疥而愈。（卷二·湿）

❖ 一人年十九，面白质弱，因劳思梦遗，遂吐血碗许，自是微咳倦弱，后身忽大热出疹，疹愈郁热发疹，故愈。阴囊痒甚，搓擦水流，敷以壁土，囊肿如盏大，遂去土，以五倍涂少蜜，炙为末，敷之遂愈。

因感风寒，其嗽尤甚，继以左右胁痛。汪诊脉虚而数，见其畏风寒，呕恶倦动，粪溏气促，曰：此金极似火也。夫心属火而藏神，肾属水而藏志，二经俱属少阴，而上下相通，今劳思则神不宁而梦，志不宁而遗，遗则水不升而心火独亢也。肝属木而藏血，其象震，震为雷，心火既亢，则同类相应，引动龙雷之火，载血而越出于上窍矣。肝脉环绕阴器，亦因火扰而痛痒肿胀也。火胜金，故肺经虚而干咳，皮毛为之合，亦为火郁而发疹，大肠为之腑，故亦传导失宜而粪溏。然金虚不能平木，故木火愈旺而凌脾。脾虚则呕恶而食减。经曰：壮火食气，脾肺之气为壮火所食，故倦于动作而易感风寒也。经言两胁者，阴阳往来之道路也，为火阻碍则气不利而痛矣。然火有虚有实，有似火而实非火，故经言：有者求之，无者求之，虚者责之，实者责之，此治火之大法也。前症之火皆虚，非水湿之可折伏，惟甘温之剂可以祛除。譬之龙雷之火，日出则自潜伏矣。若用苦寒降火，正如雨骤雷烈而火愈炽矣。世医治火，不惟不求之有无虚实，专泥咳嗽吐血，皆属阴虚，误服参、芪不救之语，概用滋阴等剂。况此服滋阴已百余贴，而病反增剧，岂可仍以阴虚治之耶？且经言形寒饮冷则伤肺，又谓脾胃喜温而恶寒，今用甘温健其脾，则肺金不虚，而咳嗽气促自愈。肝木有制，而胁痛吐血自除，虚妄之火亦自熄矣。遂以参、芪各四钱，神曲、山楂各七分，白术、麦冬、贝母各一钱，甘草五分，炒干姜四分配黑姜炒，煎服十余贴，脉数减，嗽少除，精神稍健。但后又适新婚，不免耗损真阴，将何以制其虚妄之火耶。盖咳属肺金，数脉属火，咳而脉数，火克金也。冬月水旺而见数脉，亦违时也。大凡病见数脉，多难治疗，病久脉数，尤非所宜，故为之深虑耳论弱症之案，未有如此篇精切详明者，当熟读而纲领之，临症自有得心应手之快。（卷三·咳嗽）

❈ 一人年逾四十，形肥色苍，因劳后入房，感风，夜半疟作，自汗，寒少热多，一日一作。医用清脾、小柴胡、四兽等剂，不效，渐至二日，或三日一发三阴疟。汪诊左脉浮洪虚豁而数，右脉虚小散数，头眩耳鸣，四肢懒倦，手足麻，大便溏，左胁疟母，时或梦遗虚无疑矣，发则呕吐多痰，或辰或午，发至酉戌乃退，每至三十日，连发二次，子时发至黎明，其发微，辰时发至酉戌，其发如常。乃用参、芪、归、术、知母、麦冬、厚朴、陈皮，大剂与之。初服一剂，痞块反高，小腹胀痛。汪曰：若药不瞑眩，厥疾不瘳，再当服之此一转，非认症真，不能。数帖后，脉觉稍静不数。病者曰：脉平而病不减，何也？汪曰：疟邪已深，非数剂之药，旦夕之功所能愈，当久服，待春分阳气发扬，方得全愈。苟惑人言，不惟疟不能止，或劳或鼓，难免后忧。夫疟因感风暑寒水而作也。经曰：皮肤之外，肠胃之内，气血之所含也；气属阳，风暑阳邪，而中于气，血属阴，寒水阴邪，而中于血，先中阳邪，后中阴邪，则先寒后热，先中阴邪，后中阳邪，则先热后寒，阳邪多则热多，渴而有汗，阴邪多则寒多而汗少，气血受邪而居于其舍，悍卫之气运行不息，不受邪也。日行阳二十五度，夜行阴二十五度，每一刻则周身一度行，与邪遇则邪壅遏其道路，故与相搏而疟作也。搏则一胜一负，负则不与之搏，而捍卫无碍，故疟止矣可知久病后发寒热，忽然无故而止，当思元气脱尽，连寒热不能作耳。夫邪之盛衰，因气血之盛衰，气血盛，邪亦盛，气血衰，邪亦衰，久则气血衰，或静养二三日，气血复盛而邪亦盛，悍卫行与之遇，又复相抗而疟。每三十日，连发二次者，盖二十八、九、三十日，晦日也，阴极阳生之时，夜半微阳始生，而力尚弱，故疟发亦轻，辰则阳旺矣，故疟亦重，此疟所感阳邪居多，故随阳气盛衰而为之轻重。其三日一发，非入于脏也，由气血盛衰而然，非若伤寒之传经也。或曰：邪气既因气血而盛衰，今补其气血，未免邪亦盛矣。曰：邪之所凑，其气必虚，气血未补，终未至于强健，强建邪无容留矣。经曰：邪正不两立，是也。（卷三·疟）

❖ 一人年十九，形瘦，而色黄白，三月间，微觉身热；五月间，因劳伤于酒肉，遂大热膈闷，梦遗盗汗，午后热甚，或作食积，或作阴虚，或作痰火，治皆未应。汪诊之，午间脉皆洪滑。汪曰：食饱之余，脉不定也。来早再诊，脉皆收敛而弱，左脉尤弱。遂以人参三钱，黄芪钱半，白术、麦冬各一钱，黄柏、知母、山楂子各七分，枳实、甘草各五分，煎服，热减汗除。五服，惟梦遗，一月或二次三次，令服固精丸五六两，仍令节食，守淡味，病愈。后又觉热，前方减甘草，加石膏一钱半，牡丹皮八分。（卷二·内伤）

❖ 一人年逾五十，患眩晕，溲涩，体倦，梦遗，心跳，通夜不寐，易感风寒，诸药俱不中病。汪诊之，脉皆浮大，或小弱无常，曰：虚之故也。丹溪云，肥人气虚，宜用参、芪。又云：黑人气实，不宜用之。果从形欤？抑从色欤？汪熟思之，色虽黑而气虚，当从形治。遂以参、芪为君，白术、茯苓、木通为臣，栀子、酸枣仁、麦冬为佐，陈皮、神曲为使，煎服，晨吞六味地黄丸，夜服安神丸，逾年病安。（卷二·内伤）

❖ 一人瘦长脆白，年三十余，久疟，后盗汗自汗过多，加以伤食，吐泻大作，吐止而泻，四日不住，筋惕肉瞤，惊悸梦遗，小便不禁。汪诊脉皆缓弱，右则略弦而涩，曰：此下多亡阴，汗多亡阳，气血虚也。遂以参、芪为君，白术为臣，山栀、麦冬、牡蛎为佐，酸枣、归身、山楂为使，加以薄桂，煎服旬余，诸症稍退。半年之间，常觉脐下内热一团，烘烘不散，时或梦遗。一医议作热郁，因欲下之。汪曰：此非有余之热，乃阴虚生内热耳，若欲下之，是杀之耳。宜以前方加黄柏，热当自退。果验。（卷三·疟）

❖ 一壮男子，梦遗，白浊，少腹有气冲上，每日腰热，卯作酉凉，每腰热作则手足冷，前阴无气来耕，腰热退，则前阴气耕，手足温，又且多下气，暮多噫，时振，隔一旬、二旬必遗。脉旦弦博而大，午洪大魏玉璜按：木火为病，知其有郁滞也。先用沉香和中丸大下之，次用加减八物汤，下滋肾丸

百粒。若稍与蛤粉等涩药，则遗与浊滋甚，或一夜二遗。遂改用导赤散大剂并汤服之，遗浊皆止。（卷五·遗精）

❀ 有二中年男子皆梦遗，医或与涩药，反甚，连遗数夜。乃先与神芎丸大下之，继制猪苓丸服之，皆得痊。（卷五·遗精）

❀ 有人梦遗精，初有所见，后来虽梦无所感，日夜常常走漏。作心气不足，服补心药，罔效。作肾气虚治，亦罔效。医问患者，觉脑冷否？应之曰：只为脑冷。服驱寒散，遂安。盖脑者，诸阳之会，髓之海，脑冷则髓不固，是以遗漏也。宜先去脑中风冷，脑气冲和，兼服益心肾药，无不瘳者。《医余》（卷五·遗精）

《续名医类案》

❀ 陈孟昭新正赴馆，偶开别室，见一枢心中怦然，是晚梦遗。次日勉强行文，薄暮啖肉面，遂头疼身热，右胁有块如碗，疼痛寒热，疑为肿毒。诊之谓内伤兼感。不信。疡医视之，外用敷药，内服解毒之剂不效。或与投补，遂昏冒烦躁，谵语如狂。再延诊，脉洪数无伦，此误补故也。仍作内伤饮食治之，用青皮、陈皮、枳实、厚朴、山楂、黄连等，又以麸皮炒熨肚腹稍苏，再用润字丸五分。数服后宿垢去而痛减，改用参、术、归、芍、麦冬、陈皮、茯苓、甘草之类，调月余而安。（卷九·饮食伤）

❀ 方大激故病瘵且成，赖桥而治。既病食瘵几殆，亦复赖桥。会桥出疆，其人不戒而病，作虚火中瘵，恃粥而啜二三碗。阴火上腾，自涌泉起，喉喑，咳血，盗汗梦遗，举身潮热而赢，泄泻不止。桥归复诊之，六脉沉数而弦，虫内蚀尔。下之得群蛲，皆异状，并去癥瘕，寻愈。

《理虚元鉴》曰：虚症之因有六。一曰：先天之因。受气之初，父母或年已衰老，或乘劳入房，或病后入房，或妊娠失调，或色欲过度，此皆精血不旺，致令生子夭弱，故有生来五脏之气，先有不足之处。至二十左右，易成劳怯。然其机兆，必有先见，或幼多惊风，骨软行迟，稍长读书不能出声，或作字动辄手振，或喉中痰多，或胸中气滞，或头摇目瞬，此皆先天不足之微。宜调护于未病之先，或预服补药，或节养心力，未可以其无寒无热，能饮能食，而恃为无惧也。即其病初起，亦不过精神倦怠，短气少力，五心烦热而已，岂知其危困即在目前哉。二曰：后天之因。或色欲伤肾，或劳神伤心，或屈怒伤肝，或忧愁伤肺，或思虑伤脾。先伤其气者，气伤必及于精。先伤其精者，精伤必及于气。或发于十五六岁，或二十左右，或三十上下。病发虽不一，而理则同也。三曰：痘疹及病后之因。痘乃先天阴毒，疹乃先天阳毒，故痘宜益气补中，则阴毒之发也净，而终身少脾病。疹宜清散养荣，则阳毒之发也彻，而终身少肺病。调治失宜，多贻后患。故凡后此脾泄胃弱，腹痛气短，神瘁精亏，色白足痿，种种气弱阳衰之症，皆由痘失于补也。凡肺气哮喘，音哑声嘶，易致伤风、咳嗽等类，种种阴亏血枯之症，皆由疹失于清也。至于病后元亏，或劳动以伤其气，或纵欲以竭其精，顷刻之间，五脏齐损，多至不救，尤宜慎之。四曰：外感之因：语云，伤风不醒便成劳。若元气有余者，自能逼邪外出。或肾素厚，水能救母。或素无屈火屈热，则肺金不至猝伤。若此者不过为伤风咳嗽而已。若其人或酒色无度，或心血过伤，或肝火易动，阴血素亏，肺有伏火，一伤于风，火因风动，则劳嗽之症作矣。盖肺主皮毛，肺气便逆而作嗽，嗽久不已，提起伏火，上乘于金，则水精不布，肾源已竭，且久嗽失气，不能下接于肾水，子不能救母，则劳嗽成矣。五曰：境遇之因：盖七情不损，则五劳不成，惟是真正解脱，方能达观无损，外此鲜有不受病者。从来孤臣泣血，孽子椎心，远客有异乡之悲，闺妇有征人之怨，或富贵而骄侈滋甚，或贫贱而穷迫难堪，皆能乱人情志，伤人气血。医者未详五脏，先审七情，未究五劳，先调五志，相其机而拯其弊，是不能全恃乎药饵矣。六曰：医药之因：或病非感冒而重用发散，或稍有停滞而妄用削伐；或并无里热而概用苦寒；或弱体侵邪未经宣发，而漫用固表滋里，遂致邪热胶固，永不得解。凡此能使假者成真，轻者变重，所宜深辨也。心主血而藏神，肾主志而藏精。以先天生成之体论，则精生气，气生神。以后天运用之主宰论，则神役气，气役精。精、气、神，养生家谓之三宝，治之原不相离。故于滑精、梦泄，种种精病者，必本于神治。于怔忡、惊悸，种种神病者，必本于气治。盖安精必益其气，益气必补其精。虚劳初起，多由于心肾不交，或梦泄滑精，体倦骨痿，健忘怔忡，或心脾少血，肝胆动焰，上热下厥，种种诸症，但未至伤肺，终成蒸热者，可用养心丸，或归脾丸主之。其养心丸，内以石莲、玉桂交心肾于顷刻，归脾丸以龙眼、木香甘温辛热之品直达心脾，主补中而生血。故凡火未至于乘金，补火亦是生土之妙用，而何虑乎温热之不可从治也哉。若夫阴剧阳亢，木火乘时，心火肆炎上之令，相火举燎原之焰，肺失降下之权，肾鲜长流之用，气高而喘，咳嗽频仍，天突火燃，喉中作养，咯咽不能；嗽久失气，气不纳于丹田，真水无以制火，于是湿挟热而痰滞中焦。火载血而厥逆清窍，伏火射其肺系，则能坐而不能卧。膈痰滞于胃络，则能左而不能右。斯时急宜清金补肺，以宣清肃之令，平肝缓火，以安君相之炎，培土调中，以奠生金之母，滋阴补肾，遏阳光之焰。一以中和为治。补其虚，戢其焰，镇其泛，定其乱，解其争，制其过，润其燥，疏其淹，收其耗散，庶有济也。若执补火之说，用辛热之品，与彼寒凉伤中者，异病而同治，岂不殆哉。（卷十一·劳瘵）

❖ 冯楚瞻治蒋公子，精神素弱，吐血阴亏，调理初愈，忽又梦遗，大吐不已，六脉沉微。曰：梦遗俗名走阳，阳已伤矣，大吐不止，阴亦伤矣。急以附子理中汤去甘草投之，到口即吐。又以白通之类，皆苦不受。沉困数日，上不能入，下不能出。适有进西洋药酒一方，神治关格吐逆之症。方用红豆蔻去壳，肉蔻面裹煨，用粗纸包压去油、白蔻仁、高良姜切片焙、肉桂去粗皮、公丁香各研细末五分，用上白糖霜四两，水一饭碗，入铜锅内煎化，再入鸡子清二个，煎十余沸，入干烧酒一斤，离火置稳便处，将药末入锅内打匀，以火点著烧酒片刻，随即盖锅，火灭用罗滤去渣，入磁瓶内，冷水拔去火气饮之。内皆辛热纯阳之药，能破格阳之阴，又烧酒力猛辛烈，直透丹田。令照方修治，饮之即不吐矣。遂以参、附峻补之药，陆续渐进，调理而痊。

魏之琇按：冯氏生平多尚温补，如此症吐血阴虚之后，梦遗而吐，多由龙雷之火，下迫上奔。以辛热治其标则可，若守而不化，则后患不可测也。（卷六·呕吐）

❖ 龚子才治陈桂林秀才，患夜梦遗精，每月一二次，或三五次，遗后神思昏沉，身体困倦。诊之，六脉微涩无力，此阴虚火动之症，以辰砂既济丸加紫河车、龙骨，服之数月奏效。奈数患不能谨守，因口占俚语一章以戒之，曰：培养精神贵节房，更祛尘虑要周防。食惟半饱宜清淡，酒止三分勿过伤。药饵随时应勉进，功名有分不须忙。几行俚语君能味，便是长生不老

方。（卷二十·遗精）

❖ 金节年如廷，始病潮热梦遗，面赤而咳血，医而少间。已而奇疾作，作则如束薪热涌泉，由胫及股，直达如贯梨。倾耳而听，辘辘有声。至则坚疆不仁，肤草如木石，喷嚏不得通，水浆不入。良久忽发一叹，身柔缓如常。以月计之，凡六七作。诸医敛手。桥（即吴桥。编者注）视之，脉数而浮不任按。病得之荒淫不节，以致阴虚火炎，此其甚也。为之正治，则以一杯而熄舆薪。无已则从治之，主以甘温，佐以清凉可也。日一剂皆有验，迄于旬日而新疾平。其父以故疾未除，则挟一方士自九华至，乃悉屏前药，曰：烹一鸭饲之，菹以人参，和以大枣。无何火症复作，中膈膨胀。乃复逆桥诊之，则六脉浮取加弦，弦为木旺。盖以啖鸭而伤脾气，故肝木乘虚而克之，将变为中满矣。急以为温补剂治之，两月乃安。《太函集》（卷二十二·奇疾）

❖ 李士材治一人，考试劳神，患精滑，小便后及梦寐间俱有遗失。自服金樱膏，经月不验。李诊之曰：气虚而神动，非远志丸不可。服十日减半，一月全愈。（卷二十·遗精）

❖ 连䗶天素弱攻苦（指刻苦攻读。编者注），便赤梦遗，灯宵竞逐，偶触事忤意，遂患吐血，痰嗽甚多，初服降火清金之剂不瘥。至二十一日诊之，两寸洪大虚阔，关尺浮弦无力。曰：血症本非难治，但元气虚脱止浮，肝肾皆得克脉，幸不数烦，久服参芪之剂，方得平服。若用苦寒，必致不起。用加减八珍汤，彼疑参难疗血，及二十四日增剧，投以前剂四帖血止，经旬潮热亦退。惟脉未复，每多言痰嗽不止，少劳梦遗顿作，此心脾不交，阴阳虚极，服丸剂七斤余，汤药八十余剂而愈。（卷十二·吐血）

❖ 陆养愚治朱少湖，病已半年，先因房劳汗出，又伤食，用消导药后，乃梦遗头晕。自服人参少安，遂每日五钱或一两，服至数斤，其病自汗身热，咳血痰逆，胸膈不舒，心口如物窒碍，手足时厥，头常晕，眼或昏暗不见人，大便已六日不行。每头晕时，服参汤则稍止。脉之气口及关弦滑而有力，左寸关浮弦似虚，尺濡弱。此由肝有怫热，重以思虑房劳致虚。参虽中病，单服多服，益阳太过，化为热火，与积痰胶固脾胃，遂致热结幽门，火逆上行，而动血动痰。向以恶寒汗泄，重帏厚褥，帕裹绵装，至是悉令彻去。以润字丸三钱服之，外用蜜导法，去宿垢盆许。再用人参七分，归身、远志各一钱，枣仁一钱，山栀、茯神各一钱三分，煎好，入竹沥一钟，一帖，即胸次豁然得寐。每日以前方润字丸数十粒，便润汗止，咳嗽痰血渐减，十服而安。（卷十·内伤）

❋ 陆祖愚治邱彦昭，禀赋薄弱，常有梦遗症，爱食燥炒饭，大便二三日一度。忽受风寒，仍吃燥饭，且日进四餐，旬日间饮食如旧，而大便竟不行。后复寒热头痛，身热不止，间日一作，延及二十余日。左手浮弦，气口沉实而滑，知其风邪饮食俱未消散。遂用葛根、柴胡、山楂、厚朴、瓜蒌仁、黄芩、陈皮、半夏之类，头疼止，寒热轻。忽发黄。前方去半夏、陈皮、厚朴，加茵陈、花粉、木香、枳实、黄连，二帖黄退。转而为斑，色纯红。前方去茵陈、木通，加犀角、升麻，煎送润字丸二钱五分，良久去燥矢八块，斑消身微凉。然胸口尚不可按，前方去犀角、升麻，倍黄连、枳实，六剂便不行而小腹微满。或谓病已月余，可以议下。弗之听。仍用润字丸二钱五分，姜汤服。少顷去大便七八块，而胸中如故，令以前方日服一剂，间三日投润字丸二钱。病至七十余日，服润字丸计五两，胸膈犹未清。然病久肌肉削尽，况常有遗症，不宜再行消导矣。枳实二钱、山楂二钱、人参六分、附子四分，连进三剂，遂大便日行一次。人参渐加，枳实渐减，数剂后食进病起。服参至半斤，始得复元。（卷二十·二便不通）

❋ 陆祖愚治一人，因作文夜深，倚几而卧，卧即梦遗，明早吐血数口，数日后复吐。自此，或间日，或连日，或数日，或吐血，或梦遗。或与六味地黄汤几百帖，即加减亦不出滋阴清火而已，数月不愈。口干微咳，恶风恶寒，懒于动作，大便溏，小便短赤。脉之豁大无力，沉按则驶。曰：此症非得之房室，乃思虑太过，损其心血。心血虚则无以养其神，而心神飞越，因有梦交之事，神不守舍，则志亦不固，而肾精为之下遗。肾虚则火益无制，逼血妄行而吐，上刑肺金而咳。其畏风寒而懒动作者，火为元气之贼，火旺则元气自虚也。其肌肉削而大便溏者，思虑损其心血，即是伤其脾阴也。与归脾汤二十剂，吐遂减半。又二十剂，诸症俱痊，百剂而精神加倍矣。（卷二十·遗精）

❋ 吕东庄治一张姓者，好学深思士也，年十八。冬杪得齿衄，及手足心热，恍惚不宁，合目愈甚，盗汗胸前出如油，间或梦遗，或不梦而遗。伊叔录脉症求方，吕曰：脉不敢凭，据所示症，乃三焦胞络火游行也。试用后方：连翘、黄芩、麦冬、生地、丹皮、丹参、茯苓、石斛、滑石、辰砂、甘草、白豆蔻等，二剂而愈。

及明年用功急迫，至夏其症复作。或云：皆不足症，用温补肾经，及涩精等剂，服之日剧。又进温补肾经丸料斤许，愈剧，至不能立，立则足底刺痛。或谓为虐症矣。乃求诊，吕曰：体虽尪羸，而面色憔悴之中，精神犹在。问所服药，出示方。曰：生药铺矣，何得不凶。且少年朴实人，何必用温补。曰：手足心热奈何？曰：劳心之人，大抵如是。曰：梦泄奈何？曰：梦泄人人各殊，此乃心肾不交所致，与夫盗汗恍惚症，皆三焦胞络之火行游而然。药宜清凉，遂仍前方去滑石、豆仁、辰砂，加升麻五钱，灯草十余茎，又用麦冬、生地、滑石、石斛、茯苓、白芍、丹参、神曲、辰砂作丸，守服而愈真通人之论，可为执方治病者，作顶门针。（卷十二·衄血）

❀ 马元仪治汪周拔子患弱症经年，诸治不效。诊其脉，两寸浮大而虚，关尺虚小，咳嗽，梦泄（即遗精。编者注），面色枯白，不任风寒，曰：两寸浮虚，卫外之真阳不固；两尺虚涩，肾中之真阳亦弱。较阴虚咳嗽之症，不啻天渊。拟玉屏风散，多加人参，以益真气而充腠理。不数剂，而咳嗽渐已，稍可当风。兼令早进七味丸，以养肾气而主蛰藏；兼服大造归脾丸，补心脾而充血气。如是调两月而安。（卷十一·虚损）

❀ 毛氏子，伤风喘嗽，复以饮食起居失调，迁延转剧。诊之，面色枯白，梦泄不禁，饮食减少，喘嗽发热，两脉虚微。知其喘为真气上脱，热为阳气外散，不与阴气纯虚者同。面色枯白，脾肺气虚而不荣也。饮食减少，脾胃气弱而不化也。梦泄不禁，肾脏气衰而不固也。此皆本气为病，用人参二钱、黄芪三钱、肉桂五分、炙草五分、茯苓一钱、半曲（即半夏曲。编者注）一钱、橘红八分。服数剂，喘渐平，热渐退。随与大造膏调理，饮食进而神旺如初。（卷四·伤风）

❀ 孙文垣治徐氏子，年弱冠，肌肉瘦削，尻膝肿大。手肘肩颙皆肿，肿处痛热，或作风与湿痰，及鹤膝鼓槌风治，病转甚，诊之六部皆弦，其色青而白，饮食少，时当长至，曰：此筋痿也，诸痿皆不可作风治，病转甚者，以前药皆风剂耳。风能伤血，血枯则筋愈失养，况弦脉乃肝木所主，挽前而至是，肝有余而脾土受克，脾伤则饮食少而肌肉削也。经曰：治痿独取阳明。阳明者肠与胃也，法当滋补肠胃，俾饮食日加，脏腑有所禀受，荣卫流行，气煦血濡，调养至春，君火主事之时，宗筋润而机关可利也。以五加皮、薏仁、甘草、苍耳子、枸杞、锁阳、人参、杜仲、黄柏、黄芪、防风服二十剂，而精神壮，腰膂健，饮食加，惟间有梦遗，去杜仲，加远志、当归，三十帖而愈。

王士雄按：议论极是，方未尽善。（卷十三·痿）

❀ 孙文垣治一人，色欲过度，梦遗精滑。先服清相火之剂不效，继用固涩之剂亦无功。求孙治，与以玉华白丹，浓煎人参汤送二钱王士雄按：此丹必须脉象微弱，别无实火症者，始可暂用，服后稍固，兼进六味地黄丸加莲须、芡实、远志、五味子，凡一月而愈。

玉华白丹：钟乳粉、白石脂、阳起石、左顾牡蛎。（卷二十·遗精）

❀ 孙文垣治张文学子心，二尹可泉长君也，弱冠病，医作劳瘵治，久不效。自分必死，督家人治含敛（古时将珠宝放于死者口中含之入棺，后以此泛称入殓含殓安葬，诸事妥帖。这里指准备后事。编者注）。脉之，左寸短弱，右关略弦，余皆洪大。咳嗽，下午热从足心起，渐至头面，夜半乃退，面色青，形羸气促，多梦遗，卧床奄奄，已绝粒断药二日。谓可治。可泉曰：医金谓火起九泉者死，大肉尽削者死，咳嗽加汗者死，脉不为汗衰者死此感症则然，又当火令之时，恐肺金将绝，乃谓可治，何也？曰：症虽危，两颧不赤，心火未焚也；声音不哑，肺金未痿也；耳叶不焦，肾水未涸也。面赤者，忧疑不决；左寸短者，心神不足；关略弦者，谋为不遂。症与色脉，皆非瘵也。良由志愿不遂，殆心病，非肾病也，故谓可治。盖病人因星士许发解，因而落第，故捂快寝疾也。为立方，名调肝益神汤，以人参、枣仁、龙骨为君，丹参、石斛、贝母、麦冬、五味为臣，山栀、香附为佐，服二十剂而病起。丸方，则熟地、龟板、枸杞、人参、麦冬、五味、茯苓，蜜丸，服三月全安。（卷十一·虚损）

❀ 王叔权曰：有士人年少觅灸梦遗，为点肾俞穴，令其灸而愈。不拘老少，皆肾虚也。古人云：百病皆生于心。又曰：百病皆生于肾。心劳生百病，人皆知之。肾虚亦生百病，人或未知也。盖天一生水，地二生火，肾水不上升，则心火不下降，兹病所由生也。人不可不养心，不可不爱护肾也。

《资生经》

平江谭医云：夫遗泄，寻常只治心肾，未有别治。以《素问》、仲景考之，当治脾，服之屡效。用厚朴二两姜汁制，羊胫一两炭火煅过通红取出，研细如粉。

上二味白水面糊为丸，如梧桐子大，每服百丸，至三百丸，米汤下。

王士雄按：中焦有湿热者宜之，与松石猪肚丸同功，非可概治一切之遗也。（卷二十·遗精）

❀ 魏玉璜曰：胡天叙年五旬，素豪饮而多思虑。自弱冠后即善病，近则两足及臂，常时痹痛，甚则肝肾之气上逆，或致晕厥，汗出不寐，齿痛龈露，夜卧阳事暴举，时时梦遗，面有油光，揩去复尔。脉之两手俱豁大，关前搏指。据症脉乃二阳之发心脾，今已传为风消矣。询其小便，云：颇清白，令以器贮，逾时观之，果变稠浆，面结腐皮，遂恐甚。告以平昔洪饮纵欲劳神，数十年所服桂附纯阳之药，不可胜计，未知尚能愈否？曰：幸未至息贲，但能断饮绝欲，多服养荣之剂，尚可为也。今病但有春夏，而无秋冬，非兼清肃之治不可。乃与生熟地、杞子、麦冬、沙参、地骨、知母、黄柏、黄连、石膏，出入增减，十余剂，诸症渐平。惟齿痛转甚，自制玉带膏贴之而愈。（卷九·消）

❀ 杨乘六治俞某患瘰疬，左右大小十余枚，俱坚硬如石，头项肿大，不能转侧，吐血咳嗽，梦遗半年，皆服滋阴降火，固精伐肝之剂。脉之，弦劲中兼见躁动，左关尺独紧细如刀，口舌青嫩而胖滑，知其肝胆用事，肝胆先病，延及心脾。其痰嗽不绝者，肝气虚逆，痰随气上也；其梦泄不止者，肝血亏损，疏泄失职也；其瘰疬肿大，肝火郁结不舒也。乃以养荣汤，内加肉桂，月余已有痊意。更以前方佐归脾养心，二方消息守服，三月而愈（《古今医案按·卷第十》也录有本案：杨乘六治下昂俞文遇患瘰疬，左右大小十余枚，坚硬如石，颈项肿大，不能转侧，兼吐血咳嗽、梦遗泄精等证。服药半年，皆滋阴泻火、固精伐肝之剂，遂致痰咳不绝，梦泄不止，竟成弱证。邀杨视之，见其性情慷慨，有豪爽气，且操心精细，多思虑，刚果躁直。知其致病之原，由于肝胆用事，恼怒居多，以致肝胆先病，而延及心脾者也。其痰咳不绝者，肝气虚逆，痰随气上也；梦泄不止者，肝经气血亏损，疏泄失职也；瘰疬肿大，坚硬不能消散者，肝经气血虚滞，郁结不舒也。诊其脉，弦劲中兼见躁动，而左手关尺独紧细如刀。口舌青色，嫩而胖且滑。乃以养营汤倍肉桂主之。服至月余，内外各证俱有痊意。遂以前方作丸，佐归脾、养心两方随证消息。守服三月，诸证悉除而左右瘰疬俱消。编者注）。（卷三

十四·瘰疬）

❖ 一男子白浊梦遗，兼脚跟作痛，口干作渴，大便闭涩，午后热甚，用补中益气汤加白芍、元参，并加减八味丸而愈。（卷二十·遗精）

❖ 一男子年逾二十早于斫丧（指沉溺酒色致身体伤害。编者注），梦遗精滑，睡中盗汗，唾痰见血，足热痿软，服黄柏、知母之类。曰：此阳虚而阴弱也，当滋其化源。不信，恪服之，前症益甚，其头渐大，囟门渐开，视物皆大，吐痰喊叫。乃如法调补，诸症渐退，头囟渐敛而安。（卷十一·虚损）

❖ 赵景之太史未第（指科举考试未中。编者注）时，因肄业劳心太过，患梦遗症已三四年矣。不数日一发，发过则虚火上炎，头面烘热，手足冷逆，终夜不寐，补心肾及涩精药，无不用过。壬申春，偶因感冒，来邀诊视。谈及前症之苦，为疏丸方，以黄柏为君，佐以地黄、枸杞、莲须、鳔胶、萸肉、五味、车前、天麦冬之类，不终剂而瘳。初，景之疑黄柏大寒不欲用。谓尊恙之所以久而不愈者，正未用此药耳。五脏苦欲补泻，云：肾欲坚，急食苦以坚之，黄柏是也。肾得坚，则心经虽有火而精自固，何梦遗之有哉？向徒用补益收涩，而未及此，故难取效。（卷二十·遗精）

❖ 一儒者口干发热，小便频浊，大便秘结，盗汗梦遗，遂致废寝，用当归六黄汤二剂，盗汗顿止。用六味地黄丸，二便调和。用十全大补汤，及前剂兼服月余，诸症悉愈。（卷十一·虚损）

❖ 一壮年臂上有二管，王问其有暗疾否？曰：素患梦遗。乃以六味去泽泻，增龟胶、龙骨、芡实、莲须为丸，鹿含草煎汤，早晚送下三钱，服半料愈。愈后即用拔管药，仍服前丸，二管皆愈。（卷三十四·结核）

❖ 张路玉治黄文学，谵妄颠仆，数月来或六七日一发，或一日二三发，发则大吐涎水血沫，或一日半日而苏状同痫症，昼夜恒见亡婢仆妇，二鬼缠绵，或时昏愦不省，或时妄言妄见，精气不时下脱，不能收摄。服二冬、二地、连、金樱、石莲之属，反作泻不食。诊之，寸盛尺微，前大后小，按之忽无，举之忽有，知为神气浮散之候。因与六君子加龙齿、菖蒲、远志，送养正丹，间续而进。前后共六七服，是后谵妄颠仆，绝不复发，邪祟亦不复见。惟梦泄为平时痼疾，更与平补镇心丹，两月而愈。（卷二十一·癫狂）

❖ 张路玉治赵云舫消中善食，日进膏粱数次，不能敌其饥势，丙夜必进一餐，食过即昏昏嗜卧。或时作酸作甜，或时梦交精泄，或时经日不饮，或时引饮不辍，自言省试劳心所致。前所服皆安神补心滋阴清火之剂，不应。察其声音，浊而多滞，其形虽肥盛，色苍而肌肉绵软。其脉六部皆洪滑而数，惟右关特甚，两尺亦洪滑，而按之少神，此肾气不充，痰湿挟阴火，泛溢于中之象。遂与加味导痰加兰、麝，数服其势大减。次以六君子合左金枳实汤泛丸，服后以六味丸去地黄加鳔胶、蒺藜，平调两月愈。（卷九·消）

《古今医案按》

❖ 李士材治福建何金阳令郎，患虚损梦遗盗汗，羸顿已极。检其所服，以四物、知、柏为主，芩、连、二冬为加减。诊其脉大而数，按之极软，李曰：中气大寒，反为药苦矣。乃以归脾汤，入肉桂一钱、人参五钱，当晚得熟寐，居十日而汗止精藏。更以还少丹兼进，补中益气间服，一月而瘳。

俞震按：脉大而数，按之极软，诚宜温补矣。然用温补，得数脉退则愈，数脉不退则仍不愈也。亦惟大而数，按之极软，故可温补。若细而数，按之极软，死期已近，温补何益也。（卷第四·虚损）

❖ 盛启东治郁文质遗精，形体羸弱，兼痰嗽交作，日夕不能休，群医治之转剧。盛视之，曰：此阳脱也。急治则生，缓则死，非大料重剂则不能疗。于是以附子、天雄、合参苓白术，昼夜服之。自秋徂冬，约服附子百余枚，厥疾乃瘳。

俞震按：阅叶案治项姓者梦遗，色黄食少，腹胀便溏，用生菟丝、覆盆、蛇床、五味、韭子、益智、补骨脂、龙骨，以建莲粉丸。较之此案，温热稍轻，而灵巧更胜矣。一友仿之治一梦遗久者，色悴食减，常加伤风咳嗽，服诸补肾涩精药无效。乃用巴戟、苁蓉、骨脂、鹿茸、阳起石、桂、附等而愈，是又善学盛御医者。叶天翁又治一人遗滑，月五六作，兼有腹痛，触冷即痛，痛极昏晕，初以荆公妙香散，不应。乃用鹿茸二钱，人参一钱，雄羊肾十枚去膜，研，茯神、龙骨各一钱五分，金樱膏三钱，十剂而愈。（卷第六·梦遗滑精）

❖ 予（指俞震。编者注）幼年凿窍太早，犯褚氏之戒。十四五岁，即患梦遗咯血，二十四岁更剧，咳痰必带血，一月梦遗十余次，遂咳嗽夜热，喉痒火升，颧红背痛，自分死矣。尔时上有垂白之高堂，下无襁褓之童稚，于是忧病畏死，苦不可言。欲却其畏死之念而末由也。一友劝阅内典，遂取《楞严经》潜心探索，久之，觉吾自有吾，此身非吾。又阅《六祖坛经》，大悟为善之道，则身虽死性仍不死，乃广求《感应篇》《阴骘文》《了凡四训功过格》诸书，实力遵行，竟别有一番境界，顿忘所苦。父母见予形瘠，命媳分房别寝，并得焚香持诵梵呗，复阅《贤愚因缘》，见菩萨视身命如敝屣，而畏死之念涣然冰释，淫欲之梦绝不复作矣。从此泰然自得，自无恼怒，自不躁急，惟戒烟酒，畏色如蝎，二年而诸病瘳，三年而儿女育。惜乎半途尽废，毁弃前功。今届中寿，于人于己两无所益也。但幸免夭折，敢不举以告世。惟愿患斯疾者，请尝试之。

又按：缪仲淳治吐血三诀，举世奉为明训，实未细绎其义。首条云：宜行血，不宜止血，固是。然行血之药，惟有大黄，所谓血以下行为顺也。又须看其血证之新久，与失血之多少而去取之。盖宜下于妄行之初，不宜下于脱血之后也。今本文不注明行血者何药，但云行血则血循经络，致近日有多服山羊血而死者，安知不误于此句？至如血来汹涌，必须止之。古方花蕊石散、十灰散，及童便、墨汁等，皆欲其止也。止之后，或消或补，尚可缓商。任其吐而不思所以止之，何从求活？特是止血之法，贵于虚实寒热辨得明，斯于补泻温清拿得稳耳。本文云：止之则血凝，血凝则发热恶食而病日痼。抑思今之吐血者，每多发热恶食，何尝由于血凝耶？果系血凝，则仲景大黄䗪虫丸尚可救之。只虑血去无，阴虚则病，阴竭则死，无可奈何也。次条宜补肝不宜伐肝，注谓养肝则肝气平，而血有所归。伐之则肝虚不能藏血，血愈不止。此说诚妙，然亦要看脉象若何，肝阴固宜养，肝阳亦宜制。设遇木火两亢，血随气逆者，则抑青丸、龙胆泻肝汤、醋制大黄、桃仁、枳壳、青铅、铁锈水等，何尝禁用？盖得其道，则伐之即所以补之。不得其道，而徒奉熟地、当归、萸肉、枸杞等为补肝之药，则谬矣。末条宜降气，夫气有虚实，亦分寒热。血证之气，虚者多，实者少，热者多，寒者少。惟恃强善怒之人，肝气实而吐血，往往有之。抑肝清肝，宜降气又宜降火矣。他如肺气虚而不降，则生脉散、观音应梦散；中气虚而不降，则四君子、参橘煎；肾阳虚不能纳气而不降，则八味丸、黑锡丹；肾阴虚不能纳气而不降，则大补阴丸、三才封髓丹，必求其所以不降之故而治之，斯为降。乌可恃韭汁、苏子、番降香，为下气药耶？至不宜降火之句，医中狡狯者，藉为口实，辄称吐血服生地、麦冬，必成痨病，随将假阿胶售人以代二物。不知世之一见血证，概用生地、麦冬，诚应呵责。若将二物屏弃，岂非因噎废食？况予生平所见，血溢上窍之人，合乎丹溪所谓阳盛阴虚有升无降者，十居八九；合乎仁斋所谓阳虚阴必走，及曹氏《必用方》之甘草干姜汤、赵氏《绛雪丹书》之桂附者，百中一二而已。惟虚而有火者，清补并用；虚而无火者，气血兼补。或宜降火，或不宜降火，总无一定之法也。若谓服苦寒药必死，则仲景《金匮》之泻心汤，不几为罪之魁哉！（卷第四·血证）

❂ 张路玉治沈懋甫仲子，年十七，每伤风即吐血，梦泄。此肝脏有伏火，火动则招风也。盖肝为藏血、藏魂之地，肝不藏则血随火炎，魂不宁则精随梦泄。遂与桂枝汤加龙骨、牡蛎，四剂而表解血止。桂枝汤主和营散邪，加龙牡以镇肝安魂，封藏固则风不易入，魂梦安则精不妄动矣。若以其火盛而用知、柏之属，鲜有不成虚损者。

俞震按：伤风是轻病，然有伤风不醒即成痨之说。今人犯此者甚多，大约喜于色欲及常多梦泄之辈。《内经》谓劳风法在肺下太阳，引精者三日，中年者五日，不精者七日。咳出青黄涕如脓，不出则伤肺死。盖引精者，肾脏充固，太阳引少阴以内守而自为外拒，邪从痰出，不致内留伤肺也。不精，即冬不藏精之义。肾脏亏乏，太阳馁而无援，邪留难去，伤风所由不醒也。昧者峻用发散，不知人愈虚，邪更易入也。或竟用滋补，不知邪未清，补之适以助长也。此中之权衡在于医者，此际之调理在于本人耳。（卷第一·伤风）

《清代名医医案精华》

❂ 春间咳嗽见红，愈后肚腹板硬，时或作胀。梦遗心悸，头眩而重。腰酸两足乏力，行欲倾倒。形丰面白，脉来两寸浮大，关尺沉弦。乃阳虚挟湿之体。初因感寒，咳嗽痰内挟血，医者见血投凉，服龟胶六味，阴腻太过，中阳郁遏，脾受湿而阳衰，胃受湿而阴盛，清阳不升，浊阴不能下降，肝木失于温养，不能随其疏泄之性，横行冲激于上则头眩心悸；克于下则遗精溲数；乘于脾则胸腹作胀。拟温中化湿，扶土疏肝治之。

白术、陈术、桂枝、半夏、干姜、炙草、茯苓、蒺藜、白芍。（马培之医案精华·吐血）

❖ 癃闭有年，脉来濡细沉小，气虚夹湿。肺主气，为水之上源，膀胱主气化，与肾为表里。天气不降，则地道不行，湿蕴下焦，脉络壅滞。且悬痈外溃两月，溺从外出，湿与精混，气不固摄，梦遗频频。宜益气固阴，以滋气化，进补中益气汤。

黄芪、柴胡、陈皮、茯苓、党参、当归、升麻、甘草、冬术、生姜、红枣。（马培之医案精华·淋浊）

❖ 肌肉松柔，脉小如数，常有梦遗，阴精不固。上年冬令过温，温则腠理反疏，阳动不藏，诸气皆升，络血随气上溢。见症如头面热，目下肉瞤，心悸怔忡，四肢汗出，两足跗肿，常冷不温，走动数武，即吸短欲喘，何一非少阴肾气失纳、阳浮不肯潜伏之征？况多梦纷扰，由精伤及神气，法当味厚填精，质重镇神，佐酸以收之，甘以缓之，勿因血以投凉，莫见下寒，辄进燥热。恪守禁忌以安之，经年冀有成功。所虑壮年志虑未纯，贻忧反复。

水制熟地、人参秋石拌、白龙骨、炒杞子、五味、炒山药、茯神、牛膝炭。（叶天士医案精华·遗精）

❖ 疟母用针是泄，肝胆结邪，瘦人疟热伤阴，梦遗，五心烦热，亦近理有诸。继患脘膈痞闷，不饥，大便不爽，食减。乃气滞于上，与前病两歧。焉得用滋阴凝滞之药？思必病后饮食无忌，中焦清浊不和所致。

杏仁、土瓜蒌、桔梗、半夏、黑山栀、枳实、香附汁。（叶天士医案精华·痞）

❖ 向有宿痞，夏至节一阴来复，连次梦遗，遂腹形坚大，二便或通或闭。是时右膝痈肿溃疡，未必非湿热留阻经络所致。诊脉左小弱，右缓大，面色清减，鼻准明亮。纳食必腹胀愈加，四肢恶冷，热自里升。甚则衄血牙宣，全是身中气血交结，固非积聚停水之胀。考古人于胀症以分清气血为主，止痛务在宣通，要知攻下皆为通腑，温补乃护阳以宣通。今者单单腹胀，当以脾胃为病薮。太阴不运，阳明愈钝。议以缓攻一法。

川桂枝、熟大黄、生白芍、厚朴、枳实、淡生干姜。（叶天士医案精

华·肿胀）

❖ 遗泄，有梦属心，无梦属肾。据述：气火下溜，即如溺出之状，茎管中痛，热气上冲，咽喉巅顶燃胀，语言皆怯。此任脉不摄，冲脉气逆。治法：引之导之，摄以固之。现在便溏食少，勿投沉阴腻滞之药。

砂仁炒熟地、炒黑远志肉、炒莲须、元武板、白龙骨、锁阳、茯苓、杜芡实、金樱子熬膏为丸。（叶天士医案精华·遗精）

❖ 诊脉数，左略大，右腰牵绊，足痿，五更盗汗即醒，有梦情欲则遗。自病半年，脊椎六七节骨形凸出。自述：书斋坐卧受湿。若六淫致病，新邪自解。验色脉推病，是先天禀赋原怯，未经充旺，肝血肾精受戕，致奇经八脉中乏运用之力。乃筋骨间病，内应精血之损伤也。

人参、鹿茸、杞子、当归、舶茴香、紫衣胡桃肉、生雄羊内肾。（叶天士医案精华·虚劳）

❖ 精之封藏，虽在肾，神之主宰，则在心，精之蓄泄，听命于心。心为君火，肾为相火，君火上淫，相火下应，二火相煽，烁灼真阴，精动于中，莫能自主。肾欲静而心不宁，心欲清而火不息，致令婴姹不交，夜多淫梦，精关不固，随感而遗，反复相仍，二十余载。前进媒合黄婆，以交婴姹，数月来颇为获效。第病深药浅，犹虑复发，犹宜加意调治。通志意以舒精神，宣抑郁以舒魂魄，方克有济。

黑归脾汤去木香、当归，加山药、芡实、石莲、菟丝子，糊为丸。（王九峰医案精华·遗精）

❖ 脉象虚数，两尺不静，肺亏于下，火炎于上，燥胃阴伤，午后阳升，大便泻结，小便频数，常多梦泄，能食不能充圆形骸，壮火食气也。肾亏于下，心亢于上，水不济火，谨防消渴，而变三阳结病。速当息虑宁神，撤去尘情，加意调养。水升火降，心得太和之气，服药庶有济耳。

生熟地、天麦冬、鲜石斛、北沙参、淮药、云苓、鲜莲子、藕。（王九峰医案精华·遗精）

❖ 年甫廿四，先后天皆亏，纳食不丰。去冬劳盛咳嗽，愈后频频走泄（指遗精。编者注），有梦或无梦，有梦治心，无梦治肾。有时心悸，体倦食少，因事而动为之惊，无事而动为之悸。劳心耗肾，心肾两虚，脉不宁静，心相火旺，阴虚精遗于下，阳虚热冒于上，心肾不交，水不配火，暂拟地黄变化。

地黄汤加蜜楂、夜交藤、淡菜。（王九峰医案精华·遗精）

❖ 先天薄弱，水不养肝，肝火易动，心相不宁。三阴内亏，火冲血上，下有痔漏，常多梦泄。失血后，干呛作嗽，喉痛声哑之患，草木之功，不能补有情之精血。必得撤去尘情如铁石，静摄天真，精血复得下，病可减去三分。此机宜从，否则有仙丹亦属无济。拟丸代煎，徐徐调治。

河车、北沙参、川贝、白及、鳗鱼、淮药、燕根、茯神、牡蛎、蛤粉、芡实。老尿壶一具，以长流水浸三日夜，去臊味，将牡蛎、鳗鱼投入壶内，童便灌满，以黄泥封固，以文火烧一日夜，次日取出鳗鱼骨，用麻油炙研，再入群药和匀，捣作饼，晒干烘脆，研细末，化仪胶作丸和服，无仪胶，即用玉竹胶。（王九峰医案精华·咳嗽）

❖ 梦遗者，有梦而遗者也。比之无梦者，大有分别。无梦为虚，有梦为实。就左脉弦数而论，弦主肝，数主热，热伏肝家，动而不静，势必摇精。盖肾之封藏不固，由肝之疏泄太过耳。

三才封髓丹，加牡蛎、龙胆草、青盐。（曹仁伯医案精华·遗精）

❖ 下利皆令伤阴，值冲年情志正萌，遂患梦遗，劳烦饥馁更甚。以精血有形，必从水谷入胃，资其生长也。诊脉数面亮，茎举则精出，溺后则淋沥，是阴虚精窍不固，因阳气下坠所致。议固下阴以和阳。

熟地、旱莲草、生龙骨、淮山药、杜芡实、萸肉、云茯苓、莲蕊须，金樱子膏，炼蜜为丸。（薛生白医案精华·遗精）

桂枝、牡蛎、炒地骨皮、白芍、白薇、煅龙骨、远志、茯神、淮小麦、南枣。（张聿青医案精华·遗精）

❖ 有梦而遗，渐至咳嗽，往来寒热，汗出方解。脉细数少力。此由气血并亏，阴阳不护，恐损而不复。用仲圣二加桂枝龙牡汤，以觇动静，如何？

桂枝、牡蛎、炒地骨皮、白芍、白薇、煅龙骨、远志、茯神、淮小麦、南枣。（张聿青医案精华·遗精）

❖ 阳络受伤，血从上溢，咳逆时形，肺气受戕，证近三载，间有滑泄梦遗。所幸脉象细软，与症相合。近值夏至欲临，不可不预为防溢耳。

沙参、生地、百合、款冬花、茯神、藕节、白芍、炙草、旱莲、秋石、石斛、茅根。（赵海仙医案精华·痨损）

❖ 真阳气弱，不荣于筋则阴缩，不固于里则精出，不卫于表则汗泄。此三者每相因而见，其病在三阴之枢，非后世方法可治。古方八味丸，专服久服，当有验也。

八味丸。（尤在泾医案精华·内伤）

《宋元明清名医类案》

❖ 白浊久而不痊，以致肾失封藏，梦遗更甚，少寐少纳，面痿，脉小。

九龙丹合天王补心丹。

另猪肚丸。

原注：膏淋有便浊、精浊两种。便浊是胃中湿热，渗入膀胱，与肾绝无相干；精浊牵丝黏腻，不溺亦有，是肾虚淫火易动，精离其位，渐渍而出。治宜滋肾清心，健脾固脱。九龙丹方中，杞、地、归滋阴以制阳；樱、莲、芡涩以固脱；石莲子苦寒清心，心清则火不炽；白茯苓甘平益土，以制肾邪；尤炒在山楂一味，能消阴分之障。前一案（指曾经失血，现在遗精，精血暗伤，当脐之动气攻筑，漫无愈期，肢体从此脱力，语言从此轻微，饮食从此减少，无怪乎脉息苋而无神也。病情如此，虚已甚矣，而舌苔腻浊，中宫又有湿邪，治须兼理。杞子，熟地，芡实，楂炭，石莲子，当归，茯苓，金樱子，莲须。另清暑益气汤去术、泻、草。原注：此九龙丹也。吴鹤皋云：主治精浊。编者注）气虚挟湿热，故合清暑益气；后一案心火挟湿热，故合补心、猪肚。（曹仁伯医案·遗精）

❖ 梦中遗泄，久而无梦亦遗，加以溺后漏精，近日无精，而小水之淋漓而下者，亦如漏精之状。始而气虚不能摄精，继而精虚不能化气。

三才封髓丹加蛤粉、芡实、金樱子。

柳宝诒按：此肾中精气两损之证，再合肾气聚精等法，较似精密。（曹仁伯医案·遗精）

❖ 饮食入胃，游溢精气，上输于脾，脾气散精，上归于肺，通调水道，下输膀胱，水精四布，五经并行，合于四时五藏阴阳，揆度以为常也。此乃饮归于肺，失其通调之用，饮食之饮，变而为痰饮之饮，痰饮之贮于肺也，已非一日。今当火令，又值天符相火加临，两火相烁，金病更甚于前。然则痰之或带血，或兼臭，鼻之或干无涕，口之或苦且燥，小水之不多，大便之血沫，何一非痰火为患乎？

旋覆花、桑皮、川贝、橘红、浮石、炙草、沙参、茯苓、麦冬、竹叶、丝瓜络。

柳宝诒按：此证乃素有浊痰郁热，壅结熏蒸于内，再受时令火邪，熏灼肺胃所致。如此立论，似亦直捷了当，何必用饮食入胃，及天符相火如许大议论耶？可参用苇茎汤。

再诊：接阅手书，知咳血、梦遗、畏火三者，更甚于前。因思天符之火，行于夏时，可谓火之淫矣。即使肺金无病者，亦必暗受其伤，而况痰火久踞，肺金久伤，再受此外来之火，而欲其清肃下降也难矣。肺不下降，则不能生肾水，肾水不生，则相火上炎，此咳逆、梦遗之所由来也。至于畏火一条，《内经》载在《阳明脉解篇》中，是肝火乘胃之故。法宜泻肝清火，不但咳血、梦遗、畏火等证之急者，可以速平，而且所患二便不通，亦可从此而愈。悬而拟之，未识效否？

鲜生地、蛤壳、青黛、桑皮、龙胆草、川贝、地骨皮、黑栀、竹叶、大黄_{盐水炒}。

三诊：阳明中土，万物所归。现在肝经湿热之邪，大半归于阳明，以著顺乘之意，而逆克于肺者，犹未尽平。所以睡醒之余，每吐青黄绿痰，或带血点，其色非紫即红，右胁隐隐作痛，脉形滑数，独见肺胃两部。宜从此立方。

小生地、桑皮、羚羊角、阿胶、冬瓜子、薏米、蛤壳、川贝、杏仁、忍冬藤、青黛、功劳（即十大功劳。编者注）露、芦根、丝瓜络。

原注：肝经久病，克于土者为顺乘，犯于肺者为逆克。

柳宝诒按：前方实做，不若此方之空灵活泼也。

四诊：痰即有形之火，火即无形之痰。痰色渐和，血点渐少，知痰火暗消，大可望其病愈。不料悲伤于内，暑加于外，内外交迫，肺金又伤，伤则未尽之痰火攻逆经络，右偏隐隐作疼，旁及左胁；上及于肩，似乎病势有加无已。细思此病，暑从外来，悲自内生，七情外感，萃于一身，不得不用分头而治之法，庶一举而两得焉。

桑皮、骨皮、知母、川贝、阿胶、枳壳、金针菜、姜黄、绿豆衣、藕汁、佛手。

原注：痰带血点，鼻干口燥，小水不多，大便血沫，总属痰火为患。第一方用清金化痰不效。第二方案加咳血、梦遗、畏火三证，归于肝火，一派清肝，略加养胃。第三方从肺胃立方，略佐清肝之意。第四方全以轻淡之笔，消暑化痰。

柳宝诒按：统观前后四案，议病用药，均能层层熨帖，面面周到，于此道中自属老手。惟所长者，在乎周到稳实，而所短者，在乎空灵活泼，此则固乎天分，非人力所能勉强矣。第一方就病敷衍，毫无思路。第二方清泄肝火，力量颇大。第三四方则用药空灵不滞，是深得香岩师心法者。（曹仁伯医案·失血）

❂ 曾治韩千总，每至夏月无阴，一至三伏之时，全无气力，悠悠忽忽，惟思睡眠，一睡不足，再睡不足，懒于言语，或梦遗不已，或夜热不休，问治于予。予曰：皆子不善保养，肾水泄于冬天，夏月阳盛，阴无以敌，所以如此。须用干熟地一两，山萸四钱，当归、白芍、麦冬、白术、芡实、生枣仁各三钱，茯苓、陈皮、北味子各一钱。水煎服，峻补其肾水。肾水充足，则骨始有力，而气不下陷，神自上升矣。此方纯是补阴，盖骨空则软，补其骨中之髓，则骨不坚而坚也。此方治骨软、气软神验。（齐友堂医案·虚劳）

❂ 曾治同庚廪生王兰香，素好勤学，四鼓犹未卧，忽自汗梦遗，瞑目即泄，乃翁求予治。予曰：此因勤劳，三阴受伤。遂与补中益气汤合六味地黄汤，煎服四剂而梦稀少，精神稍舒。乃依仲景法，用芡实八两，怀山、生枣仁各十两，建莲子心五钱焙干，和前药为末，米汤打为丸，梧子大，滚水送五钱，日二服。

此方平淡之中，有至理存焉。盖心一动而精即遗，乃心虚之故，而玉关不闭也。方中山药补肾而生精，芡实生精而去湿，生枣仁清心而益心包之火，莲子心尤能清心而气下通于肾，心肾相交，闭玉关之圣药。谁知莲子之妙全在心，俗医弃置不敢用，良由所见不广耳。妙哉斯论，乃载在《大乘莲花经》内，医道所以须通竺典。生枣仁正安其不睡，始能不泄，妙在与山药同用，又安其能睡而不泄。

治梦遗成劳者，每小便桶内起泡盈桶，此肾水衰涸也。以红鸡冠花为末，用温酒调服三钱而愈。

余尝闻士子读书辛劳，最宜节欲。盖劳心而妄想，又不节欲，则相火必动，动则肾水日耗，水耗则火炽，火炽则肺金受伤而变为劳。轻则盗汗自汗，梦遗精滑，重则咳嗽唾痰，吐血衄血。体壮者幸遇明医，扶之即起，体弱者治之尤难。一遇庸医，误投寒凉，轻者重，而重者死矣。冤哉！慧溺杏林五十年来，深知读书之苦心，洞鉴得病之情由。（齐友堂医案·遗精）

❖ 又治汤孝廉，遇劳遗精，申酉二时大热，其齿痛不可忍。余曰：此脾肾虚热。先煎补中益气汤送六味地黄丸，更服人参养营而瘥。（齐友堂医案·遗精）

❖ 又治王孝廉，劳则遗精，牙龈肿痛。余即以补中益气汤加茯苓、半夏、白芍，并服六味地黄丸渐愈。更以十全大补汤，而元气大复。（齐友堂医案·遗精）

❖ 又治俞万顺，梦遗，白浊，口干作渴，大便燥结，午后发热。余以补中益气汤加白芍、玄参，兼服八味丸而瘥。（齐友堂医案·遗精）

❖ 喘嗽气急，面色枯白，饮食减少，梦泄不禁，两脉虚微，此真气上脱，阳气外散也。面色枯白，脾肺气衰而不荣也。饮食减少，脾胃气衰而不化也。梦泄不禁，肾藏气衰而不固也。

人参、黄芪、肉桂、炙草、茯苓、半夏、橘红。

此病因喘嗽而致梦泄者，是有外感逼其真气下陷犹为可治。若因梦泄致喘，直脱而已矣。玩案中嗽急，并方中诸味，是起于外邪内溃也。若脱者拟方如下：人参、附子、破故纸、杜仲、巴戟、龙骨、牡蛎、山萸，煎吞黑锡丹。（马元仪医案·喘急）

❖ 两寸浮大，关尺虚小，咳嗽，梦遗，面色枯白，不任风寒，此卫外之真阳不固，肾中之真阴又弱，当拟玉屏风散，以益其气，而充腠理。早进七味丸，以养肾气，而主蛰藏；兼服大造归脾丸，以补心脾，而充血气。（马元仪医案·咳嗽）

❖ 丰义储中和，持斋十七年矣。先九月患梦泄，已而发惊。此五藏空虚，津液燥涸，肝木生风，风火扇摇，故令精动而泄也。攻补皆不效，先润养其脾胃。脾胃润，使津液四布，百骸通泽。一月再诊之，肺脉大，土不能生金也；左尺细长，金不能生水也；余俱洪缓，且不甚流利洪缓不流利，津虚血燥，气浮无根，幸在尺部，左尺细长，是梦泄发惊之本脉，以下焦有寒气上擎也以补肺之剂，四剂则和而长矣，虚则补其母之法也。先时不知饥，以异功散加黄芪、桂、芍、五味子补脾生肺，肺复生肾，三藏相生。晚卧不宁，以归脾汤间服之，元气渐充，精神渐发。越半月余，加用太素丸，全愈。（胡慎柔医案·虚劳例）

❈ 伏邪留于少阴、厥阴之间，为三日疟。百日不愈，邪伤真阴，梦遗盗汗，津液日枯，肠燥便艰。养阴虽似有理，但深沉疟邪，何以追拔扫除极是，凡因病致虚，总先治病，病本虚标也？议以早服仲景鳖甲煎丸三十粒，开水送；午后服养阴通阳药，用复脉汤加减此与前用救逆案意同。

生牡蛎、鹿角霜、酸枣仁、阿胶、麦冬、炙草、生地、桂枝、大枣可加细辛，以通阴阳，有诸润药，不虑燥火。即前救逆方中蜀漆之义。（叶天士医案·疟疾）

❈ 金式兼，按太阳经之膀胱俞，在脊骨间十九椎之旁，小便后从兹出汗，是太阳之气不固也。凡天将雨（指人欲小便之意。编者注）则头眩目花。《经》云：头眩其过在巨阳，是清气之不升也。劳则梦寝不安而遗，饮食不适意即作泻，是逆其志而运化失常。此泻在下焦，统属太阳病，诸阳不能保举，而生种种之疾。议茸珠丸、大安肾丸，理膀胱气，自必获效此证恐亦由思虑太过，心气不固。下方甚合，不因头眩用平肝药，有识。

鹿茸、茯神、人参、苁蓉、萆薢、菟丝子、秋石、柏仁、川斛、补骨脂、白蒺藜、桑螵蛸苁蓉、秋石太咸，非心虚所宜，可改牛膝、山萸。（叶天士医案·诸虚劳损）

❈ 脾胃阳微不运，寒痰噫气，肾虚阳走，遗精无梦。

人参、山药炒、熟地炒、建莲（即莲子。编者注）、生牡蛎、龙骨、杞子、鹿角胶。（叶天士医案·遗精）

❈ 有梦遗精，治在心肾，乃二气不交所致。冬令牙宣，亦主藏纳浅鲜，用镇固宁神方。

熟地、枣仁、茯神、金箔、人中白、女贞子、湘莲子、旱莲草、远志、龙骨。蜜丸。（叶天士医案·遗精）

❈ 顾左。久遗伤肾，肾虚内热，多冷伤卫，卫虚力倦，坎离少交，寤寐梦纷。宜育阴。

鳖甲、绵芪、秦艽、蒺藜、生地、茯苓、牡蛎、桑叶、潞党、广皮、龟板、首乌。（金子久医案·遗精）

❧ 黄左。左脉小弦，右脉软滑，舌质薄黄，口觉干燥。前半夜多烦少寐，寤寐间有梦而遗。足心发热，腰脊痿软。嗜酒，肝胆多湿多火；操烦心肾，积虚积损。治法养心之虚，参用潜肝胆之火。

川石斛、云苓、葛花、龟板、丹皮、山栀、黄柏、知母、鸡距、白芍、丹参、竹茹。（金子久医案·遗精）

❧ 徐左。初肿必属风水相搏，久肿必属脾肾两亏。晨起上焦为肿，午后下焦为肿。腹筒腆胀，得谷更甚；心肾素亏，梦遗频来。脉沉弦，舌红绛。两补脾肾，兼搜风水。

知母、川柏、熟地、萸肉、牛膝、茯苓、泽泻、车前、姜夏、附子、瑶桂（即肉桂。编者注）、谷芽。（金子久医案·肿胀）

❧ 徐左。邪之所凑，其气必虚。梦遗频至，其精必伤。病自去年三疟，致伤真阴，迨至今春，发泄更难恢复。肾水不足，肝木失荣，龙相之火易动，阴精之窍愈泄。脉弦滑，舌糙黄。湿痰体质，碍难滋填。

炙绵芪、防风、冬术、远志、枣仁、姜夏（即姜半夏。编者注）、桂枝炒白芍、桑叶、竹茹、莲须、苓神（即茯苓、茯神。编者注）。（金子久医案·遗精）

❧ 朱左。心脾营虚，虚则生火，上扰不息，舌中为剥。肝肾亦亏，亏则动阳，下烁阴精，间有梦遗。虚火挟湿，蒸化为痰，痰聚于胃口，不咳而自咯。左脉细弦，右脉细滑。清阴中之虚热，涤气分之湿痰。

大生地、白芍、川石斛、茯神、元参、丹皮、丹参、牡蛎、半夏、橘络、川贝、桑叶。（金子久医案·遗精）

❧ 皇上（指清光绪皇帝。编者注），脉左部细数，右弦带数，两尺软弱，属虚体本脉。惟数二三日必发遗精，且复有梦。五脏皆有梦，病以木火为多，种种见症，仍属水亏木旺，并关胃强脾弱。所以脾胃之气内亏，肝肾之阴不复，耳鸣未息。挟浮火上干清空，则兼头晕腰痛且重，挟内气走窜脉络，则兼腰胯抽掣。现在纳食之后，运化不健，大便不实，所谓胃虽能市，而脾不得为使也。恭拟调气运中，和阴熄热之轻剂调理。

北沙参、抱木神、制女贞、淮山药、苍龙齿、制萸肉、扁豆衣、粉丹皮、生白芍。

引红枣，炒桑枝，炙甘草。（陈莲舫医案·内虚）

❖ 孙炳森，曩（即以前、曾经。编者注）患腰疽，脓血过溢，营阴从此受伤，加以梦泄频乘，每每逢节而发，遂至肝营肾液不主涵濡。脉见细软，两足屈而难伸，左甚于右。关系者又在背脊板滞，艰于俯仰，防久成虚损，有脊以代头，尻以代踵之虑。

九制首乌、案（桑误。编者注）寄生、炒丹参、炒当归、梧桐花、炒杜仲、宣木瓜、炙龟板、东白芍、白莲须、西洋参、炙虎胫、丝瓜络。（陈莲舫医案·遗精）

❖ 金良美，年十八，患咳嗽吐红，下午潮热，梦遗。市医进四物汤加二冬、知、柏等。治半年，反加左胁胀疼，不能侧卧，声音渐哑，饮食辄恶心，肌肉大削，六脉俱数。医告技穷，因就予治。观其面色㿠白，又隐隐有青气夹之，两足痿弱无力。予曰：此证气虚血热，而肝脉甚弦。弦则木气太旺，脾土受亏，不能统血。始殆怒气所触，继为寒凉之剂所伤，以致饮食恶心，肌肉瘦削。书云：脾胃一虚，肺气先绝。以肺金不足，则肝木愈无所制。浊痰瘀血凝于肺窍，故咳嗽声哑；滞于肝叶，故左胁不能贴席而卧，病势危矣。喜在青年，犹可措手。因急用人参二钱，鳖甲五钱，白术、白芍、陈皮、茯苓、通草、贝母各一钱，甘草、丹皮各七分，桔梗五分。计三十贴，而咳嗽潮热俱减，声音清，左胁可卧。后以大造丸调理，全安矣。因嘱之曰：病愈虽可喜，而弦脉未退，切忌恼怒及劳心劳力之事。若劳怒相触，血来必不能御也。此后精神日旺，肌体丰肥，六年无事。一日因结算劳心，加以大怒，则血如泉涌，倾刻盈盆，上唇黑肿，汗出淋漓。急请予诊，脉乱无伦，渠语近侍欲大解。予曰：此死征也，阴阳乖离矣。即辞出，未离门而气绝。

俞震按：此条治法亦浅近，而讲声瘖，难侧眠，颇有妙解，且愈已六年，因劳怒复发而死，可谓不善养生者之鉴戒。（孙东宿医案·痨瘵）

❖ 瘦人阴虚，热邪易入于阴，病后遗精，皆阴弱不主固摄也。泄泻在夏秋间，是暑湿内侵，其间有瓜果生冷，不易速行，是中寒下利，什中仅一。况此病因遗泄患疟，病人自认为虚，医者迎合，以致邪无出路，转辗内攻加剧。夫犯房劳而患客邪，不过比平常较胜，未必便是阴病。近代名贤，讹传阴症，伤人比比。总之遗泄阴亏，与利后阴伤，均非刚剂所宜。当拟柔剂，以扶精气。

人参、山药、川斛、芡实、茯苓、生地炭。（薛生白医案·时邪）

❦ 屠某患梦遗，久治不愈。耳出脓水，目泪难开，肩胁胸背酸疼，微有寒热，食减神疲。孟英察脉左弦数，右虚软，以三才封髓加龙、牡、黄芪、桑、丹、栀、菊旬日而瘳。左弦数为肝脏阴虚挟热，右虚软为气分阳虚。（王孟英医案·遗精）

❦ 吴氏子，二十余，素有梦泄。十月间患伤寒，头痛足冷。发散消导，屡汗而昏热不除，反加喘逆。更医投麻黄，头面大汗，喘促益加。或以为邪热入里主芩、连，或以为元气大虚主冬、地。张诊之，六脉细微，按之欲绝。正阳欲脱亡之兆，急须参、附，庶可望其回阳。遂与回阳返本汤加童便以敛阳，三啜安卧。改用大剂独参汤加童便，调理数日，频与糜粥而安。

张寿颐评议：是亦阴虚之人，误汗而阳随阴以俱亡者，先则屡汗而加喘逆，继服麻黄而但头面大汗，喘促益加。虚阳上浮，本根已拔，脉微欲绝，岂独阳亡？阴亦先竭。石顽以四逆与参、麦同用，本是阴阳两顾，法极周密，而案语乃止称参、附回阳，反觉言之不顺。加童便者，取其顺下，以降上浮之虚阳，下气最捷。原是驾轻就熟，投匕有功，而乃谓之敛阳，用字亦不切当。至善后之时，以独参与童便同行，佛头着粪。即欲潜阳摄纳，则本草中药物甚多，何苦蒙西子以不洁耶？（张石顽医案·伤寒）

❦ 武科张宁之，禀质素强，纵饮无度，忽小便毕，有白精数点，自以为有余之疾，不肯医治。经三月以来，虽不小便，时有精出，觉头目眩运。因服固精涩脱之剂，治疗两月，略不见功。李诊之，六脉滑大，此由酒味湿热下干精藏。遂以白术、茯苓、橘红、甘草、干葛、白蔻，加黄柏少许，两剂即效。不十日而康复如常人。

俞震按：向来医书咸云：有梦而遗者，责之心火；无梦而遗者，责之肾虚。二语诚为括要。以予验之，有梦、无梦皆虚也。不虚则肾坚精固. 交媾犹能久战，岂有一梦即遗之理？故治此证者，惟湿热、郁滞二项，勿以虚治。而二项又各分二种：曲蘖之湿热，宜端本丸；膏粱之湿热，宜猪赌（猪肚。编者注）丸；积痰之郁滞，宜滚痰丸、神芎丸；伏火之郁滞，宜滋肾丸、猪苓丸。除此二项，必须人参。如荆公妙香散以治心虚，桑螵蛸散以治肾虚，三才封髓丹以治阴虚，固精丸以治阳虚，或分用，或合用。再参之以熟地、黄肉、湘莲、芡实、五味、牡蛎、线胶、金樱膏而已，无余蕴矣。然亦有效有不效，则因虚者之有小虚有大虚，而虚者之心，或有嗜欲，或无嗜欲也。人若于欲事看得雪淡，更极畏怕，则熟寐时亦能醒觉。先贤云：醉犹温克方称学，梦亦斋庄始见功。此为上乘。其次则用刘海蟾吸、撮、提三字，做运想功夫。先以一擦一兜，左右换手，九九之数，真阳不走之诀；继以一吸便提气，气归脐，一提便咽，水火相见之诀。久久行之，功成可以不泄。尚有欲念，再于上床临睡时，以两手大肉擦热，反向背后擦肾腧穴三十六次。肾腧热则相火不作，夜无淫梦。斯皆应验之金丹，殊胜嚼咀之草药，故不惮饶舌，以告同人。（李士材医案·遗精）

❀ 心阴不足，心阳易动，则汗多善惊。肾阴不足，肾气不固，则无梦而泄。以汗为心液，而精藏于肾故也。

生地、茯神、甘草、麦冬、川连、柏子仁、元参、小麦、大枣。

柳宝诒按：案语心肾并重，方药似专重于心，再加五味子、牡蛎、沙苑等摄肾之品，则周匝矣。（尤在泾医案·汗病）

❀ 遗精无梦，小劳即发，饥不能食，食多即胀，面白唇热，小便黄赤。此脾家湿热，流入肾中为遗滑。不当徒用补涩之药，恐积热日增，致滋他族。

萆薢、砂仁、茯苓、牡蛎、白术、黄柏、炙草、山药、生地、猪苓。

柳宝诒按：此等证，早服补涩，每多愈服愈甚者。先生此案，可谓大声疾呼。（尤在泾医案·遗精）

❀ 一春元下第（古代指殿试或乡试没考中。编者注）归，得寒热病，每日申酉二时，初以为寒，即作大热而躁，躁甚如狂，过此二时，平复无恙，惟小便赤黄而涩。往时一有心事，夜即梦遗，每日空心用盐饮烧酒数杯。医皆以为病疟，用清脾饮、柴苓汤，并截药，俱不效。请予诊治。诊得六脉，惟左尺浮、中、沈（通沉。编者注）取之皆洪数有力，余部皆平。予曰：此潮热病也。以加减补中益气汤治之。

人参一钱、黄芪八分、归身八分、陈皮六分、甘草五分、泽泻六分、黄柏五分、牡丹皮六分。

水煎服，日进一服，三日而病渐退。复用六味地黄丸，兼前药调理，一月而安。

修园自记：

其叔曰：侄之病，众以为疟，公独不以疟治，何也？予曰：非疟也，乃潮热也。潮者，如水之潮，依期而至。八法流注云：申酉二时，属膀胱与肾。此病专属二经，二经水衰火旺。当申酉时，火动于中，放发热而躁，躁属肾也。曰：敢问非疟之故？予曰：疟疾之脉，肝部必弦，今肝部不见弦脉，唯左尺浮中沈皆洪数有力。盖肾与膀胱属水，水性流下，肾脉当沈濡而滑，今三候俱有，脉不沈也；洪数有力，不濡滑也，此为失水之体。因平日斫丧太过，肾水亏损，阴火妄炽。加之盐饮烧酒，径入肾经，故脉洪数有力，小便赤黄而涩，若疟脉岂有此哉？曰：此莫非阴虚动火乎？曰：阴虚之热，自午至亥，发热不间。今惟申酉时热，过此便凉，与阴虚不同。曰：吾兄之医名者，亦尝用补中益气汤而不效，何也？予曰：加减之法，或未同耳。予之去柴胡、升麻，加丹皮、泽泻、黄柏者，丹皮泻膀胱火，泽泻泻肾火，黄柏为君以生肾水，水旺则火衰而寒热退矣。用六味丸者，亦取有丹皮、泽泻耳。此不加此而仍用柴胡、升麻，此乃肝脾之药，以之治肾，所以未效。（陈修园医案·寒热）

张寿颐评议：寒不甚而热甚，发躁如狂，且独病于申酉二时，过此即平复无恙，此其病有专属，固当谛察脉证。静心以求其故，非可泛以为疟，而通用套方所能有效者。脉既左尺独异，且三候皆洪数有力，则火郁肾中，已无疑义，而小溲赤涩，又是肾膀同病，阴虚内热。已得真诠。加以平昔有遗，日饮火酒，则相火不藏，又一确证；而相火之动，即因于酒，参证皆符，自不难即下断语。但热在肾、膀，自当专清龙、相而通水道，六味补肾阴，泄膀胱，对于此证，真是五雀六燕，适得其平，地、萸、苓、泽、丹皮，无一不丝丝入扣，颇觉钱仲阳创立此丸，恐不易常得此对药之病，彼立斋、养葵辈，随手写来，食不知味者，更何足以知此？但汤药亦当滋肾益阴，如首乌、杞子、鳖甲、龟板、知母、玄参之属，而参用四苓、通草、柏皮等，以泄蕴热，庶为针对，彼参、芪、术、草、归、陈，皆是脾胃之药，何以三服而病已渐退，则可知申酉寒热，仍是脾胃清阳下陷，故能效于桴鼓，易氏（名医易思兰。编者注）必谓潮热非疟，龈龈分辨，似太孤执，尚未悟彻异病同源之理，终是所见不灵，独不思加减之补中益气汤，专为脾胃主药，与治虚人疟病，有何大别？且寒热纵有偏重，而发作必有定时，亦何莫非疟之门径？乃又谓疟脉必弦，而此不弦，独不思洪数有力，何尝不与弦搏之象同条共贯，且更谓此非阴虚之热，而上文乃曰肾水亏损，阴火旺炽，则又胡得以为与阴虚不同？须知病名固不妨立异，而病理则实在贯通，奚可强为分途，等于刻舟求剑，此其胶执己见之大不可训者，特选方用药，恰到好处，不无可取耳。又认黄柏能使水旺，真是立斋之续，且谓升、柴为肝脾之药，糊涂语更不可训，前明学识大都如是，不足怪也。（《古今医案平议·第三种之第二卷·虚火》）

❖ 一人，虚损盗汗，遗精白浊。丹溪用四物加参、芪、术、牡蛎、杜仲、五味，煎服而愈。（朱丹溪医案·梦遗滑精）

❖ 镇海万户萧伯善，以便浊而精不禁，百药罔效。丹溪用倒仓法而愈。于此见梦遗属郁滞者多矣。（朱丹溪医案·梦遗滑精）

第二节
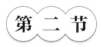
滑精医案

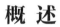
概 述

《清代名医医案精华》

❖ 阴虚肝旺，精关不固，无梦而遗，谓之滑精。《经》以"有梦治心，无梦治肾"。（马培之医案精华·遗精）

❖ 精藏于肾，肝为之约束，气为之固摄，脾肾两亏，肝阳偏旺，以致精关不固，无梦而遗。血不荣筋，腿足酸楚乏力，胃欠冲和，食入停中不运。拟培补脾肾，兼之柔肝和胃。（马培之医案精华·遗精）

❖ 阴有二窍，一窍通精，一窍通水，水窍开则精窍常闭。（张聿青医案精华·失血）

医　案

《名医类案》

❖ 东垣治一人，年三十余，病脚膝痿弱，脐下尻臀皆冷，阴汗臊臭，精滑不固。群医治以茸热之药，罔效。李脉之，沉数有力，曰：此因醇酒膏粱，滋火于内，逼阴于外，复投热药，反泻其阴而补其阳，真所谓实实虚虚也。以滋肾丸、黄柏、知母酒洗、焙各一两，肉桂五分，丸梧桐子大，汤下百丸。大苦寒之剂，制之以急，寒因热用，引入下焦，适其病所，以泻命门相火。再服而愈。（卷五·遗精）

❖ 一人，潮热，精滑，八物加黄柏、知母、牡蛎、蛤粉。（卷五·遗精）

❖ 一人，年六十五，精滑常流，以黄柏、知母、蛤粉、山药、牡蛎，饭丸梧桐子大，盐汤下八十丸。（卷五·遗精）

❖ 一人玉茎硬，不痿，精流不歇，时如针刺，捏之则胀，乃为肾满漏疾，用韭子、破故纸（补骨脂。编者注）各一两，为末，每三钱，日三服，即止。（卷八·前阴病）

《续名医类案》

❖ 马元仪治陈晋臣患浊症累月不止。后因房劳，痛益甚、浊愈频。有语以煎苏叶汤澡洗者，从之，遂致精滑倾盆，躁扰不宁，发热烦渴。两手脉沉而微，尺脉沉而数。此阴精大伤，真阳无偶将脱。不乘此时阴气尚存一线，以急救其阳而通其阴，直至阴尽而欲回阳，罕克有济矣。或曰：既有阳无阴，补阴犹恐不及，尚堪纯阳之药，重竭其阴乎？曰：真阳以水为宅，水足则凝然不动，水竭则不安其位，甚而飞扬屑越，孰能把握之哉？此时阴未回而阳已绝矣。宜急摄虚阳先归窟宅，然后补阴以配阳，此必然之次序也。煎大剂白通汤与服，便得浓睡，诸症渐已。次服人参七味汤，使阴阳两平而愈。（卷二十·淋浊）

《古今医案按》

❖ 王中阳治江东富商，自奉颇厚，忽患心惊，如畏人捕之，闻脂粉气即遗泄，昼夜坐卧，常欲人拥护方安。甫交睫，即阳动精滑，遍身红晕紫斑，两腿连足浸淫湿烂，脓下不绝，饮食倍常，酬应不倦，累医不效。王诊得六脉俱长，三部九候往来有力，两手寸尺特盛，猝难断证。因问之，商告曰：某但觉虚弱无力，多惊悸，及苦于下元不固，两腿风疮。侍奉皆赖妇人，而又多欲不能自禁。奈何治之？王曰：时医必作三种治，一者治惊悸，二者治虚脱，三者治风疮。以余观之，只服滚痰丸，然后调理，满座愕然。王曰：此系太过之脉，总是湿痰为病，与火炎水涸，神怯精伤者，本异标同也。逐去痰毒，不必缕治。服丸三日脉稍平，曰：君连年医药不效，反增剧者，不识虚实，认假为真故也。再令服三次，越五日，脉已和，不言惊悸之苦，但求遗泄之药。王用豁痰汤加茯苓煎服，月余诸证悉减。乃用泥金膏，以新汲水调敷两腿，干则再上，周时洗去，热气已衰，皮肉宽皱。然后用杖毒活血方，调敷全愈。

俞震按：阅洞虚子原案曰：此系太过三脉，心肾不交；又曰水火亢行，心不摄血，运于下不能上升，凝于肌肤，日久湿烂，与火炎水滥，神不宁阳频泄者，本同标异也。其词涩而义晦，不如曰湿热生痰，上壅下注，反觉径捷，故僭改之。再查豁痰汤，亦逸人自定。乃以小柴胡汤去姜、枣，加紫苏、薄荷、羌活、陈皮、厚朴、枳壳、南星，云治一切痰疾，与滚痰丸相副。或以前胡易柴胡。其泥金膏，则用阴地上蚯蚓粪三分，熟皮朴硝二分，同研细，水调敷。杖毒活血方，则用蛇床子、光草乌、火煅炉甘石、枯矾、槟榔、花粉、绿豆粉、凌霄花、赤石脂、白石脂、大蓟根叶、小蓟根叶为末。另煎大黄汁调敷，云治杖疮奇妙。（卷第五·七情）

《清代名医医案精华》

❖ 精藏于肾，肝为之约束，气为之固摄，脾肾两亏，肝阳偏旺，以致精关不固，无梦而遗。血不荣筋，腿足酸楚乏力，胃欠冲和，食入停中不运。

拟培补脾肾，兼之柔肝和胃。

参须、于术、当归、潼沙苑、茯苓神、淮药、连壳砂（即砂仁。编者注）、佩兰、黑料豆、桑寄生、芡实、红枣。（马培之医案精华·遗精）

❖ 阴虚肝旺，精关不固，无梦而遗，谓之滑精。《经》以"有梦治心，无梦治肾"。左关弦大，肝阳下扰精窍。拟滋水柔肝，合丸常服。

生地、龟板、淮药、丹皮、萸肉、沙苑、党参、鱼肚、茯神、黄柏、紫河车、於术、菟丝子、旱莲（《马培之医案·内科·遗精》原文：杨。阴虚肝旺，精关不固，无梦而遗，谓之滑精。《经》以有梦治心，无梦治肾。左关弦大，肝阳下扰精窍。拟滋水柔肝，合丸常服。生地、龟板、淮山药、萸肉、党参、菟丝子、茯神、黄柏、於术、丹皮、沙苑、紫河车、旱莲、鱼肚。编者注）。（马培之医案精华·遗精）

❖ 常州，吴左。阴虚肝旺，阳明胃经夹有湿热，火掩精窍，频频滑泄，小溲数而不畅，甚则出而忽缩，此气化不及州都。拟养阴、清气、化湿。

北沙参、黄柏、淮山药、丹皮、茯苓、黑料豆、女贞子、甘草、泽泻、麦冬、玉竹、络石藤（马文植《马培之医案·内科·遗精》）。

❖ 阴阳道路错虚，升降气机交阻，肝藏失疏达之司，胃腑失流通之职。脘上非凡懊恼，脘下颇觉胀满，肌肉惕然而动，肢体时常酸楚。此阳明机关失司流利。统宵寤多少寐，无梦有时精滑。此少阴精管失其藏蛰。大便七日不通，脊背不时轰热。左脉濡弦，右脉滑大。虚在于藏，实在于府。脏宜藏，腑宜通，大旨治法，不外乎此。

子参（即太子参。编者注）、茯神、夜交藤、白芍、龙齿、郁金、丝瓜络、橘络、路路通、麻仁、大腹、半夏。（金子久医案精华·小便）

❖ 阴有二窍，一窍通精，一窍通水，水窍开则精窍常闭。无梦而泄，二十余年，而起居如常。其兼证也，上则鼻红，下则便血。其脉也滑而实，其苔也白而腻。此皆湿热盛极，致湿扰精宫，渐至阴络内伤。《经》云："阴络伤则血内溢。"血内溢则后血，其病虽殊，其源则一。

苍术、防风炭、炒荆芥、川连炭、川草薢、米仁（即薏苡仁。编者注）、黄柏炭、炒槐花、丹皮炭、猪苓、泽泻、大淡菜。（张聿青医案精华·失血）

❖ 真阳气弱，不荣于筋则阴缩，不固于里则精出，不卫于表则汗泄。此三者每相因而见，其病在三阴之枢，非后世方法可治。古方八味丸，专服久服，当有验也。

八味丸。（尤在泾医案精华·内伤）

《宋元明清名医类案》

❖ 吴左。无梦而滑，谓之肾亏，腰痛酸楚，是其证也。

龟板、杜仲、肥知母、泽泻、鳖甲、茯苓、丹皮、牛膝、黄柏、牡蛎、白芍、蒺藜。（金子久医案·遗精）

第十章

男性不育症医案

概 述

《续名医类案》

❖ 冯楚瞻曰：五脏之精华，输归于肾，故《经》曰：五脏盛乃能泻，是五脏各有精，随所用而灌注于肾，岂止肾所脏而已哉？然精生于血，血少精何以生？夫心主血，故曰无子责乎心，发白责乎肾。是以重嗣育者不独补肾，尤宜养心。不但养心，更宜调和五脏，使五脏精气常盛，而后肾家之充溢裕如也。设五脏燥槁不荣，将何物以输归于肾，而为嗣绪之本乎？（卷二十三·求子）

❖ 沈尧封曰：求子全赖气血充足，虚衰即无子……缪仲淳主风冷乘袭子宫，朱丹溪主冲任伏热，张子和主胸中实痰，丹溪于肥盛妇人主脂膜塞胞，陈良甫于二三十年全不产育者，胞中必有积血，主以荡胞汤。（卷二十三·求子）

医 案

《续名医类案》

❖ 吴孚先治蔡孝廉，年已五旬，苦乏嗣，遍求种子方，备尝十载，无一验。诊得右尺神旺，真火本自不衰，惟左尺虚弱，乃真水干涸也，宜补阴配阳。与六味地黄丸加元武胶（即龟板胶。编者注），越二年，果得一子。

万密斋曰：尝见男子阴痿者，多致无子，不可不虑也。惟其求嗣之急，易为庸医之惑。或以附子、蛇床、故脂（即补骨脂。编者注）为内补，或以蟾酥、阿芙蓉为外助。阳事未兴，内热已作，玉茎虽劲，顽木无用，以致终身无子，或有夭殁者。吾见此辈无辜，而受医药之害，遍访诸方，无越此者，出以示人，名曰壮阳丹。熟地黄四两、巴戟去心、破故纸炒各二两，仙灵脾一两，桑螵蛸真者，盐焙、阳起石煅，另研水飞各半两。

上六味合阴之数，研末炼蜜丸如桐子大。每三十丸，空心只一服，温酒下。不可恃此自恣也，戒之。

王士雄按：用石药弊滋甚矣。

生地四两，熟地四两，天冬四两，麦冬四两，当归二两，枸杞一两，仙灵脾八两制碎，绢袋盛，浸大坛酒内，隔汤煮，从卯至酉，取出埋地下七日，夫妇日共饮五六杯。妇人经水不准者，即准而受孕。此方刻邹南皋《仁文书院集验方》中。吴银台、徐光禄俱云：往往得验，因复记而笔之。李日章《六砚斋笔记》

王士雄按：此集灵膏方也。（卷二十三·求子）

❋ 吴桥治胡翳卿，胡喜诙谐，故与桥习。胡以久不宜子，请壮阳方。桥诊曰：公寸脉洪，尺中沉涩，火炎而不降，水涸而不升，水火不交，是曰未济。法宜滋阴补肾，庶几相济相生。使复壮阳，则火益炎而水益涸，咳血呕血，将不可谋，殆矣。胡大笑曰：吾五十而善饭，不异丁年，何病？徒以阳痿精滑，愿得方药壮之。且吾服滋阴药，如奉漏卮无益。桥曰：技止此尔。胡后遇国人老而举子者，得壮阳方，至留都，亟服之，咳而失音，已复咳血，久之肉削，大溲浸动，则遣使逆桥，桥谢不暇。病深请告归。即召桥，叹曰：不用公言至此矣。幸脉不数，声不喑，骨不蒸，血不咳，独大溲日三四行尔。桥曰否：夫数者、喑者、蒸者、咳者，则阳火未息，犹可鼓而行之。今熄矣，即炉韝无及也。无何而绝。

冯楚瞻曰：五脏之精华，输归于肾，故《经》曰：五脏盛乃能泻，是五脏各有精，随所用而灌注于肾，岂止肾所脏而已哉？然精生于血，血少精何以生？夫心主血，故曰无子责乎心，发白责乎肾。是以重嗣育者不独补肾，尤宜养心。不但养心，更宜调和五脏，使五脏精气常盛，而后肾家之充溢裕如也。设五脏燥槁不荣，将何物以输归于肾，而为嗣绪之本乎？

余故制养心育脾，和肝清肺，滋肾补荣益卫膏滋丸，与八味丸兼服。一补先天之不足，一助后天之发生，将见血气日长，螽斯衍庆，自可必也。方用嫩黄芪四两，蜜水拌炒，同人参补气以为君。当归身酒拌炒三两，养血宜血调和荣分以为臣，酸枣仁炒熟捣碎五两，宁心益肝兼养脾土以为臣。熟地六两，滋水润燥，与白术同用，则白术补脾气，熟地滋脾阴，亦以为臣。于潜白术，人乳拌透，晒干炒黄四两，专补脾元以为臣。远志肉用甘草浓汁煮去辣水二两，养心神，生脾土，下济肾气，使真精藏固，用以为佐。麦冬同老米炒燥去米三两，保护肺金，以济白术之燥，用以为佐。白芍蜜酒拌炒二两四钱，甘寒入脾，酸敛入肝，既佐当归以和肝荣，复佐白术以养脾阴，用以为佐。杜仲酒拌炒三两，接引诸药，深达至阴之所，川续断酒拌炒三两，熟地补肾精，杜仲补肾气，续断专调理于骨节筋络之间，用以为使；川牛膝酒拌蒸三两，焙干，引诸药强壮下元，用以为使。莲子三斤，清水煮汁三十余碗，去渣入前药，煎取头二汁，去渣熬膏。以人参二两，茯苓、茯神各三两，研细末和前膏为丸。临卧白汤送下四钱。

沈尧封曰：求子全赖气血充足，虚衰即无子。故薛立斋云，至要处在审男女尺脉。若右尺脉细，或虚大无力，用八味丸；左尺洪大，按之无力，用六味丸。两尺俱微细，或浮大，用十补丸。此遵《内经》而察脉用方，可谓善矣。然此特言其本体虚而不受胎者也。若本体不虚，而不受胎者，必有他病。缪仲淳主风冷乘袭子宫，朱丹溪主冲任伏热，张子和主胸中实痰，丹溪于肥盛妇人主脂膜塞胞，陈良甫于二三十年全不产育者，胞中必有积血，主以荡胞汤。诸贤所论不同，要皆理之所有，宜察脉辨症施治。荡胞汤在《千金》为妇人求子第一方，孙真人郑重之。

王士雄按：荡胞汤，虽有深意，其药太峻，未可轻用。惟保胎神祐丸，善舒气郁，缓消积血，不但为保胎之良药，亦是调经易孕之仙丹。每日七九频服甚效。余历用有验，因附录之。白茯苓二两，于潜术米泔浸一日，黄土炒香一两，益母草净叶去梗一两，真没药瓦上焙干去油三钱。右为末蜜丸桐子大，每服七丸，白滚水下。若胎动一月可服三五次。不可多服一丸，至嘱。（卷二十三·求子）

《古今医案按》

纪华山雅，自负而数奇，更无子，时悒悒不快，渐至痞胀，四年肌肉尽削，自分死矣。姑苏张涟水诊而戏之曰：公那须药，一剂便当霍然。以当归六钱，韭菜子一两，香附童便炒八钱。下之，纪有难色，不得已，减其半。张曰：作二剂耶？一服，夜梦遗。举家恸哭，张拍案曰：吾正欲其通耳。仍以前半剂进，胸膈间若勇士猛力一推，解黑粪无算，寻啜粥二碗。再明日，巾栉起见客矣。逾年生一子。

俞震按：痞胀四年，肌肉尽削，一梦遗而半剂之药如神，虽仲淳所述，吾不敢信。（卷第五·郁》）

《宋元明清名医类案》

泰兴，三十七。精未生成，强泄最难充旺，至今未有生育，视形瘦，问食少，精薄易泄，形脉不受刚猛阳药，议藉血肉有情，温养气血。

鹿鞭，羊内肾，淡苁蓉，锁阳，生菟丝子，枸杞子，舶茴香，牛膝，青盐。（叶天士医案·幼损）

[1] 江瓘，魏之琇．名医类案（正续编）[M]．北京：中国中医药出版社，1996．

[2] 俞震．古今医案按 [M]．北京：人民卫生出版社，2007．

[3] 秦伯未．清代名医医案精华 [M]．上海：上海科学技术出版社，1959．

[4] 何廉臣．全国名医验案类编 [M]．福州：福建科学技术出版社，2003．

[5] 张山雷．张山雷医集 [M]．北京：人民卫生出版社，1995．

[6] 徐衡之，姚若琴．宋元明清名医类案 [M]．长沙：湖南科学技术出版社，2006．

55检